Pflegeplanung in der Psychiatrie

Heike Ulatowski

Pflegeplanung in der Psychiatrie

Eine Praxisanleitung mit Formulierungshilfen

Mit 21 Abbildungen

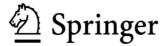

Heike Ulatowski
Hamburg
Deutschland

ISBN 978-3-662-48545-3   ISBN 978-3-662-48546-0 (eBook)
DOI 10.1007/978-3-662-48546-0

Die Deutsche Nationalbibliothek verzeichnet diese Publikation in der Deutschen Nationalbibliografie;
detaillierte bibliografische Daten sind im Internet über ▶ http://dnb.d-nb.de abrufbar.

Umschlaggestaltung: deblik Berlin
Fotonachweis Umschlag: © Andrey Popov / Fotolia
Satz: Crest Premedia Solutions (P) Ltd., Pune, India

Gedruckt auf säurefreiem und chlorfrei gebleichtem Papier

Springer-Verlag GmbH Berlin Heidelberg ist Teil der Fachverlagsgruppe Springer Science+Business Media
(www.springer.com)

Vorwort

》 Der Panther

(Im Jardin des Plantes, Paris)

Sein Blick ist vom Vorübergehn der Stäbe
so müd geworden, dass er nichts mehr hält.
Ihm ist, als ob es tausend Stäbe gäbe
und hinter tausend Stäben keine Welt.

Der weiche Gang geschmeidig starker Schritte,
der sich im allerkleinsten Kreise dreht,
ist wie ein Tanz von Kraft um eine Mitte,
in der betäubt ein großer Wille steht.

Nur manchmal schiebt der Vorhang der Pupille
sich lautlos auf –. Dann geht ein Bild hinein,
geht durch der Glieder angespannte Stille –
und hört im Herzen auf zu sein.
(Rainer Maria Rilke)

Wenn ich an psychisch kranke Menschen denke, ist das Erste, was mir einfällt, dieses Gedicht von Rainer Maria Rilke. Einfach weggesperrt hat man psychisch Kranke noch bis in 1970er Jahre; stigmatisiert und ausgegrenzt werden sie bis heute. Und eingesperrt sind sie oftmals immer noch, nicht selten in sich selbst. Umso wichtiger ist es, dass wir Pflegenden gerade diesen Patienten mit einem Höchstmaß an Empathie und Anteilnahme, mit Authentizität und Aufrichtigkeit sowie mit unbedingter und uneingeschränkter Wertschätzung gegenübertreten.

Das vorliegende Buch richtet sich vornehmlich an Führungskräfte in der stationären psychiatrischen Pflege, wobei auch ambulante und teilstationäre Aspekte Berücksichtigung finden. Aus eigener Anschauung wissen Sie, dass die Arbeitsbelastung professionell Pflegender in den letzten Jahren erheblich zugenommen hat. Diese Entwicklung ist nicht zuletzt im Zusammenhang mit der Marktöffnung des Gesundheitswesens und des damit einhergehenden Wettbewerbs- und Kostendrucks zu sehen. Hinzu kommt, dass Sie die Pflegequalität Ihrer Einrichtung oder Ihrer Station mindestens sichern, wenn nicht sogar stetig verbessern müssen, um den Patienten eine möglichst optimale Versorgung zu bieten und somit am Markt bestehen zu können. Vor dem Hintergrund der zunehmenden Arbeitsverdichtung ist es wichtig, Arbeitsabläufe zu optimieren und die vorhandenen zeitlichen Ressourcen möglichst effizient einzusetzen. Dieses Buch soll einen kleinen Beitrag dazu leisten, denn gerade in der psychiatrischen Pflege ist die Dokumentation oftmals recht aufwendig.

Durch eine systematische und professionelle Bearbeitung der schriftlichen Dokumentation lässt sich mehr Zeit für die direkte Arbeit mit den Patienten gewinnen. Dies ist umso wichtiger, als zum einen der psychiatrischen Pflege, also der pflegerischen Betreuung und Begleitung von Menschen mit psychischen Erkrankungen, im Behandlungsprozess der Psychiatrie eine nicht unerhebliche Bedeutung zukommt. Zum anderen ist in der Psychiatrie eine professionelle Haltung und Arbeitsweise aller Berufsgruppen von existenzieller Bedeutung, um einen erfolgreichen Behandlungsablauf gewährleisten zu können. Dies gilt in besonderem Maße für die Pflegekräfte, da sie in der Regel die intensivsten Beziehungen zu den Patienten unterhalten. Somit ist eine professionelle Pflegeplanung nicht nur als Zeit- und Kostenersparnis sowie als Mittel der Qualitätssicherung anzusehen; vielmehr kann sie den Pflegenden gleichsam wie ein Gerüst einen sicheren Halt im Umgang mit den oftmals beziehungsgestörten Patienten bieten. Außerdem stellt die Pflegeplanung gewissermaßen ein Bindeglied zwischen (pflege)theoretischem Wissen und der direkten pflegerischen Arbeit dar und ermöglicht, natürlich je nach Art und Ausmaß der jeweils vorliegenden Störung – eine (partielle) Mitarbeit des betroffenen Patienten.

Das Buch besteht aus zwei Teilen. Der erste Teil gibt Ihnen eine kurze einleitende Übersicht über die (pflege)theoretischen Hintergründe und ist zudem den Definitionen und der inhaltlichen Abgrenzung relevanter Begriffe gewidmet. Es werden darüber hinaus Selbstverständnis, Aufgaben, Handlungsfelder und Geschichte der psychiatrischen Pflege vorgestellt und erläutert. Des Weiteren werden Klassifikationssysteme psychiatrischer Krankheiten sowie deren Epidemiologie und Prävalenz aufgezeigt. Aus pragmatischen bzw. abrechnungsrelevanten Gründen orientiere ich mich weitgehend an der ICD-Kodierung. Teil I des Buches ist verhältnismäßig kurz geraten, da ich davon ausgehe, dass Sie bereits über das notwendige theoretische Hintergrundwissen verfügen, um Krankheitsbilder und den pflegerischen Umgang mit psychisch Kranken adäquat einordnen zu können. Es soll vor allem deutlich gemacht werden, in welchem Bereich des Pflegeprozesses eine praktische Begleitung bzw. Hilfestellung der Pflegeplanung ansetzen kann.

Der zweite Teil des Buches ist als eigentlicher Hauptteil zu begreifen. Hier geht es darum, Ihnen praxisnahe Anregungen für die pflegerische Arbeit mit psychisch Kranken an die Hand zu geben, die Ihre Mitarbeiterinnen im stationären Setting, in der Tagesklinik oder in der ambulanten psychiatrischen Pflege konkret umsetzen können. Die Einteilung der Krankheitsbilder erfolgt in Anlehnung an die ICD-10, wobei keinerlei Anspruch auf Vollständigkeit erhoben wird. Vielmehr werden in erster Linie Krankheitsbilder vorgestellt, die in der alltäglichen pflegerischen Arbeit von Bedeutung sind. Für jede Krankheit bzw. Störung werden zunächst Kennzeichen und Merkmale benannt und darauf aufbauend Formulierungsvorschläge für eine Pflegeplanung präsentiert. Dabei wird jedoch ausreichend Raum gelassen, um je nach Patient bzw. Krankheitsverlauf individuelle Modifikationen vornehmen zu können.

Bei der Lektüre wird Ihnen vielleicht der eine oder andere Patient in den Sinn kommen. Möglicherweise fallen Ihnen auch besonders prägnante Situationen oder Gespräche mit Patienten oder Mitgliedern Ihres Teams ein. Es kann sein, dass Sie denken: »Ja, genau diese Maßnahme hätte ich bei Frau X gut anwenden können.« Oder Sie sitzen nun vor diesem Buch und denken sich: »Nein, also das würde ich aber ganz anders machen.« Gut so! Denn trotz evidenzbasierter Pflege, Pflegestandards und Musterpflegeplanungen wird doch gerade die Pflege in hohem Maße von der Person und von der Persönlichkeit der Pflegenden und der Patienten geprägt. So liegt es keineswegs in meiner Absicht, Ihnen nun ebendiese Individualität zu nehmen, vielmehr möchte ich mein Buch als Angebot, Inspiration und Anregung oder als Grundlage für eigene Ideen verstanden wissen. Vielleicht auch als eine Art Werkzeugkoffer, aus dem Sie sich je nach Anlass, Störungsbild, Eigenschaften und Eigenarten der Patientin oder des Patienten und Ihrem eigenen beruflichen Selbstverständnis das jeweils Passende heraussuchen und das, was nicht passt, einfach liegen lassen können. Ich hoffe, dass ich durch diese Angebotspalette Ihren beruflichen Alltag ein wenig bereichern und an der einen oder anderen Stelle eventuell zu ein wenig Klarheit oder zu ein wenig mehr Struktur beitragen kann. Für Kritik, Anregungen, Verbesserungsvorschläge und sonstige Rückmeldungen bin ich immer offen und dankbar. Sie erreichen mich ganz einfach per E-Mail unter: pflegeconsulting.hamburg@yahoo.de.

Noch eine Anmerkung: Aus Gründen der besseren Lesbarkeit wird darauf verzichtet, beide Geschlechtsformen zu nennen – unabhängig von der verwendeten Personenbezeichnung sind grundsätzlich immer beide Geschlechter gemeint.

Nun wünsche ich Ihnen eine angenehme Lektüre in der Hoffnung, Ihnen mit diesem Buch einige nützliche Ideen, Denkanstöße und Hinweise für den Arbeitsalltag in der psychiatrischen Pflege geben zu können.

Heike Ulatowski
Hamburg, im September 2015

Inhaltsverzeichnis

Serviceteil

Theoretischer Hintergrund

In der psychiatrischen Pflege ist die Gestaltung der Beziehung zwischen Patient und Pflegekraft ein wichtiger Teil der pflegerischen Arbeit. Die wesentlichen Grundlagen und Besonderheiten der psychiatrischen Pflege sind Gegenstand dieses Buchteils. In ▶ Kap. 1 wird neben den Handlungsfeldern kurz die historische Entwicklung der Psychiatriepflege skizziert. ▶ Kap. 2 nimmt eine allgemeine begriffliche Klärung bzw. Abgrenzung der Termini Pflegemodell, Pflegeprozess, Pflegediagnose und Pflegestandard vor, wobei ein Bezug zur Psychiatriepflege hergestellt wird. Daran anschließend werden in ▶ Kap. 3 die Grundzüge der Pflegeplanung und ihre Anwendung in der psychiatrischen Pflege dargestellt, in ▶ Kap. 4 die Klassifikationssysteme zu den Krankheitsbildern, mit denen Pflegende in der Psychiatrie mehrheitlich konfrontiert werden und die dem Aufbau des zweiten Buchteils zugrunde liegen. Abschließend erläutert ▶ Kap. 5 kurz die heutige Bedeutung bzw. Stellung der Psychiatrie im Rahmen der Krankenversorgung in diesem Land.

Grundlagen und Geschichte der psychiatrischen Pflege

Heike Ulatowski

H. Ulatowski, *Pflegeplanung in der Psychiatrie*,
DOI 10.1007/978-3-662-48546-0_1, © Springer-Verlag Berlin Heidelberg 2016

Pflegerisches Handeln impliziert die Begleitung, die Unterstützung und die Betreuung »von Menschen in Situationen des Krankseins und des Gesundwerdens (in allen Bereichen der Aktivitäten des alltäglichen Lebens)« (Stefan et al. 2006, S. 36). Die Pflege in der Psychiatrie unterscheidet sich hierbei jedoch insofern von der somatischen Pflege, als hier Menschen mit psychiatrischen Erkrankungen von Pflegefachkräften betreut und versorgt werden.

1.1 Handlungsfelder und Aufgaben der Psychiatriepflege

Zwischen der psychiatrischen Pflege bzw. der Psychiatriepflege und der Pflege in der Psychiatrie gilt es zu differenzieren. Die psychiatrische Pflege bezieht sich nur auf die Pflege bei psychischen Erkrankungen. Die Pflege in der Psychiatrie umfasst darüber hinaus auch

» die Pflege bei jeder anderen Erkrankung, die ein Patient in einer psychiatrischen Klinik im Einzelfall benötigen kann. Weil im Zusammenhang mit psychiatrischen auch somatische Erkrankungen vorkommen, gehört zur Pflege in der Psychiatrie prinzipiell das ganze Repertoire der allgemeinen Krankenpflege (Kistner 2002, S. 4).

Im Folgenden wird ausschließlich auf die psychiatrische Pflege bzw. die Psychiatriepflege abgestellt.

> **Definition**
>
> Die psychiatrische Pflege umfasst die fachgerechte und geplante pflegerische Versorgung psychisch kranker Menschen unter Berücksichtigung kultureller, psychosozialer und pädagogischer Aspekte sowie der Lebenssituation der Patienten und deren Angehörigen. Zum Aufgabenspektrum der psychiatrischen Pflege gehört die Erhaltung, die Anpassung bzw. die Wiederherstellung der lebenspraktischen Alltagsfähigkeiten der Patienten mit dem Ziel, den psychisch Kranken im Rahmen ihrer individuellen Möglichkeiten zu einer eigenständige Lebensführung zu verhelfen. Ein wesentlicher Bestandteil der psychiatrischen Pflege liegt in der Beziehungsgestaltung, insbesondere in dem Aufbau einer möglichst tragfähigen Beziehung zwischen Pflegekraft und Patient (vgl. Felgner 2008, S. 53).

In der psychiatrischen Pflege stellt die Beziehungsgestaltung nicht nur eine Rahmenbedingung für die eigentliche pflegerische Tätigkeit dar, sondern eines der wesentlichen Handlungsfelder. Es geht nicht nur darum, ein angenehmes Klima zu schaffen:

» Ein angenehmes zwischenmenschliches Klima zu erzeugen ist zwar auch in der Psychiatrie wesentlich, reicht aber für die Behandlung beziehungsgestörter Menschen nicht aus. Vielmehr wird die bewusste Beziehungsgestaltung durch die Pflegenden selber zu einem Mittel der Problemlösung (Kistner 2002, S.10).

Weitere Handlungsfelder der stationären psychiatrischen Pflege bestehen in dem lebenspraktischen Training, der Tagesstrukturierung, der Anleitung zum Umgang mit Krankheit und ggf. mit den Medikamenten und der Vorbereitung auf die Entlassung. Für Pflegende in der Psychiatrie ist ein professioneller Umgang mit Nähe und Distanz besonders wichtig, da sowohl zu viel als auch zu wenig Nähe gerade bei beziehungsgestörten Patienten zu Konflikten führen kann. Dem Ziel, nach Möglichkeit Hilfe zur Selbsthilfe zu leisten, folgend, arbeiten Pflegende gemeinsam mit den Patienten daran, dass diese ein (möglichst) selbstständiges Leben führen können. Hierzu dient etwa die Anleitung zu einer geregelten Tagesstruktur ebenso wie die Förderung der sozialen Kompetenzen im Rahmen der Soziotherapie und durch das lebenspraktische Training, das u. a. die Bereiche Hauswirtschaft, Finanzen oder öffentliche Verkehrsmittel umfasst. Zudem ist eine systematische Vorbereitung des Patienten auf seine Entlassung unabdingbar, um Rückschläge und vorzeitige Therapieabbrüche zu vermeiden. Hierbei sind vor allem geplante kurze Beurlaubungen während des Aufenthaltes, etwa über das Wochenende, die von den Pflegekräften und Patienten vor- und nachbereitet werden, sowie die Zusammenarbeit mit dem familiären Umfeld des Patienten sinnvoll (vgl. Gold et al. 2014, S. 235–239). Die Handlungsfelder der Psychiatriepflege werden in ◻ Abb. 1.1 aufgezeigt.

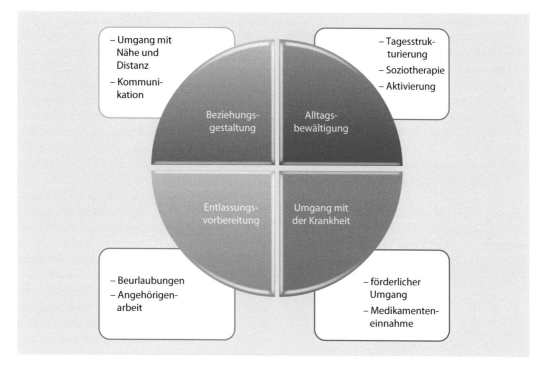

◘ Abb. 1.1   Handlungsfelder der Psychiatriepflege

Die oben angeführten Handlungsfelder lassen sich nicht immer strikt voneinander trennen und bedingen sich überdies oftmals gegenseitig. Für die ambulante psychiatrische Pflege gelten im Wesentlichen ähnliche Aufgaben und Handlungsfelder, wobei hier die für das stationäre Setting typische Entlassungsvorbereitung zugunsten von Überleitungs- und Case Management wegfällt und weitere Aufgaben hinzukommen, die für den ambulanten Bereich relevant sind, beispielsweise die Anleitung zur Bewältigung des persönlichen Alltags in den eigenen vier Wänden.

Die Aufgaben der psychiatrischen Pflege sind in der Psychiatrie-Personalverordnung aufgeführt. Sie beinhalten folgende Elemente (vgl. Haupt 2002, S. 376–377):

- **Individuelle Behandlung und Betreuung**, beispielsweise:
  - Individuelle Pflege nach Pflegeplan
  - Krisenintervention
  - Trainingsmaßnahmen zur Alltagsbewältigung

- Angehörigenarbeit
- Mitwirkung bei therapeutischen Maßnahmen
- ggf. Begleitung bei Behördengängen, Vorstellungsgesprächen etc.
- **Gruppenbezogene Behandlung und Betreuung**, beispielsweise:
  - Leitung bzw. Durchführung von Stationsversammlungen
  - Pflegeleitete Aktivitätengruppen (Kochgruppe etc.)
  - Planung und Organisation von Ausflügen und Festen
  - Mitwirkung in Therapiegruppen
- **Arztvisiten**:
  - Vorbereitung
  - Teilnahme
  - Ausarbeitung
- **Tätigkeiten mit indirektem Patientenbezug**, beispielsweise:
  - Dienstbesprechungen
  - Dienstübergaben

- ═ Dokumentation
- ═ Supervision
- ═ Fort- und Weiterbildung
- ═ **Organisatorische Aufgaben der Station**, beispielsweise:
  - ═ Dienstplangestaltung
  - ═ Terminabsprachen
  - ═ Stationsinterne Disposition (Medikamente etc.)
  - ═ Koordination therapeutischer Leistungen
  - ═ Administrative Tätigkeiten

Es ergibt sich somit ein umfangreiches Aufgabenspektrum, das hohe fachliche und persönliche Anforderungen an die Pflegenden stellt.

Praxistipp

Für Sie als Führungskraft in der psychiatrischen Pflege ist es wichtig, darauf zu achten, dass Ihre Mitarbeiterinnen eine professionelle Distanz zu den Patienten wahren (können). Dies lässt sich u. a. durch Mitarbeiterinnengespräche, Schulungen, Supervision sowie durch ein hohes Maß an Professionalität der Pflege gewährleisten. Ihre Pflegekräfte sollten zudem grundsätzlich mit Nachnamen angesprochen werden, also nicht mit »Schwester Heike«, sondern mit »Frau Ulatowski«.

1.2   Geschichte der Psychiatriepflege

Die Geschichte der psychiatrischen Pflege ist eng mit der Geschichte der Psychiatrie verbunden. Diese ist nicht eben von Humanität gekennzeichnet gewesen. So fanden etwa im Mittelalter viele psychisch Kranke als vermeintlich vom Teufel Besessene den Tod auf dem Scheiterhaufen, andere wurden misshandelt, gefoltert oder in Ketten gelegt (vgl. Thiel u. Traxler 2006, S. 1). Bis zum 19. Jahrhundert wurden in Westeuropa Menschen mit psychischen Erkrankungen kriminalisiert und gemeinsam mit verurteilten gewalttätigen Straftätern weggesperrt. Erste entmystifizierte Behandlungsansätze, die auf einem beginnenden Verständnis um Symptome und Krankheiten basierten, wurden

in Frankreich Anfang des 19. Jahrhunderts entwickelt (vgl. Gaßmann et al. 2006, S. 5 f.). Sie sind eng verbunden mit dem Pariser Arzt Philippe Pinel, der im Jahr 1793 den psychisch Kranken im Pariser Becêtre-Krankenhaus die Ketten abnehmen ließ (vgl. Thiel u. Traxler 2006, S. 3). Im deutschsprachigen Raum wurde der Begriff »Psychiatrie« 1803 von Johann Christian Reil in seinem Werk »Psychiatrische Rhapsodien« eingeführt (vgl. Gaßmann et al. 2006, S. 4). Oftmals lebten die Pflegekräfte, im damaligen Sprachgebrauch »Irrenwärter«, mit ihren Patienten zusammen, d. h. sie schliefen mit ihnen in einem Raum und erhielten die gleiche Verköstigung (vgl. Schädle-Deininger u. Villlinger 1997, S. 19).

Die jüngere Psychiatriegeschichte in Deutschland wurde nach dem Ersten Weltkrieg vor allem von der Behandlung der damals als »Kriegszitterer« oder »Kriegsneurotiker« bezeichneten Kriegstraumatisierten dominiert. Dementsprechend lassen sich in der Weimarer Republik Anfänge der Traumaforschung verzeichnen. Besondere Erfolge erzielte hier die junge Disziplin der Psychoanalyse:

> » In der Behandlung der sog. Kriegsneurotiker erzielten Psychoanalytiker deutlich bessere Heilungserfolge als mit bisherigen Therapien erreicht worden waren (Gaßmann et al. 2006, S. 10).

Die Machtübernahme der Nationalsozialisten 1933 stellte auch in der deutschen Psychiatriegeschichte eine radikale Zäsur dar. Fortan wurden Menschen mit psychischen Erkrankungen als »Ballastexistenzen« stigmatisiert, verfolgt, zwangssterilisiert, grausamen Experimenten unterzogen, dem systematischen Hungertod überlassen und ermordet (vgl. Schott u. Tölle 2006, S. 166–180). Eine besonders unheilvolle Rolle übernahmen hier die Psychiater, die letztlich über Leben und Tod entschieden, indem sie die Krankenakte psychisch Erkrankter entsprechend kennzeichneten:

> » Mit den zum Symbol für die »Euthanasie-Aktion« gewordenen »Grauen Bussen« wurden die durch ein rotes Plus-Zeichen auf ihrem Meldebogen zur Ermordung bestimmten mehr

als 70.000 Patienten aus den Heimen abgeholt und zwischen Januar 1940 und August 1941 nach einem kurzen Aufenthalt in »Zwischenanstalten« in den sechs Tötungszentren Grafeneck, Brandenburg, Hartheim, Pirna-Sonnenstein, Bernburg und Hadamar im Gas erstickt (DGPPN online, 2014).

Der Massenmord an Psychiatriepatienten wurde in der Öffentlichkeit mit dem Erhalt der »Volksgesundheit« und der ökonomischen Belastung der »Volksgemeinschaft« durch die Behandlungskosten gerechtfertigt.

Nach dem Ende des Zweiten Weltkriegs waren in beiden deutschen Staaten zunächst in vielen Bereichen der Psychiatrie noch strukturelle und personelle Kontinuitäten zu beklagen: So blieben etwa in der BRD viele der im Dritten Reich aktiven Psychiater auch nach Kriegsende unbescholten in Amt und Würden; in der DDR wurde die Psychiatrie in Teilbereichen zur »Behandlung« politisch Oppositioneller missbraucht (vgl. Gaßmann et al. 2006, S. 11–12). Das Hungersterben in der Psychiatrie hielt bis in die 1950er Jahre an (vgl. Amberger u. Roll 2010, S. 5). Mit der Aufarbeitung der Psychiatriegeschichte zwischen 1933 und 1945 wurde erst in den 1970er Jahr begonnen.

In der 1950er Jahren wurde in Deutschland mit dem therapeutischen Einsatz von Psychopharmaka begonnen. Ausschlaggebend war hier die Einführung des Chlorpromazins 1956, auf die 1958 der therapeutische Einsatz des Neuroleptikums Haloperidol und in den 1960er Jahren des atypischen Neuroleptikums Clozapin folgte. Bereits 1954 wurde erstmals Lithium zur Behandlung von Manien eingesetzt und Mitte der 1950er Jahre wurden erste Studien zum Einsatz von Antidepressiva durchgeführt (vgl. Balz 2010, S. 17 f.). Zudem wurden etwa manische Patienten zusätzlich zur medikamentösen Behandlung Elektroschocks unterzogen (vgl. Balz 2010, S. 174–176).

Während der 1960er Jahre wurden erste sozialpsychiatrische Ansätze entwickelt. Die Sozialpsychiatrie bezieht soziologische und epidemiologische Aspekte in die Betrachtung psychiatrischer Erkrankungen mit ein. Im Zuge der Psychiatriereform von 1975 sollte zudem die bisherige Unterbringung in

großen psychiatrischen Anstalten durch wohnortnahe ambulante und stationäre Versorgungsangebote ersetzt und psychisch Kranke mit somatisch Kranken gleichgestellt werden (vgl. Amberger u. Roll 2010, S. 6 f.). Insgesamt entwickelte die Sozialpsychiatrie bis in die 1980er Jahre hinein einen eher ganzheitlich orientierten Umgang mit psychisch kranken Menschen, der auch die Lebensumstände und das soziale Umfeld der Patienten mit einbezog (vgl. Gross 1999, S. 75–78). Mit Beginn der 1990er Jahre erfolgte erneut ein Perspektivenwechsel hin zu einem neurobiologischen Krankheitsverständnis. Nunmehr wurden genetische, biologische und psychosoziale Faktoren als ursächlich für das Auftreten psychiatrischer Erkrankungen angesehen, wobei hier zwar eine Wechselwirkung zwischen den einzelnen Faktoren konstatiert wird, jedoch bei eindeutiger Dominanz der bio- bzw. neurowissenschaftlichen Komponenten (vgl. Lux 2012, , S. 207–209). Die ◘ Abb. 1.2 gibt einen schematischen Überblick über die Entwicklung der Psychiatrie in Deutschland.

Im Zuge dieser Entwicklung wurden aus den »Irrenwärtern« von einst die heutigen Psychiatriefachpflegekräfte (weiter dazu: Schädle-Deinnger u. Villlinger 1997, S. 16-25). Noch bis in die 1970er Jahre hinein waren die Zustände in den psychiatrischen Anstalten für Patienten und die in der Regel männlichen Pflegekräfte ebenso menschenunwürdig wie gewaltbeladen. Heinz Häfner, seinerzeit Vorsitzender der Psychiatrie-Enquête-kommission des Deutschen Bundestages und einer der Wegbereiter der Psychiatriereform von 1975, schildert seine Erlebnisse als Doktorand auf der Männerstation der Psychiatrischen Klinik der Ludwig-Maximilians-Universität in München folgendermaßen:

» Ich konnte meine Erschütterung kaum verbergen. Einige Männer schrien laut, rüttelten an der Tür oder bedrängten den Stationsarzt mit Entlassungswünschen. Die Stimmung schwankte zwischen Resignation und Aggression. Zeitweilig konnten die Pfleger den Saal nur mit vorgehaltener Matratze betreten (Bühring 2001, S. 301).

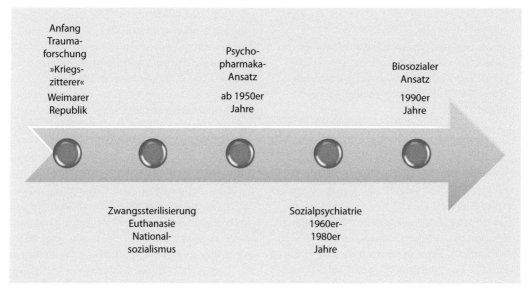

Anfang
Trauma-
forschung

»Kriegs-
zitterer«

Weimarer
Republik

Psycho-
pharmaka-
Ansatz

ab 1950er
Jahre

Biosozialer
Ansatz

1990er
Jahre

Zwangssterilisierung
Euthanasie
National-
sozialismus

Sozialpsychiatrie
1960er-
1980er
Jahre

☐ **Abb. 1.2**   Zeitleiste zur Entwicklung der Psychiatrie in Deutschland

Das heutige Selbstverständnis von Pflegenden in der Psychiatrie steht im deutlichen Gegensatz zu dem Bild der meist männlichen »Irrenwärter«, deren Aufgabe vornehmlich darin bestand, oftmals mit körperlicher Gewalt die »Irren« zu bändigen. Vielmehr wird in der heutigen Psychiatriepflege eine möglichst partnerschaftliche Zusammenarbeit mit den Patienten angestrebt, die deren Individualität, Selbstbestimmung und Persönlichkeitsentfaltung in den Vordergrund stellen (vgl. Gaßmann et al. 2006, S. 14 f.). Allerdings ergibt sich bei der Beziehungsgestaltung das Problem, dass die Pflegenden einerseits ein tragfähiges Vertrauensverhältnis zu den Patienten aufbauen müssen, andererseits aber im Stationsalltag auch Aufsichts- und Kontrollfunktionen wahrnehmen (vgl. Gold et al. 2014, S. 236).

> **Praxistipp**
>
> Für Sie als Führungskraft in der psychiatrischen Pflege ist es wichtig, dass Sie sich und Ihren Mitarbeiterinnen stets aufs Neue und gerade auch im Umgang mit herausfordernden Patienten eben dieses Selbstverständnis vor Augen führen.

Literatur

Amberger S, Roll S (2010) Psychiatriepflege und Psychotherapie. Thieme, Stuttgart

Balz V (2010):Zwischen Wirkung und Erfahrung – eine Geschichte der Psychopharmaka: Neuroleptika in der Bundesrepublik Deutschland, 1950–1980. Transcript, Bielefeld

Bühring P (2001) Psychiatrie-Reform: Auf halbem Weg stecken geblieben. Dtsch Ärztebl 6: 301

Deutsche Gesellschaft für Psychiatrie und Psychotherapie, Psychosomatik und Nervenheilkunde (DGPPN) (2014) Psychiatrie im Nationalsozialismus. DGPPN online, ▶ http://www.dgppn.de/dgppn/geschichte/nationalsozialismus.html. Zugegriffen: 06. August 2015

Felgner L (2008) Psychiatrische Pflege. Unterrichts- und Arbeitsmaterialien für die Aus-, Fort- und Weiterbildung. Kohlhammer, Stuttgart

Gaßmann M, Marschall W, Uschatkowski J (2006) Psychiatrische Gesundheits- und Krankenpflege – Mental Health Care. Springer, Heidelberg

Gold K, Schlegel Y, Stein K-P (Hrsg) (2014) Pflege konkret: Neurologie – Psychiatrie. Lehrbuch für Pflegeberufe, 5. Aufl. Urban & Fischer, München

Gross G (Hrsg) (1999) 50 Jahre Psychiatrie: Symposion am 13. Dezember 1996 in Bonn; aus Anlaß des 75. Geburtstages von Professor Dr. med. Dr. med. h.c. Gerd Huber. Schattauer, Stuttgart

Haupt W F (2002) Neurologie und Psychiatrie für Pflegeberufe. Thieme, Stuttgart

Kistner W (2002) Der Pflegeprozess in der Psychiatrie: Beziehungsgestaltung und Problemlösung in der psychiatrischen Pflege, 4. Aufl. Elsevier, München

Lux V (2012) Genetik und psychologische Praxis. Springer, Heidelberg

Schädle-Deinnger H, Villlinger U (1997) Praktische psychiatrische Pflege: Arbeitshilfen für den Alltag. Psychiatrie-Verlag, Bonn

Schott H, Tölle R (2006) Geschichte der Psychiatrie: Krankheitslehren, Irrwege, Behandlungsformen. Beck, München

Stefan H, Eberl J, Schalek K, Streif H et al. (2006) Praxishandbuch Pflegeprozess: Lernen – Verstehen – Anwenden. Springer, Heidelberg

Thiel H, Traxler S (Hrsg) (2006) Psychiatrie für Pflegeberufe. Urban & Fischer, München

Pflegemodell – Pflegeprozess – Pflegediagnose – Pflegestandard

Heike Ulatowski

H. Ulatowski, *Pflegeplanung in der Psychiatrie,*
DOI 10.1007/978-3-662-48546-0_2, © Springer-Verlag Berlin Heidelberg 2016

Vor dem weiteren Einstieg in die Thematik ist zum besseren Verständnis zunächst eine begriffliche Klärung empfehlenswert. Nachfolgend werden die Begriffe Pflegemodell, Pflegeprozess, Pflegediagnose und Pflegestandard definiert und erläutert.

2.1 Pflegemodell

> **Definition**
>
> Ein Pflegemodell setzt die professionelle Pflege in Bezug zum Patienten, seinem Gesundheitszustand sowie seinem sozialem Umfeld. Es ist auf einen bestimmten Kulturkreis (z. B. Europa, Nordamerika) bezogen. Außerdem werden hier Gegenstand und Ziele der Pflege sowie Aufgaben und Tätigkeiten des Pflegepersonals beschrieben und die Grundlagen für die Struktur der individuellen Pflegeplanung festgelegt. Das Pflegemodell dient zwar als Basis für die Entwicklung eines einrichtungsinternen Pflegekonzeptes, ist jedoch nicht auf ein bestimmtes Pflegesystem ausgerichtet (vgl. Kostka 1999, S. 342–344).

Oftmals findet eine begriffliche Gleichsetzung von Pflegetheorie und Pflegemodell statt, da viele Modelle eine rein theoretische Ausrichtung besitzen. Pflegemodelle lassen sich inhaltlich differenzieren nach Bedürfnis-, Interaktions- und Ergebnismodellen (vgl. Leoni-Scheiber 2005, S. 150–156.) In ▪ Tab. 2.1 findet sich eine Übersicht der Pflegemodelle mit den jeweiligen Leitfragen und beispielhaft einigen entsprechenden Pflegetheoretikerinnen.

> **Praxistipp**
>
> Eine weitere inhaltliche Vertiefung soll an dieser Stelle nicht stattfinden. Es sei jedoch darauf hingewiesen, dass für Sie als Führungskraft in der psychiatrischen Pflege vor allem die Interaktionsmodelle von Interesse sind, da hier der Beziehungsgestaltung eine besondere Bedeutung zukommt.

2.2 Pflegeprozess

> **Definition**
>
> Unter dem Begriff Pflegeprozess ist in der professionellen Pflege eine systematische Arbeitsmethode zur Erfassung, Planung, Durchführung und Evaluation von pflegerischen Maßnahmen zu verstehen. Es gibt verschiedene Modelle, die 4–6 Phasen umfassen und alle auf der Annahme basieren, dass der auch Pflegeregelkreis genannte Pflegeprozess einen dynamischen Prozess der Problemlösung und der Beziehungsgestaltung darstellt. Die Abbildung der verschiedenen Phasen des Pflegeprozesses erfolgt in der Pflegedokumentation (vgl. Löser 2006, S. 12).

Der Pflegeprozess ist also ein zyklischer Prozess, dessen Phasen nicht immer klar gegeneinander abgrenzbar sind, sondern oftmals ineinandergreifen. Denkbar ist auch, dass die einzelnen Schritte nicht immer in der vorgegebenen Reihenfolge ablaufen, wie in ▪ Abb. 2.1 schematisch dargestellt. Zudem sind Überlappungen der einzelnen Phasen möglich, was auch mit eine Ursache dafür ist, dass sich in der Literatur Pflegeprozessmodelle mit 4, 5 oder 6 Phasen finden lassen (vgl. Amberger u. Roll 2010, S. 20).

Der Pflegeprozess vollzieht sich somit in verschiedenen Phasen, die inhaltlich vornehmlich darin bestehen, Informationen zu sammeln und Daten zu erheben, Pflegediagnosen zu stellen und Pflegepläne zu erstellen, Pflegemaßnahmen durchzuführen sowie mittels regelmäßiger Evaluation den Erfolg der Pflege/pflegerischen Maßnahmen und den Grad der Zielerreichung zu kontrollieren. Der Pflegeprozess lässt sich als Arbeitsmethode einer systematischen und professionellen Pflege begreifen, der die Grundlage für eine methodische Pflege bildet (vgl. Stefan et al. 2006, S. 44).

◻ Tab. 2.1 Übersicht: Pflegemodelle und Leitfragen

Bedürfnismodelle	Interaktionsmodelle	Ergebnismodelle
Leitfrage: Was ist Pflege?	Leitfrage: Wie wird gepflegt?	Leitfrage: Warum wird gepflegt?
– Virgina Henderson	– Hildegard Peplau	– Martha Elisabeth Rogers
– Madeleine Leininger	– Ida Jean Orlando	– Callista Roy
– Dorothea Orem	– Imogen King	– Betty Neumann
– Nancy Roper	– Rosemarie Rizzo-Parse	
– Liane Juchli	– Marie-Luise Friedemann	
– Monika Krohwinkel	– Erwin Böhm	

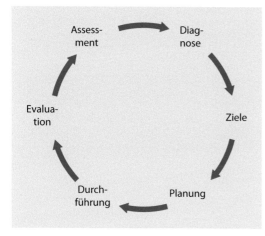

◻ Abb. 2.1 Sechsstufiger Pflegeprozess (nach Fiechtner und Meier, vgl. Stefan et al. 2006)

Praxistipp

Gerade in der psychiatrischen Pflege ist die Abgrenzung der einzelnen Phasen nicht immer eindeutig. Probleme bei der Beziehungsgestaltung bis hin zu (temporären) Beziehungsabbrüchen oder der insbesondere für Borderline-Patientinnen typischen Spaltung des Teams in »gute« und in »böse« Pflegekräfte sind Ihnen aus Ihrem beruflichen Alltag sicher gut bekannt. Um hier die Behandlung nicht ernsthaft zu gefährden, ist es wichtig, sich zu vergegenwärtigen, an welcher Stelle des Behandlungsprozesses die betreffende Patientin gerade steht. Vor allem bei bevorstehender Entlassung ist nicht selten ein vorübergehender »Rückfall« in überwunden geglaubte Verhaltensweisen zu beobachten.

2.3 Pflegediagnose

Definition

Unter einer Pflegediagnose ist die fachlich fundierte Beschreibung und Beurteilung pflegerelevanter Probleme und Ressourcen zu verstehen, die auf der Erhebung objektiver und subjektiver Daten basiert und so kurz und prägnant wie möglich formuliert werden sollte. Ihre Funktion besteht in erster Linie darin, Art und Umfang des Pflegebedarfs zu erfassen und abzubilden sowie eine erste, grobe Handlungsorientierung für die pflegerische Versorgung zu liefern, indem sie als Grundlage für die Wahl geeigneter Pflegemaßnahmen dienen. Zudem stellen Pflegediagnosen in Bezug auf die Beschreibung des Gesundheitszustandes des Pflegebedürftigen eine Ergänzung zu den medizinischen Diagnosen nach ICD-10 dar (vgl. Eveslage 2006, S. 86–87).

Pflegediagnosen stellen für die Pflegenden ein wichtiges Informations- und Kommunikationsmittel dar, da hier begründet wird, warum und in welchem Maße eine Person Pflege benötigt. Pflegediagnosen werden zunehmend ressourcenorientiert formuliert und stellen die individuellen Fähigkeiten und Potenziale der Pflegebedürftigen in den Vordergrund (vgl. Stefan et al. 2013, S. 15). Am Anfang einer jeden Pflegediagnose steht der Aufbau einer möglichst vertrauensvollen Beziehung zwischen Patient und Pflegerin. In ◻ Abb. 2.2 werden die notwendigen Komponenten und Abläufe bei

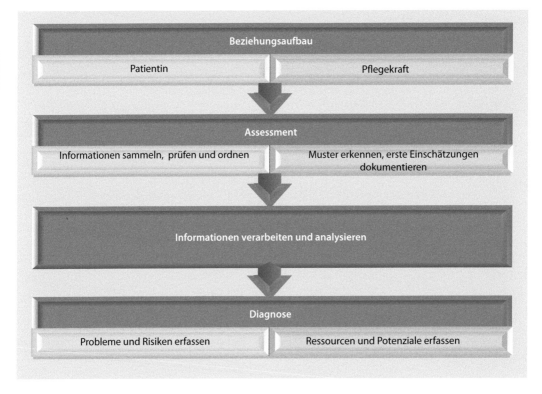

Abb. 2.2 Erstellung einer Pflegediagnose

der Erstellung einer Pflegediagnose schematisch veranschaulicht (vgl. Townsend 2012, S. 37).

Pflegediagnosen sind grundsätzlich von medizinischen Diagnosen zu unterscheiden:

» Pflegediagnosen beschreiben die Reaktionen von Menschen auf den aktuellen Gesundheitsstatus und gesundheitsbezogene Ereignisse im Lebensprozess bzw. deren Umgang damit. Die pflegerische Beurteilung richtet sich am Erleben der Gesundheits- oder Krankheitssituationen von Menschen aus. Die medizinische Diagnostik und Therapie beschäftigen sich direkt mit den Krankheiten eines Menschen (Stefan et al. 2013, S. 6).

Hierbei können medizinische Diagnosen jedoch auch durchaus sinnvolle zusätzliche Informationen für die Pflege enthalten:

» Medizinische Diagnosen können jedoch als Zusatzinformationen zu den pflegerisch relevanten Ursachen im Hinblick auf potenzielle Komplikationen bzw. mögliche Gefährdungen des Menschen mit Pflegebedarf von Bedeutung sein (Stefan et al. 2013, S. 47).

Pflegediagnosen lassen sich verschiedenen Pflegemodellen zuordnen, beispielsweise dem Modell der Aktivitäten, Beziehungen und Existenziellen Erfahrungen des Lebens (ABEDL) von Monika Krohwinkel (weiter dazu: Townsend 2012, S. 778 ff). Es existieren verschiedene Klassifikationssysteme, neben den NANDA-Pflegediagnosen ist im deutschsprachigen Raum vor allem die aus Österreich stammende Praxisorientierte Pflegediagnostik (POP) von Bedeutung (weiter dazu: Stefan et al. 2013, S. 23 ff.).

2.4 · Pflegestandards

15   2

2.4   Pflegestandards

┌─ Definition ──────────────────────────

Pflegestandards beschreiben in strukturierter Form qualitativ und/oder quantitativ relevante pflegerische Tätigkeiten, die kontinuierlich aktualisiert und dem neuesten Expertenwissen angepasst werden müssen. Sie sind ein Instrument der Qualitätssicherung, indem sie die Qualität der jeweiligen Pflegehandlung festlegen, die dem allgemein anerkannten Stand der medizinisch-pflegerischen Erkenntnisse entsprechen muss (vgl. §§ 113 ff. SGB XI), und sie dienen dazu, pflegerisches Handeln transparent und überprüfbar zu machen. Die WHO definiert Pflegestandards als

» allgemein zu erreichendes Leistungsniveau, das durch ein oder mehrere Kriterien umschrieben wird [und das] den Bedürfnissen der damit angesprochenen Bevölkerung entspricht (WHO 1983, zit. nach Bartholomeyczik 2005).

Wesentliche Kriterien für die Qualität von Pflegestandards sind Gültigkeit, Präzision, Evaluation und patientenorientierte Abstufung (vgl. Holnburger 2004, S. 21).

└───────────────────────────────────────

Pflegestandards sind ablauf- und problembezogen. Die Zielsetzung besteht darin, eine »zufällige Pflege zu vermeiden«, allerdings sind individuelle oder situative Abweichungen von dem Standard möglich, sofern sie nachvollziehbar und sinnvoll sind und zudem vollständig dokumentiert werden (Henke u. Horstmann 2008, S. 106).

Es lassen sich verschiedene Arten von Pflegestandards unterscheiden (vgl. Holnburger 2004, S. 20–21):

▬ **Universalstandards:** übergeordnete Richtlinien für die Beschreibung der Pflegestandards, beziehen sich beispielsweise auf das Einrichtungsleitbild oder das Pflegeverständnis.
▬ **Strukturstandards:** sind auf die (klinischen) Strukturen ausgerichtet, beispielsweise Standards für die Bezugspflege (Primary Nursing).
▬ **Prozessstandards:** beziehen sich auf die konkrete pflegerische Handlung.

▬ **Ergebnisstandards:** beziehen sich auf die (zu erwartenden) Pflegeergebnisse, beispielsweise Patientenzufriedenheit.

Praxistipp

In der psychiatrischen Pflege sind alle Arten der oben aufgeführten Pflegestandards von Bedeutung. Für die erfolgreiche Umsetzung der Pflegestandards ist es wichtig, dass im Pflegeteam möglichst einheitlich nach den Standards gearbeitet wird. In der Psychiatriepflege kann dies vor allem bei Patienten, die zur Spaltung des Teams in »gute« und in »böse« Pflegekräfte neigen, etwa Menschen mit einer Borderline-Persönlichkeitsstörung, mitunter besonders schwierig werden. Achten Sie also darauf, dass in Ihrem Team Geschlossenheit nach außen und Transparenz nach innen herrschen.

■ **Exkurs: Expertenstandards**

Expertenstandards sind allgemeiner formuliert als Pflegestandards und beziehen sich in erster Linie auf die Rahmenbedingungen der Pflege. Sie werden von dem »Deutschen Netzwerk zur Qualitätssicherung in der Pflege« (DNQP) nach neuesten wissenschaftlichen Erkenntnissen entwickelt. Derzeit liegen folgende Expertenstandards vor (vgl.
► http://www.dnqp.de/380029.html):
▬ Dekubitusprophylaxe (2000)
▬ Entlassungsmanagement (2004)
▬ Schmerzmanagement (2005)
▬ Sturzprophylaxe (2006)
▬ Förderung der Harnkontinenz (2007)
▬ Chronische Wunden (2009)
▬ Ernährungsmanagement (2010)

Seit Mai 2014 liegt der Expertenstandard »Erhaltung und Förderung der Mobilität« als Entwurf vor; dieser ist jedoch für die Pflegeeinrichtungen noch nicht verbindlich. Weiterhin in Planung sind Expertenstandards zu Schmerzmanagement bei chronischen nicht malignen Schmerzen, zur Pflege demenziell Erkrankter und zum Medikamentenmanagement (vgl. Spitzenverband der Gesetzlichen Krankenversicherung, ► http://www.gkv-spitzenverband.de).

Allerdings richten sich die Expertenstandards in erster Linie an die somatische Alten- und Krankenpflege.

> **Praxistipp**
>
> Für Sie als Pflegemanagerin in der psychiatrischen Pflege ist vor allem das Entlassungsmanagement von Bedeutung, aber auch Schmerz- und Ernährungsmanagement können im Falle bestehender Komorbidität (z. B. Essstörungen) relevant sein.

Literatur

Amberger S, Roll S (2010) Psychiatriepflege und Psychotherapie. Thieme, Stuttgart

Bartholomeyczik S (2005) Einige Anmerkungen zu Standards in der Pflege. Dr. med. Mabuse 154: 20–23

Deutsches Netzwerk für Qualitätsentwicklung in der Pflege (DNQP): Expertenstandards. ▶ http://www.dnqp.de/38029.html, Zugegriffen: 10. Dezember 2014

Eveslage K (2006) Pflegediagnosen: praktisch und effizient. Springer, Heidelberg

Henke F, Horstmann C (2008) Pflegekniffe von A–Z; Pflegefehler erfolgreich vermeiden. Kohlhammer, Stuttgart

Holnburger M (2004) Pflegestandards in der Psychiatrie, 3. Aufl. Elsevier, München

Kostka U (1999) Der Mensch in Krankheit, Heilung und Gesundheit im Spiegel der modernen Medizin: eine biblische und theologisch-ethische Reflexion. LIT, Münster

Leoni-Scheiber C (2005) Didaktik Pflegeprozess: ein Leitfaden für den Unterricht. Facultas, Wien

Löser AP (2006) Evaluation – Auswertung des Pflegeprozesses: Bewertungsverfahren zur prozesshaften Gestaltung der Pflege. Schlütersche Verlagsgesellschaft, Hannover

Spitzenverband der Gesetzlichen Krankenversicherung (GKV): Expertenstandards, ▶ http://www.gkv-spitzenverband.de/pflegeversicherung/qualitaet_in_der_pflege/expertenstandards/expertenstandards.jsp). Zugegriffen: 10. Dezember 2014

Stefan H et al. (2006) Praxishandbuch Pflegeprozess: Lernen – Verstehen – Anwenden. Springer, Heidelberg

Stefan H et al. (2013) Praxisorientierte Pflegediagnostik. Springer, Wien

Townsend MC (2012) Pflegediagnosen und Pflegemaßnahmen für die psychiatrische Pflege. Handbuch zur Pflegeplanerstellung, 3. Aufl. Huber Hogrefe, Bern

Pflegeplanung in der psychiatrischen Pflege

Heike Ulatowski

H. Ulatowski, *Pflegeplanung in der Psychiatrie,*
DOI 10.1007/978-3-662-48546-0_3, © Springer-Verlag Berlin Heidelberg 2016

Dieses Kapitel gibt zunächst einen Überblick über die allgemeinen Merkmale und Abläufe der Pflegeplanung als systematische Arbeitsmethode und Bestandteil des professionellen Pflegeprozesses. Daran anschließend werden die Besonderheiten der Pflegeplanung in der Psychiatriepflege vorgestellt.

3.1 Definition und Ablauf der Pflegeplanung

> **Definition**
>
> Die Pflegeplanung stellt eine Arbeitsmethode im Rahmen des Pflegeprozesses dar und beinhaltet die konkrete Vorbereitung der Pflegehandlung durch die Pflegekraft. Die Zielsetzung besteht darin, eine systematische und nachvollziehbare Pflege zu leisten sowie einen individuellen Pflegeplan zu erstellen, der die Ressourcen und die Probleme des zu pflegenden Menschen erfasst und die entsprechenden pflegerischen Maßnahmen festlegt. Die Erstellung einer Pflegeplanung ist seit der Novellierung im Jahr 1985 gesetzlich vorgeschrieben (vgl. Maikranz-Boening u. Beul 2008. S. 74 ff.).

Die historischen Wurzeln der Pflegeplanung liegen in den USA. Dort wurden bereits Ende der 1950er Jahre Vorläufer der heutigen Pflegeplanung eingeführt. In den1960er Jahren wurden hierzu erste Fachartikel veröffentlicht und ein Jahrzehnt später wurde die Pflegeplanung in den US-amerikanischen Krankenhäusern verbindlich eingeführt. In Deutschland wurde erst in den 1990er Jahren systematisch mit der Pflegeplanung gearbeitet; 1995 wurde sie durch die gesetzlichen Qualitätsanforderungen der Pflegeversicherung zum »State of the Art der Arbeitsvorbereitung« in der Pflege (Berger 2014, S. 10).

Die Pflegeplanung besteht generell aus folgenden Schritten:

Schritte der Pflegeplanung (nach Fiechtner und Meier)
- Informationssammlung
- Beschreibung der Ressourcen und Probleme
- Formulierung der Pflegeziele
- Planung der Pflegemaßnahmen
- Durchführung der Pflege
- Evaluation

Bei der Erstellung der Pflegeplanung ist es wichtig, darauf zu achten, dass möglichst realistische bzw. realisierbare Ziele formuliert werden, wobei eine Unterscheidung zwischen Nah- und Fernzielen sinnvoll ist. Zudem sind die Probleme und die Ressourcen zutreffend und umfassend zu erfassen und zu benennen. Die pflegerischen Maßnahmen sind möglichst ausführlich aufzuführen und so zu formulieren, dass sie mit der Durchführungskontrolle, in der die durchgeführte Maßnahme von der Pflegekraft abgezeichnet wird, übereinstimmen. Darüber hinaus sind regelmäßige Evaluationen vorzunehmen und es ist darauf zu achten, dass die Pflegeplanung dem aktuellen Stand der pflegerischen Versorgung entspricht und dass Veränderungen zeitnah und vollständig dokumentiert werden (vgl. Berger 2014, S. 31 f.). Die Pflegeplanung umfasst im Pflegeprozess die Bereiche Diagnose (hier: Probleme und Ressourcen), Ziele (hier: Pflegeziele) sowie Planung und Durchführung (hier: der Pflegemaßnahmen) (vgl. Holnburger 2004, S. 15). Sie lässt sich gewissermaßen als Bindeglied zwischen (pflege)theoretischem Wissen und der direkten pflegerischen Arbeit begreifen und ermöglicht darüber hinaus die Beteiligung des betroffenen Patienten, wobei hier Art und Ausmaß der jeweils vorliegenden Störung berücksichtigt werden muss.

3.2 Besonderheiten der Pflegeplanung in der psychiatrischen Pflege

In der psychiatrischen Pflege ist bei der Pflegeplanung die Zusammenarbeit mit dem Patienten von maßgeblicher Bedeutung, insbesondere für die Erfolgsaussichten bei der Erreichung der anvisierten Ziele. Vorausgesetzt natürlich, dass die Krankheit bzw. die akute Verfassung des Patienten dies zulässt, stellt bereits die gemeinsame Formulierung möglicher Ziele Beziehungsarbeit dar. Selbstredend ist die Pflegeplanung Aufgabe der jeweiligen

Bezugspflegekraft. Gemeinsam aufgestellte Ziele lassen sich zudem besser erreichen. Auch ist der Patient bei der Erarbeitung pflegerischer Maßnahmen und Interventionen mit einzubeziehen, und seine Vorstellungen und Wünsche sollten so weit wie möglich Berücksichtigung finden (vgl. Schädle-Deinnger u. Villlinger 1997, S. 122–126).

Die psychiatrische Pflege ist nicht selten auch eine Herausforderung an die psychische und emotionale Stabilität der Pflegekräfte. Die Pflegeplanung in der Psychiatrie kann mit dazu beitragen, den Pflegenden eine professionelle Beziehung zu den Patienten zu erleichtern. Die strukturierte und transparente Planung der Pflege stellt für Pflegerin und Patienten eindeutig klar, dass es sich trotz aller Zuwendung und Empathie von Seiten der Pflegerin um eine »Arbeitsbeziehung« handelt. Zudem kann sich die Pflegekraft gerade auch bei »schwierigen« Patienten darauf berufen, dass in der Pflegeplanung gemeinsam Zielsetzungen erarbeitet bzw. formuliert worden sind, an deren Erreichen auch der Patient einen erheblichen Anteil hat.

Praxistipp

Es ist wichtig, dass Sie als Führungskraft darauf achten, dass Ihre Mitarbeiterinnen durch Weiterbildung, Supervision, Selbsterfahrung und Gespräche im Team in die Lage versetzt werden, das eigene Handeln, die eigenen Ziel- und Wertvorstellungen und die eigenen Anteile an der Beziehungsgestaltung zu identifizieren und kritisch zu reflektieren. So lässt sich vermeiden, dass Wünsche und Vorstellungen der Patienten fehlinterpretiert bzw. mit denen der (Bezugs-)Pflegerin vermischt werden. Darüber hinaus ist es gerade in der psychiatrischen Pflege oftmals nicht einfach, die Patienten nicht zu über- oder zu unterfordern, wobei beides – Unterforderung und Überforderung – bei psychisch kranken Menschen negative Folgen haben kann.

Literatur

Berger M (2014) Wie schreibe ich eine Pflegeplanung: Erfahren Sie, wie Sie richtig gute Pflegeplanungen schreiben. Books on Demand, Norderstedt

Holnburger M (2004) Pflegestandards in der Psychiatrie, 3. Aufl. Elsevier, München

Maikranz-Boening A, Beul U (2008) Workshop Pflegeplanung: so einfach lässt sich der Pflegeprozess entwickeln und umsetzen. Schlütersche Verlagsgesellschaft, Hannover

Schädle-Deinnger H, Villlinger U (1997) Praktische psychiatrische Pflege: Arbeitshilfen für den Alltag. Psychiatrie-Verlag, Bonn

Klassifikationssysteme in der Psychiatrie

Heike Ulatowski

H. Ulatowski, *Pflegeplanung in der Psychiatrie*,
DOI 10.1007/978-3-662-48546-0_4, © Springer-Verlag Berlin Heidelberg 2016

Die Einteilung von Krankheiten in bestimmte Klassifikationsschemata ist keineswegs neu. Vielmehr hatte der französische Arzt und Statistiker Adolphe-Louis Jacques Bertillon (1851–1922) bereits Ende des 19. Jahrhunderts ein Klassifikationssystem der Krankheiten, Verletzungen und Todesursachen entwickelt, das sogenannte Internationale Todesverzeichnis, welches der WHO in den späten 1970er Jahren als Grundlage für die Entwicklung der ICD (International Statistical Classification of Diseases and Related Health Problems) diente. Während in der BRD erst im Jahre 1986 die ICD-9 verbindlich als Diagnoseverschlüsselung in den Krankenhäusern eingeführt worden ist, wurde in der DDR schon ab 1952 im stationären und ambulanten Bereich mit der ICD gearbeitet. Eine auf Deutschland zugeschnittene Version der ICD-10 wurde hierzulande von 2000 bis 2003 eingesetzt; seit 2004 findet die ICD-10-GM, die deutsche Fassung der ICD, Anwendung im Krankenhaussektor (vgl. Wittchen u. Hoyer 2011, S. 41).

Aktuell besitzt in Deutschland die vom Deutschen Institut für Medizinische Dokumentation und Information (DIMDI) erarbeitete ICD-10-GM-Version 2014 verbindliche Gültigkeit für die Diagnoseverschlüsselung (vgl. Graubner 2014, S. 1346). Die ICD teilt die Krankheiten in bestimmte Kategorien ein, basierend auf medizinischen Fachbereichen sowie auf Organsystemen.

» Jedes Kapitel ist durch einen Code, der mit einem fest definierten Buchstaben beginnt, gekennzeichnet. Psychische Erkrankungen sind durch sog. F-Codes charakterisiert. Nach diesem Buchstaben charakterisieren zwei Zahlen die in diesem Unterkapitel beschriebenen Störungen (z. B. F30–F39 für affektive Störungen). Anschließend folgen bis zu zwei Stellen nach dem Komma, die die genaue Diagnose charakterisieren (z. B. Agoraphobie mit Panikstörung F40.01) (Berking u. Rief 2012, S. 13; Hervorhebung durch die Verf.).

☐ Tab. 4.1 veranschaulicht die Entwicklung der Klassifikationssysteme.

Neben der von der World Health Organisation (WHO) entwickelten ICD-Klassifikation existiert die von der American Psychiatric Association (APA) entwickelte DSM-Klassifikation (Diagnostic and Statistical Manual of Mental Disorders), die allerdings auf psychiatrische Erkrankungen beschränkt ist und zudem ausschließlich auf die Vereinigten Staaten von Amerika bezogen ist. Demgegenüber erfasst die ICD alle Krankheitsbilder und weist eine internationale Orientierung auf. Da der ICD andere Klassifikationsschlüssel zugrunde liegen als der DSM, kann ein direkter inhaltlicher Vergleich nicht ohne Weiteres vorgenommen werden. Die wesentlichen Entwicklungsschritte beider Klassifikationssysteme werden in ☐ Tab. 4.2 aufgezeigt und gegenübergestellt. Ersichtlich wird, dass beide Klassifikationssysteme ihre Ursprünge in der Mitte des 19. Jahrhunderts hatten. Eine weitere Parallele liegt in der Entwicklung des ersten Klassifikationsmodells nach dem Zweiten Weltkrieg.

Wenngleich die DSM-Klassifikation sich speziell und ausschließlich auf psychische Erkrankungen bezieht, soll im Folgenden Bezug auf die Kodierung nach der ICD-10 genommen werden, da diese im Rahmen der auf diagnosebezogenen Fallgruppen (DRG) basierenden Vergütungssysteme in deutschen Krankenhäusern die allgemein verbindliche und abrechnungsrelevante Klassifikation darstellt (vgl. Graubner 2014, S. 1352 f.). Aus diesem (pragmatischen) Grunde wird in diesem Buch auch die Einteilung nach dem Triadischen System nach Huber, bei dem unterschieden wird nach exogenen Psychosen (körperliche Ursachen), endogenen Psychosen (keine körperliche Ursachen) und sogenannten »abnormen« Variationen seelischen Wesens, wie etwa Neurosen oder Suchtkrankheiten (vgl. Gold et al. 2014, S. 31), nicht weiter berücksichtigt. Im anschließenden ► Kap. 5 werden die Epidemiologie psychiatrischer Erkrankungen und die daraus resultierenden sozioökonomischen Auswirkungen aufgezeigt.

☐ Tab. 4.1 Historische Entwicklung der traditionellen und operationalisierten Diagnostik. (Nach Hiller 2014)

1983	Klassifikation der Krankheiten, Verletzungen und Todesursachen (Bertillon) Revisionen alle 10 Jahre	
1945	Gründung der Vereinten Nationen (UN) und der Weltgesundheitsorganisation (WHO) Erweiterung zur ICD-Klassifikation	
1961–1964		Kritische Studien zur Reliabilität von Diagnosen in den USA
1960er Jahre		St. Louis, Washington University: Entwicklung von Diagnosekriterien
1972		Feighner-Kriterien
1975		Research Diagnostic Criteria (RDC)
1978	**ICD-9**	
1980		**DSM-III**
1987		**DSM-III-R**
1994	**ICD-10**	

☐ Tab. 4.2 Historische Entwicklung der ICD und der DSM. (Nach Lambert 2013, S.35)

ICD		DSM	
(World Health Organisation, alle Erkrankungen)		(American Psychiatric Organisation, psychische Erkrankungen)	
Ursprünge 1850		Ursprünge 1840	
1893	Einführung Bertillon-Klassifikation (Internationales Todesursachenverzeichnis)	1880	7 Kategorien für Geisteskrankheiten
1948	ICD-6: erste offizielle Klassifikation der WHO	1952	DSM-I: Ausarbeitung durch die APA
1955	ICD-7: ohne wesentliche Änderungen	1968	DSM-II
1965	ICD-8: Erweiterung um neue Krankheitsgruppen, internationale Kooperation bei Entwicklung	1980	DSM-III: erste deutsche Version1984
1977	ICD-9	1987	DSM-IIIR, Revision: deutsche Version 1989
1992	ICD-10: 1994 Einführung der ICD-Forschungskriterien	1994	DSM-IV: deutsche Version 1996
Seit 2013	ICD-10-GM 2013	Seit 2000	DSM-IV-TR (Textrevision)

Literatur

Berking M, Rief W (2012) Klinische Psychologie und Psychotherapie. Band I: Grundlagen und Störungswissen. Springer, Berlin Heidelberg

Gold K, Schlegel Y, Stein K-P (Hrsg) (2014) Pflege konkret: Neurologie – Psychiatrie. Lehrbuch für Pflegeberufe, 5. Aufl. Urban & Fischer, München

Graubner B (2014) ICD 10 Alphabetisches Verzeichnis 2014: Internationale statistische Klassifikation der Krankheiten und verwandter Gesundheitsprobleme. Deutscher Ärzteverlag, Köln

Hiller W (2014) Vorlesung Klinische Psychologie I, Klinische Diagnostik. Klinik und Poliklinik für Psychiatrie und Psychotherapie, Universitätskrankenhaus Mainz.
► http://www.klinische-psychologie-mainz.de/downloads/materialien/script_clin_diagn.pdf. Zugegriffen: 07. September 2015

Lambert M (2013) Diagnostik und Klassifikation psychischer
    Störungen. Vorlesung F1. Klinik und Poliklinik für Psych-
    iatrie und Psychotherapie, Zentrum für Psychosoziale
    Medizin, Universitätskrankenhaus Hamburg-Eppendorf.
    ► https://www.uke.de/kliniken/psychiatrie/downloads/
    klinik-psychiatrie-psychotherapie/F1.Diagnostik_und_
    Klassifikation_psychischer_Stoerungen.pdf. Zugegrif-
    fen: 07. September 2015
Wittchen H-U, Hoyer J (2011) Klinische Psychologie & Psycho-
    therapie, 2. Aufl. Springer. Berlin Heidelberg New York

4

Stellenwert psychiatrischer Erkrankungen im Gesundheitsmarkt

Heike Ulatowski

H. Ulatowski, *Pflegeplanung in der Psychiatrie*,
DOI 10.1007/978-3-662-48546-0_5, © Springer-Verlag Berlin Heidelberg 2016

Die Psychiatrie nimmt innerhalb der stationären Krankenversorgung einen erheblichen Stellenwert ein. So lag die Anzahl der psychiatrischen Betten in Deutschland im Jahr 2012 nach Angaben des Statistischen Bundesamtes mit 68.869 Betten an 3. Stelle der Krankenhausbetten insgesamt, davor waren nur noch die innere Medizin mit 152.890 Betten und die Chirurgie mit 105.012 Betten zu finden (vgl. Statistisches Bundesamt 2013, S. 21). Obgleich keine wissenschaftlich haltbaren bzw. methodisch gesicherten Nachweise über eine tatsächliche Zunahme psychischer Erkrankungen innerhalb der bundesdeutschen Bevölkerung vorliegen (vgl. Schmacke 2012, S. 10), ist jedoch ein signifikanter Anstieg der Arbeitsunfähigkeitstage aufgrund psychischer Erkrankungen zu verzeichnen, wie ☐ Abb. 5.1 am Beispiel der AOK-Versicherten zeigt.

Die Zahl der aufgrund psychischer Erkrankungen arbeitsunfähig geschriebenen Menschen ist zwischen 1995 und 2008 nahezu kontinuierlich angestiegen (Ausnahme 2005/2006, ☐ Abb. 5.1). Dies geht mit einem ebenfalls gestiegenen Bedarf an Behandlungsmöglichkeiten einher, was wiederum die hohe Anzahl an psychiatrischen Krankenhausbetten nachvollziehbar erklärt. Allerdings sind nicht alle psychischen Erkrankungen gleichermaßen vertreten. Die folgende Übersicht listet die häufigsten psychischen Erkrankungen in Deutschland nach beiden Klassifikationssystemen auf, ☐ Abb. 5.2 veranschaulicht deren jeweiligen Anteil an der stationären psychiatrischen bzw. psychotherapeutischen Behandlung.

> **Häufige Störungsgruppen nach ICD-10 und DSM-IV (Wittchen et al. 2012)**
> - Substanzabhängigkeit (Nikotin-, Alkohol-missbrauch, -abhängigkeit)
> - Drogenmissbrauch/-abhängigkeit (Cannabis, Exstasy, Opiate)
> - Psychotische Störungen (z. B. Schizophrenie, wahnhafte Störung)
> - Essstörungen (z. B. Bulimie, Anorexia nervosa)
> - Affektive Störungen (z. B. Major Depression, Dsythymie, bipolare Störung)
> - Angststörungen (z. B. Panik, generalisierte Angststörung, Agora-, spezifische soziale Phobie)
> - Zwangsstörungen (z. B. Zwangsgedanken, Zwangshandlungen)
> - Somatoforme Störungen (z. B. Hypochondrie, Schmerzstörungen, dissoziative Störungen)
> - Schlafstörungen (z. B. Insomnien, Dys- oder Hypersomnien)
> - Stress-/Anpassungsstörung (posttraumatische Belastungsstörung, PTSD)
> - Aufmerksamkeitsdefizit-/Hyperaktivitäts-störung (ADHD) und andere Störungen des Kindes- und Jugendalters
> - Persönlichkeitsstörungen (z. B. Borderline-, dissoziative Persönlichkeitsstörungen)

Während in der Übersicht oben beide Klassifikationssysteme aufgeführt sind, bezieht sich ☐ Abb. 5.2 ausschließlich auf die Hauptdiagnosen nach der ICD-10-Klassifikation. Die psychischen Erkrankungen werden demnach unterteilt wie folgt (vgl. Graubner 2014, 1344 ff.):

F0	Organische Störungen
F1	Störungen durch psychotrope Substanzen
F2	Schizophrenie
F3	Affektive Störungen
F4	Neurotische Störungen
F5	Verhaltensauffälligkeiten
F6	Persönlichkeits- und Verhaltensstörungen
F7	Intelligenzminderung
F8	Entwicklungsstörungen
F9	Verhaltens- und emotionale Störungen
F99	Sonstige psychische Störungen

Wie ☐ Abb. 5.2 zeigt, machen die Störungen durch psychotrope Substanzen (F10–19) den größten Anteil an den Behandlungsfällen aus. Hierunter fallen etwa Missbrauch und Abhängigkeit von Alkohol, Medikamenten und Drogen. An zweiter Stelle finden sich die affektiven Störungen (F30–39), also depressive oder manische Episoden bzw. die bipolaren affektiven Störungen, gefolgt von den

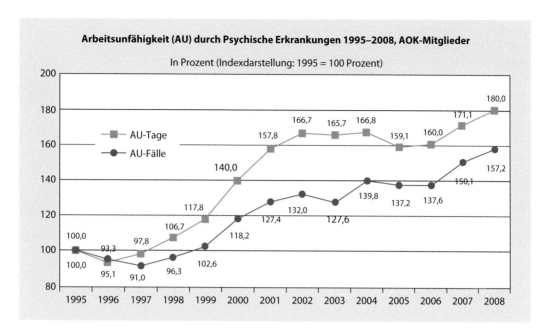

◘ Abb. 5.1 Arbeitsunfähigkeit *(AU)* aufgrund psychischer Erkrankungen 1995–2008 von AOK-Mitgliedern in Prozent (Indexdarstellung: 1995 = 100%). (Datenquelle: Lieb 2011)

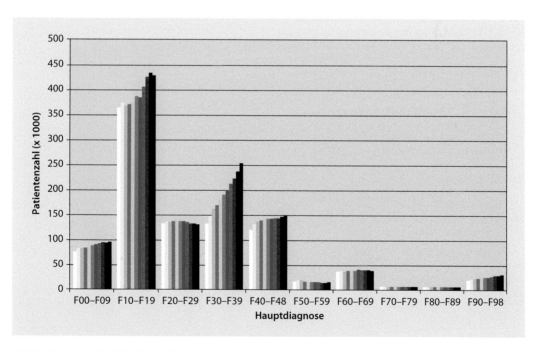

◘ Abb. 5.2 Stationäre Fallzahlentwicklung mit Hauptdiagnose einer psychischen Störung in allen Krankenhäusern Deutschlands 2000–2010). (Adaptiert nach Gaebel 2012)

neurotischen Störungen (F40–49), beispielsweise Angst-, Zwangs- oder Essstörungen, und den Schizophrenien (F20–29). Einen beträchtlichen Anteil machen zudem die organischen Störungen (F0–9) aus. Die Persönlichkeits- und Verhaltensstörungen (F60–69) weisen ebenfalls noch eine gewisse quantitative Relevanz auf. Die übrigen psychischen Störungen sind zumindest von der Anzahl her nicht unbedingt von entscheidender Bedeutung.

Literatur

Gaebel W (2012) Psychische Erkrankungen – Ursachen, Prävalenz und Auswirkungen auf die Arbeitsfähigkeit. Vortrag – Klinik und Poliklinik für Psychiatrie und Psychotherapie, LVR Klinikum Düsseldorf. ▶ https://www.seelischegesundheit.net/images/stories/veranstaltungen/2015-04-24-autoren-workshop/2015-04-25-autoren-workshop_vortrag-gaebel.pdf. Zugegriffen: 07. September 2015

Graubner B (2014) ICD 10 Alphabetisches Verzeichnis 2014: Internationale statistische Klassifikation der Krankheiten und verwandter Gesundheitsprobleme. Deutscher Ärzteverlag, Köln

Lieb K (2011) Psychische Störungen – ein Überblick: Prävalenz, Diagnostik, Therapie. Vortrag Medizinkongress 2011 zur Psychosozialen Versorgung in der Medizin. ▶ www.barmer-gek.de/barmer/web/Portale/Versicherte/Komponenten/gemeinsame__PDF__Dokumente/Kongress/Medizinkongress2011__Praesentation-Lieb. Zugegriffen: 19. Mai 2015

Schmacke N (2012) Häufigkeit seelischer Erkrankungen. Die Frage nach der »wahren« Prävalenz ist kein akademischer Luxus. Wissenschaftliches Institut der AOK (Wido) 3/2012. ▶ http://www.wido.de/ggw_3_2012_inhalt.html. Zugegriffen: 20. Mai 2015)

Statistisches Bundesamt (Hrsg) (2013) Datenreport 2013: Ein Sozialbericht für die Bundesrepublik Deutschland. Bundeszentrale für politische Bildung, Bonn

Wittchen H-U, Hoyer J (2011) Klinische Psychologie und Psychotherapie, 2. Aufl. Springer, Berlin

Formulierungshilfen für die Pflegeplanung

Im Anschluss an die theoretische Einstimmung in die Thematik finden sich nun im zweiten Buchteil Beispiele und Formulierungsvorschläge für Pflegeplanungen in der psychiatrischen Pflege. Hierbei werden vor allem solche Störungsbilder behandelt, die für die pflegerische Praxis im stationären oder ambulanten klinischen Alltag relevant sind. Ebenfalls aus Gründen der praktischen Relevanz orientieren sich Aufbau und Gliederung an der abrechnungsrelevanten ICD-10-Kodierung. Die im Kontext der gerontopsychiatrischen Pflege besonders bedeutsamen hirnorganischen Störungen sind im ▶ Kap. 12 unter den gerontopsychiatrischen Störungen zusammengefasst, da sie in der Regel eher die Domäne der Altenpflege betreffen. Nicht aufgeführt sind die Bereiche »Intelligenzminderung« und »Entwicklungsstörungen«, da sie für die alltägliche Arbeit psychiatrisch Pflegender in quantitativer Hinsicht eher unbedeutend sind.

Für jede Störung werden zunächst die prägnanten Merkmale benannt, daran anschließend folgt die zugehörige Pflegeplanung, der besseren Übersichtlichkeit wegen in tabellarischer Form, mit der bewährten Einteilung in Problem/Ressourcen, Ziele und Maßnahmen. Die Formulierung ist hierbei so knapp und präzise wie möglich gehalten, um alles Wesentliche auf einen Blick erfassbar zu machen. Die exemplarischen Pflegeplanungen können in Teilen oder zur Gänze übernommen werden; allerdings sollte stets eine Anpassung an die individuellen Ressourcen und Probleme des betreffenden Patienten erfolgen sowie seine persönliche, soziale und gesundheitliche Situation berücksichtigt werden.

Störungen durch psychotrope Substanzen (F10–F19)

Heike Ulatowski

H. Ulatowski, *Pflegeplanung in der Psychiatrie*,
DOI 10.1007/978-3-662-48546-0_6, © Springer-Verlag Berlin Heidelberg 2016

Eine Suchterkrankung liegt dann vor, wenn der Patient den unwiderstehlichen Drang verspürt, eine Substanz immer wieder zu konsumieren (stoffgebundene Sucht, z. B. Alkoholabhängigkeit) oder einer Tätigkeit immer wieder nachzugehen (nicht stoffgebundene Sucht, z. B. Spielsucht), wobei der Patient körperliche und/oder psychische Entzugserscheinungen erleidet, wenn er diesem Drang nicht nachkommt (vgl. Thiel et al. 2004, S. 296). Der Patient hat außerdem nur in eingeschränktem Maße Kontrolle über Menge, Art und Umfang des Konsums und vernachlässigt andere Interessen bzw. Konsum- und Verhaltensweisen zugunsten des Konsums der betreffenden Substanz. Nachfolgend wird auf die beiden Störungsbilder »Abhängigkeitssyndrom« und »Entzugssyndrom« Bezug genommen, wobei jeweils nach kurzer Erläuterung wesentlicher Merkmale eine modellhafte Pflegeplanung für beide Krankheitsbilder erstellt wird. Ergänzt wird dies durch praxisnahe Hinweise für den pflegerischen Umgang mit diesen Patienten und einen Exkurs zum Thema »Pflege bei Suchtdruck«.

6.1 Abhängigkeitssyndrom (F10.02)

6.1.1 Merkmale

Abhängigkeitserkrankungen gehören zu den chronischen Krankheiten, sie sind nicht heilbar, können jedoch »durch Abstinenz zum Stillstand gebracht werden« (Gold et al. 2014, S. 402). Die Kriterien der Abhängigkeit: Drang zum Konsum, Entzugssymptomatik, eingeschränkte Kontrolle bis hin zum Kotrollverlust und Toleranzbildung, wurden oben bereits erläutert. Ab einem bestimmten Stadium der Erkrankung, dem sogenannten »point of no return«, hat der Patient schließlich gar keine willentliche Kontrolle mehr über seinen Suchtmittelkonsum (Gold et al. 2014). Der Wunsch nach Konsum des Suchtmittels ist bei diesem Störungsbild sehr stark und dominiert die Gefühls- und Gedankenwelt des Patienten. Kennzeichnend sind daneben Verlustängste sowie mangelnde Krankheitseinsicht und Bagatellisieren des Konsums. Darüber hinaus ist oftmals eine hohe Komorbiditätsrate zu finden, hier sind insbesondere Angststörungen und Depressionen, aber auch Persönlichkeitsstörungen zu nennen (vgl. Strauß u. Mattke 2012, S. 287–288).

Zudem fürchtet der Patient unter Umständen die Entzugssymptomatik, wodurch sich nicht zuletzt das Rückfälligkeitsrisiko erhöhen kann. Unter psychotropen Substanzen sind solche Stoffe zu verstehen, die auf das zentrale Nervensystem wirken und somit die Wahrnehmung, die Emotionen und das Denken beeinflussen. Der Körper bildet nach längerem Konsum eine Toleranz, d. h.:

» Um die ursprünglich durch niedrigere Dosen erreichten Wirkungen der psychotropen Substanz hervorzurufen, sind zunehmend höhere Dosen erforderlich (Gold et al. 2014, S. 401).

🛇 Abgrenzung der Abhängigkeit gegenüber dem schädlichen Gebrauch! Unter Letzterem ist ein Konsumverhalten zu verstehen, das zwar zu Gesundheitsschädigung und nicht selten zu erheblichen sozialen Problemen führt, bei dem jedoch die Kriterien für eine Abhängigkeit nicht gegeben sind (vgl. Tress 2003, S. 95).

Bei Suchterkrankungen sind zwei Phasen zu unterscheiden, in denen unterschiedliche pflegerische Schwerpunkte gesetzt werden, die Entgiftungs- und die Motivationsphase (◻ Tab. 6.1).

Praxistipp

Im pflegerischen Umgang mit Suchtkranken ist es besonders wichtig, dass sich die Pflegerin nicht zur »Komplizin« machen lässt. Die Patienten neigen vor allem zu Beginn der Behandlung (Entgiftungsphase) bewusst oder unbewusst dazu, um jeden Preis Mittel und Wege zu finden, um an den begehrten Stoff zu gelangen. Es ist daher von entscheidender Bedeutung, dass das Pflegeteam geschlossen und konsequent auftritt, sich untereinander kontinuierlich austauscht und die Einhaltung der Stationsregeln für alle Patienten gleichermaßen durchsetzt. Dennoch sollten Sie als Führungskraft darauf Acht geben, dass die Pflegeplanung darauf zugeschnitten ist, die Selbstbestimmung und die Selbstständigkeit des Patienten zu fördern. Das heißt, es sind gemeinsam mit dem Patienten lösungsorientierte Strategien zu entwickeln und, sofern möglich, sollten zumindest Teile der Pflegeplanung in Zusammenarbeit mit dem Patienten erstellt werden.

◨ **Tab. 6.1** Pflegerische Schwerpunkte der Entgiftungs- und Motivationsphase (vgl. Holnburger 2004, S. 197)

Entgiftungsphase	Motivationsphase
Schutz und Sicherheit des Patienten stehen im Vordergrund, ggf. wird eine Kontaktsperre verhängt	Aufklärung: Patienten und ggf. auch den Angehörigen Informationen über die Erkrankung vermitteln
Patient wird von Suchtmittel ferngehalten, ggf. werden Kontrollen durchgeführt	Eigenverantwortungskompetenzen des Patienten stärken bzw. aufbauen
Patient wird auf die Motivationsphase vorbereitet	Selbstpflegekompetenzen des Patienten stärken bzw. aufbauen als Voraussetzung für ein Leben ohne Suchtmittel
Erstellung einer ersten Pflegeplanung	Entscheidungskompetenzen des Patienten stärken bzw. aufbauen und von ihm getroffene Entscheidungen akzeptieren

6.1.2 Pflegeplanung Abhängigkeitssyndrom

◨ Tab. 6.2

◨ **Tab. 6.2.** Pflegeplanung Abhängigkeitssyndrom

Probleme *(P)* und Ressourcen *(R)*	Pflegeziele *(Z)*	Pflegemaßnahmen *(M)*
P: Patient bagatellisiert den Konsum		
R: Patient ist kognitiv nicht eingeschränkt	Z 1: Patient erkennt Ausmaß und Problematik seines Konsums	M 1: Freundlich-zugewandte Kontaktaufnahme M 1: Gesprächsführung ohne moralische Wertung des Suchtverhaltens M 1: Sachliche Darstellung der Merkmale einer Abhängigkeit, eventuell in Abgrenzung zu schädlichem Gebrauch
	Z 2: Patient ist bereit, über seinen Konsum und über sein Verhalten zu reden	M 2: Aufbau einer tragfähigen Vertrauensbeziehung zwischen Pflegekraft und Patient M 2: Bezugspflege M 2: Gemeinsam mit dem Patienten dessen Biografie erarbeiten M 2: Festlegung eines strukturierten Tagesablaufs gemeinsam mit dem Patienten M 2: Kontinuierliche Gesprächsangebote
P: Patient zeigt keine Krankheitseinsicht		
R: Patient ist kognitiv nicht eingeschränkt	Z 3: Patient erkennt, dass er an einer Abhängigkeitserkrankung leidet	M 3: Gemeinsam mit dem Patienten dessen tatsächlichen Konsum benennen M 3: Sachliche Darstellung der Merkmale einer Abhängigkeit, eventuell in Abgrenzung zu schädlichem Gebrauch M 3: Dem Patienten Anzeichen und Merkmale seiner Abhängigkeit aufzeigen M 3: Gemeinsam mit dem Patienten dessen Abwehrmechanismen erarbeiten und besprechen M 3: Kontinuierliche Gesprächsangebote
	Z 4: Patient erkennt die Notwendigkeit einer Behandlung/Therapie	M 4: Dem Patienten gesundheitliche Auswirkungen seiner Abhängigkeit aufzeigen, eventuell psychiatrische und somatische Befunde hinzuziehen M 4: Dem Patienten soziale, familiäre und berufliche Auswirkungen seiner Abhängigkeit aufzeigen M 4: Therapeutische Möglichkeiten aufzeigen und Therapieabläufe erläutern M 4: Gemeinsam mit dem Patienten für ihn in Frage kommende Behandlungsmöglichkeiten besprechen

□ Tab. 6.2.   Fortsetzung

Probleme *(P)* und Ressourcen *(R)*	Pflegeziele *(Z)*	Pflegemaßnahmen *(M)*
P: Patient ist unkooperativ und will den stationären Aufenthalt abbrechen		
R: Patient ist kognitiv nicht eingeschränkt **Cave: Nicht auf Verhandlungen einlassen, nach dem Motto: »Ich bleibe nur auf Station, wenn ich diese oder jene Vergünstigung erhalte«**	Z 5: Compliance	M 5: Ablehnung und Abwehr des Patienten ernst nehmen M 5: Im Gespräch mögliche Ursachen für die innere Abwehr des Patienten ermitteln M 5: Vorteile der Kooperation mit dem Team aufzeigen M 5: Offene und wertschätzende Gesprächsführung
	Z 6: Patient verbleibt auf der Station	M 6: Abbruchgedanken des Patienten ernst nehmen M 6: Patienten auf Freiwilligkeit des Aufenthalts hinweisen M 6: Im Gespräch mögliche Ursachen für die Abbruchgedanken des Patienten ermitteln M 6: Patienten darin bestärken, Ängste und Vorbehalte gegenüber dem stationären Aufenthalt zu formulieren, und mit der Realität abgleichen M 6: Patienten dahingehend bestärken, dass er mit der Weiterführung des stationären Aufenthalts einen wichtigen Schritt auf seinem Lebensweg einschlägt M 6: Vorhandene Ängste des Patienten im Gespräch thematisieren und, soweit möglich, abbauen M 6: Vereinbarung von weiteren Gesprächsterminen und kontinuierliche Gesprächsangebote M 6: Patienten auch darauf hinweisen, dass er bei einem weiteren Verbleib die Stationsregeln respektieren muss M 6: Maßnahmen erfragen, die im Rahmen der Stationsordnung dem Patienten den Aufenthalt auf der Station erleichtern würden
P: Patient leidet unter starken Anzeichen der Abhängigkeit		
R: Patient ist körperlich nicht oder nur kaum eingeschränkt R: Patient ist kognitiv nicht eingeschränkt R: Patient will ein suchtmittelfreies Leben führen **Cave: Medikamentengabe nur nach ärztlicher Anordnung!**	Z 7: Abhängigkeitssymptome werden von dem Patienten als Anreiz für eine Veränderung wahrgenommen	M 7: Symptomatik des Patienten ernst nehmen M 7: Patienten darin bestärken, Ängste, Hoffnungen und Wünsche offen anzusprechen M 7: Bestehende Abhängigkeitssymptome gemeinsam mit dem Patienten benennen M 7: Gemeinsam mit dem Patienten Strategien zur Linderung der Symptomatik besprechen M 7: Freizeitaktivitäten bzw. Sport anbieten M 7: Eventuell medikamentöse Linderung der Symptomatik in Erwägung ziehen M 7: Im Gespräch erläutern, dass die deutliche Abhängigkeitssymptomatik auch eine Entwicklung des Patienten anzeigt und eine Chance für Veränderungen bietet M 7: Gemeinsam mit dem Patienten Vorteile einer solchen Veränderung erarbeiten M 7: Patienten in seiner Entscheidung für eine Therapie bestärken

⬛ Tab. 6.2. Fortsetzung

Probleme (P) und Ressourcen (R)	Pflegeziele (Z)	Pflegemaßnahmen (M)

P: Patient glaubt, Abhängigkeit ohnmächtig gegenüber zu stehen

| R: Patient ist kognitiv nicht eingeschränkt
R: Patient verfügt über die Fähigkeit zur Selbstreflexion | Z 8: Patient glaubt an sich und an seine Handlungsfähigkeit | M 8: Befürchtungen des Patienten ernst nehmen
M 8: Patienten dafür loben, dass er sich mit seinen Nöten an die Pflegekraft wendet, und ihn dazu ermuntern, dies in Zukunft auch so zu handhaben
M 8: Patienten in seiner Entscheidung für eine Therapie bestärken und diese als ersten Schritt gegen die Abhängigkeit herausstellen, den er eigenständig unternommen hat (z. B.: »Das haben Sie bereits erreicht, viele Menschen schaffen diesen Schritt nicht«)
M 8: Gemeinsam mit dem Patienten Ohnmachtsgefühle benennen und mögliche Ursachen dafür erarbeiten
M 8: Gemeinsam mit dem Patienten dessen Ressourcen erarbeiten und ihm diese bewusst machen
M 8: Gemeinsam mit dem Patienten Lösungsstrategien für den Umgang und die Überwindung der Ohnmachtsgefühle entwickeln
M 8: Vereinbarung von weiteren Gesprächsterminen und kontinuierliche Gesprächsangebote |

P: Patient gibt anderen die Schuld für seine Abhängigkeit

| R: Patient verfügt über die Fähigkeit zur Selbstreflexion | Z 9: Patient erkennt die Eigenverantwortung für sein Verhalten | M 9: Erleben des Patienten ernst nehmen
M 9: Gesprächsführung ohne moralische Wertung der Sichtweise des Patienten
M 9: Gemeinsam mit dem Patienten dessen problematische Verhaltensweisen in der Vergangenheit beleuchten |
| | Z 10: Patient kann sein Verhalten kritisch reflektieren | M 10: Gemeinsam mit dem Patienten dessen frühere Verhaltensweisen gegenüber anderen Menschen benennen und analysieren
M 10: Gemeinsam mit dem Patienten mögliche Sichtweisen seines (damaligen) sozialen Umfelds erarbeiten
M 10: Gemeinsam mit dem Patienten Zusammenhänge zwischen seinem und dem Verhalten anderer Menschen (Familie, Nachbarschaft, Beruf etc.) untersuchen |

P: Patient hat große Angst vor der Entzugssymptomatik

| R: Patient kann seine Gefühle benennen
R: Patient will ein suchtmittelfreies Leben führen
Cave: Medikamentengabe nur nach ärztlicher Anordnung! | Z 11: Patient ist bereit, diese Ängste zu reflektieren | M 11: Ängste des Patienten ernst nehmen
M 11: Patienten dafür loben, dass er seine Ängste der Pflegekraft offenbart
M 11: Patienten ermutigen, seine Ängste zu formulieren und im Gespräch offen anzusprechen
M 11: Gemeinsam mit dem Patienten Strategien zur Linderung der Symptomatik besprechen
M 11: Freizeitaktivitäten bzw. Sport anbieten
M 11: Notfalls Bedarfsmedikation nach AVO |
| | Z 12: Patient kann sich auf den Entzug einlassen | M 12: Patienten darauf hinwiesen, dass er entscheidenden Anteil am Therapieerfolg hat
M 12: Patienten auf Art und Weise des Entzugs vorbereiten
M 12: Dem Patienten versichern, dass er den Entzug nicht unbegleitet durchstehen muss
M 12: Eventuell medikamentöse Linderung der Symptomatik in Erwägung ziehen
M 12: Dem Patienten erklären, dass es ohne Entzug keine Möglichkeit gibt, der Abhängigkeit zu entkommen
Weiter dazu ▶ Abschn. 6.2.2 |

■ **Tab. 6.2.**   Fortsetzung

Probleme *(P)* und Ressourcen *(R)*	Pflegeziele *(Z)*	Pflegemaßnahmen *(M)*
P: Patient hat durch die Abhängigkeit familiäre, berufliche bzw. soziale Probleme		
R: Patient verfügt noch über einige stabile Kontakte R: Patient verfügt über Sozialkompetenzen R: Patient will ein suchtmittelfreies Leben führen **Cave: Bei Kontaktaufnahme darauf achten, dass es sich nicht um Personen aus dem Suchtumfeld handelt!**	Z 13: Patient übernimmt Verantwortung für sein Verhalten	M 13: Gesprächsführung ohne moralische Wertung M 13: Dem Patienten soziale, familiäre und berufliche Auswirkungen seiner Abhängigkeit aufzeigen M 13: Gemeinsam mit dem Patienten dessen problematische Verhaltensweisen in der Vergangenheit beleuchten M 13: Gemeinsam mit dem Patienten dessen frühere Verhaltensweisen gegenüber anderen Menschen (Familie, Nachbarschaft, Beruf) benennen und analysieren M 13: Gemeinsam mit dem Patienten Zusammenhänge zwischen seinem und dem Verhalten anderer Menschen (Familie, Nachbarschaft, Beruf etc.) untersuchen
	Z 14: Patient arbeitet konstruktiv an möglichen Problem- bzw. Konfliktlösungen mit	M 14: Soziales Kompetenztraining anbieten M 14: Sozial förderliche Fähigkeiten des Patienten fördern und/oder entwickeln (z. B. Empathiefähigkeit) M 14: Gemeinsam mit dem Patienten überlegen, welche sozialen Kontakte noch bestehen bzw. wieder aktiviert werden können M 14: Gemeinsam mit dem Patienten Lösungsstrategien erarbeiten M 14: Kontaktaufnahme eigenständig durchführen lassen, wenn nötig unterstützen (z. B. während des Telefonats daneben sitzen)
P 9: Patient ist durch seine Abhängigkeit straffällig geworden		
R: Patient verfügt über die Fähigkeit zur Selbstreflexion **Cave: Keine juristischen Ratschläge erteilen!**	Z 15: Patient legt begangene Straftaten offen	M 15: Gesprächsführung ohne moralische Wertung M 15: Expliziter Hinweis auf die Schweigepflicht des ärztlichen, therapeutischen und pflegerischen Personals M 15: Gemeinsam mit dem Patienten Schriftverkehr sichten (Anklagen, Vorladungen etc.) M 15: Gemeinsam mit dem Patienten mögliche Vorgehensweisen absprechen
	Z 16: Patient arbeitet konstruktiv an möglichen Problem- bzw. Konfliktlösungen mit	M 16: Dem Patienten Kontaktadressen der zuständigen Ansprechpartner (Anwälte, Gerichte, Staatsanwaltschaft etc.) zukommen lassen M 16: Gemeinsam mit dem Patienten Möglichkeiten der außergerichtlichen Einigung recherchieren M 16: Patienten dazu anregen, notwenige Telefonate selbst zu führen, ggf. unterstützen durch Beisitzen M 16: Patienten ggf. zu Terminen begleiten

AVO ärztliche Verordnung.

6.1.3 Anmerkungen für die ambulante Pflege

In der ambulanten pflegerischen Versorgung von Patienten mit einem Abhängigkeitssyndrom ist darauf zu achten, dass der Patient sich an Absprachen hält – etwa zur vereinbarten Zeit zu Hause ist und die Tür öffnet bzw. einen Hausschlüssel beim Pflegedienst hinterlegt hat. Es ist von der Pflegekraft immer wieder zu prüfen, ob die gesundheitliche Verfassung des Patienten eine ambulante Versorgung weiterhin zulässt (Ernährungszustand, Allgemeinzustand etc.). Daher sollte darauf geachtet werden, dass der Patient regelmäßig ärztlich untersucht wird. Zudem ist die pflegerische Betreuung durch ein festes Team ebenso unabdingbar wie routinemäßige und anlassbezogene Team- und Dienstbesprechungen. Besonders schwierig gestaltet sich die Ablösung des Patienten von dem suchtfördernden Umfeld. Nicht selten kommt es zu Konflikten mit Nachbarn oder mit dem Vermieter, mitunter auch zu Einsätzen der Polizei (Ruhestörung etc.). Hier ist es auch Aufgabe der Pflege, zu vermitteln und dem Patienten ggf. beizustehen, insbesondere in solchen Fällen, in denen keine rechtliche Betreuung vorliegt. Allerdings obliegt Ihnen als Führungskraft auch die Fürsorgepflicht Ihren Mitarbeiterinnen gegenüber, sodass Sie stets auch beachten sollten, dass eine ambulante Versorgung nur dann gewährleistet werden kann, wenn daraus keine unzumutbare Belastung bzw. Gefährdung Ihrer Mitarbeiterinnen erwächst. Idealerweise sollte das Hauptaugenmerk der ambulanten Pflege bei diesem Krankheitsbild auf der Vorbereitung und auf der Nachsorge stationärer Therapien liegen.

6.2 Entzugssyndrom (F10.03)

6.2.1 Merkmale

Entzugsbehandlungen werden oftmals in Allgemeinen Krankenhäusern durchgeführt. Nicht selten kommt es vor, dass der Patient wegen anderer somatischer Störungen dort eingeliefert wurde und

sich im Laufe der Behandlung dann Entzugssymptome einstellen. Sogenannte qualifizierte Entgiftungen bzw. Entzugsbehandlungen für alkohol-, medikamenten- oder drogenabhängige Patienten erfolgen in psychiatrischen Krankenhäusern oder Spezialkliniken, wobei die Dauer der stationären Aufenthalte zeitlich begrenzt ist (vgl. Gold et al. 2014, S. 405). Das Erscheinungsbild und der Schweregrad des Entzugssyndroms richten sich nach Art, Umfang und Dauer des Konsums sowie nach Art und Menge des Suchtmittels. In schwerwiegenden Fällen ist mit Krampfanfällen oder Delirien zu rechnen. Die auftretenden Symptome lassen sich unterscheiden nach körperlichen und psychischen Symptomen, wobei in vielen Fällen sowohl physische als auch psychische Symptome zu finden sind. Beispielhaft seien die folgenden Symptome angeführt:

Physische und psychische Symptome des Entzugssyndroms (nach Holnburger 2004, S. 206)
- Physische Symptome
  - Schlaflosigkeit
  - Muskelzuckungen/Zittern
  - Krämpfe
  - Glieder- und Rückenschmerzen
  - Tachykardien
  - Inappetenz
  - Übermäßiger Durst
  - Polyurie
  - Durchfall
  - Übermäßiges Schwitzen oder Frieren
- Psychische Symptome
  - Bewusstseinseintrübungen (Delirium)
  - Suizidalität
  - Depressive Verstimmung
  - Desorientiertheit
  - Aggressivität
  - Angstzustände
  - Innere Unruhezustände
  - Übermäßige Angespanntheit
  - Übermäßige Wachheit
  - Gereiztheit

Praxistipp

Im pflegerischen Umgang mit Patienten in der Entzugsphase sind neben Empathie und Einfühlungsvermögen vor allem auch Konsequenz sowie ein professionelles Verhältnis von Nähe und Distanz von entscheidender Bedeutung. »Der Gesprächston bleibt auch in kritischen Momenten ruhig, sachlich und erklärend. Aus Gründen der Glaubwürdigkeit müssen Warnungen oder angedrohte Konsequenzen im Bedarfsfall immer auch in die Tat umgesetzt werden. Dies setzt seitens der Pflegenden ein hohes Maß an Konfliktfähigkeit und Belastbarkeit voraus« (Gold et al. 2014, S. 409). So sollten disziplinarische Entlassungen nicht nur angedroht, sondern auch konsequent umgesetzt werden. Außerdem sind regelmäßig unangekündigte Blut- und Urintests (»Drogenscreening«) bzw. Alkoholtests nach AVO durchzuführen, im Rahmen der Aufnahme werden, insbesondere auf den geschlossenen bzw. beschützenden Suchtstationen, Leibesvisitation und Gepäckkontrollen vorgenommen (vgl. Holnburger 2004, S. 254 ff.)

6.2.2 Pflegeplanung Entzugssyndrom

◻ Tab. 6.3

◻ Tab. 6.3 Pflegeplanung Entzugssyndrom

Probleme (P) und Ressourcen (R)	Pflegeziele (Z)	Pflegemaßnahmen (M)
P: Patient leidet an körperlichen Entzugserscheinungen		
R: Patient kann Hilfe annehmen R: Patient will ein suchtmittelfreies Leben führen	Z 1: Patient trägt keine bleibenden Schäden davon	M 1: Beschwerden des Patienten ernst nehmen und genau erfassen M 1: Regelmäßige Vitalzeichenkontrolle M 1: Patienten beobachten und ggf. überwachen (auch nachts) M 1: Flüssigkeits- und Nahrungszufuhr kontrollieren M 1: Kontrolle des Schluckaktes M 1: Kontrolle der Medikamenteneinnahme M 1: Nachkontrollen durchführen: Hat Patient Medikamente tatsächlich geschluckt, wirken die Medikamente? M 1: Zeitnahe und detaillierte Dokumentation
Cave: Medikamentengabe nur nach ärztlicher Anordnung!	Z 2: Linderung der Entzugssymptomatik	M 2: Kontrolle der Körperpflege, ggf. Unterstützung M 2: Schmerzlinderung durch Umschläge, Kalt-Warm-Kompressen etc. M 2: Medikamentöse Linderung der Symptomatik M 2: Dem Patienten vermitteln, dass er Unterstützung erfährt und nicht alles alleine durchstehen muss M 2: Gespräche anbieten, beruhigen und bestärken M 2: Patienten dafür loben, dass er sich für den Entzug entschieden hat M 2: Erklären, dass alles unter Kontrolle ist und dass ihm nichts Schlimmes passieren wird
R: Patient kann Wünsche äußern	Z 3: Patient kann seine Situation adäquat erfassen	M 3: Erläutern, dass die auftretenden Symptome nicht Ungewöhnliches sind M 3: Erläutern, dass die Symptome wieder abklingen werden M 3: Situation erklären und, wenn möglich, gemeinsam mit dem Patienten nach weiteren erleichternden Maßnahmen suchen

■ **Tab. 6.3.**   Fortsetzung

Probleme *(P)* und Ressourcen *(R)*	Pflegeziele *(Z)*	Pflegemaßnahmen *(M)*
P: Patient leidet an Schlafstörungen (evtl. gestörter Tag-Nacht-Rhythmus)		
	Z 4: Patient findet genug Schlaf und hat einen angemessenen Tag-Nacht-Rhythmus	M 4: Schlafstörungen dokumentieren M 4: Patienten davon abhalten, die ganze Nacht im Aufenthalts- oder Raucherraum zu verbringen und immer wieder zur Bettruhe anhalten M 4: Wenn möglich, Patienten um Führen eines Schlafprotokolls bitten, ggf. dabei unterstützen M 4: Übliche Schlaf- bzw. Einschlafgewohnheiten des Patienten erfragen, ggf. etwas davon anbieten (Lesen, Musik etc.) M 4: Entspannungstechniken anbieten, etwa autogenes Training oder progressive Muskelentspannung M 4: Schlaf- und Beruhigungstee anbieten M 4: Anbieten von Bedarfsmedikation nach AVO
P: Patient leidet an entzugsinduzierten Krampfanfällen		
R: Patient bemerkt drohende Anfallsgefahr (Aura)	Z 5: Vermeidung von Verletzungen und bleibenden Schäden	M 5: Notfallmaßnahmen durchführen (Atemwege frei etc.) M 5: Patienten soweit möglich von harten oder scharfkantigen Gegenständen fernhalten M 5: Ärztin alarmieren M 5: Genaue Beobachtung und Dokumentation der Anfälle (Dauer, Art, Häufigkeit) M 5: Ggf. Gabe von Notfallmedikation zur Krampfunterbrechung nach AVO M 5: Nachkontrollen auf Wirksamkeit M 5: Krankenbeobachtung und Dokumentation M 5: Patienten ermutigen, im Bedarfsfall jederzeit die Klingel am Bett zu betätigen
	Z 6: Häufigkeit und Dauer der Anfälle reduzieren	M 6: Nach Möglichkeit krampfauslösende oder verstärkende Faktoren identifizieren M 6: Auf ankündige Anzeichen achten (Aura), Patienten dazu befragen M 6: Notfallmedikation schnell erreichbar im Dienstzimmer deponieren M 6: Ggf. Medikamente zur Anfallsprophylaxe einschleichen nach AVO M 6: Ggf. für regelmäßige Medikamenteneinnahme sorgen M 6: Nachkontrollen auf Wirksamkeit M 6: Patienten ermutigen, im Bedarfsfall jederzeit die Klingel am Bett zu betätigen
P: Patient leidet an Rücken- und Gliederschmerzen		
Cave: Es besteht die Möglichkeit des Vortäuschens von Schmerzen, um Medikamente zu erhalten!	Z 7: Patient ist (möglichst) schmerzfrei	M 7: Schmerzlinderung durch Umschläge, Kalt-Warm-Kompressen etc. M 7: Entspannungstechniken anbieten, etwa autogenes Training oder progressive Muskelentspannung M 7: Bei andauernden Schmerzen ggf. Schmerzprotokoll führen lassen M 7: Physiotherapie anbieten M 7: Verabreichung von Bedarfsmedikation nach AVO

◘ Tab. 6.3. Fortsetzung

Probleme *(P)* und Ressourcen *(R)*	Pflegeziele *(Z)*	Pflegemaßnahmen *(M)*
P: Patient leidet an entzugsinduzierten Tachykardien		
	Z 8: Kreislauf des Patienten ist stabil **Cave: Gelingt dies nicht, sofortige Verlegung auf die Intensivstation eines Allgemeinen Krankenhauses!**	M 8: Regelmäßige RR- und Pulskontrolle M 8: RR- und Puls-Tagesprofile führen M 8: Engmaschige, ggf. lückenlose Überwachung des Patienten M 8: Kontinuierliche Information der Ärztin M 8: Notfallmedikation im Dienstzimmer bereithalten M 8: Ggf. Verlegung nach AVO
P: Patient leidet an unangemessenem Ess- und Trinkverhalten		
R: Patient kann eigenständig essen und trinken **Cave: Bei anhaltendem Flüssigkeitsmangel besteht Exsikkosegefahr! Cave: Bei übermäßigem Durst BZ-Kontrolle! Cave: Bei übermäßiger Nahrungsaufnahme besteht die Gefahr der Suchtverlagerung!**	Z 9: Patient isst und trinkt ausreichend	M 9: Einfuhrkontrolle, Ess- und Trinkprotokoll führen M 9: Allergien und Lebensmittelunverträglichkeiten erfragen oder testen lassen und ggf. entsprechende Ernährung anbieten M 9: Wunschkost erfragen und, sofern möglich, anbieten M 9: Essgewohnheiten erfragen und, sofern möglich, umsetzen M 9: Bei Schluckstörungen Patienten bei der Nahrungs- und Flüssigkeitsaufnahme unterstützen M 9: Auf ausreichende Flüssigkeitszufuhr achten, im Notfall per Infusion M 9: Bei übermäßigem Durst BZ kontrollieren M 9: Im Notfall Ersatznahrung nach AVO anbieten M 9: Bei übermäßigem Appetit Patienten begrenzen und niedrigkalorischen Nahrungsmittel anbieten, auf mögliche **Suchtverlagerung** achten!
P: Patient leidet an Stoffwechselstörungen		
Cave: Bei anhaltenden Durchfällen besteht Exsikkosegefahr!	Z 10: Stoffwechsel des Patienten ist intakt	M 10: Bei Diarrhö – Ausscheidungskontrolle und Protokoll M 10: Einfuhrprotokoll M 10: Allergien und Lebensmittelunverträglichkeiten erfragen oder testen lassen und ggf. entsprechende Ernährung anbieten M 10: Bei Magen-/Darmproblemen Schonkost anbieten M 10: Regelmäßige Vitalzeichenkontrolle, auch BZ M 10: Auf ausreichende Flüssigkeitszufuhr achten, im Notfall per Infusion M 10: Im Notfall Ersatznahrung nach AVO anbieten M 10: I Anschluss daran Aufbaukost anbieten
P: Patient friert oder schwitzt übermäßig		
	Z 11: Wohlfinden des Patienten	M 11: Kontrolle der Körpertemperatur M 11: Anbieten von warmen/kalten Getränken M 11: Raumtemperatur regulieren, ggf. Zimmer lüften (Achtung: Zugluft!) M 11: Warmes Bad oder kühle Dusche anbieten, ggf. Hilfestellung, auf jeden Fall Überwachung M 11: Wäschewechsel anbieten, ggf. wärmere oder luftigere Kleidung anbieten M 11: Zusätzliche Decken, Wärmflasche anbieten

◻ **Tab. 6.3.** Fortsetzung

Probleme (P) und Ressourcen (R)	Pflegeziele (Z)	Pflegemaßnahmen (M)
P: Patient leidet an psychischen Entzugserscheinungen		
R: Kognitive Fähigkeiten des Patienten sind nicht eingeschränkt R: Patient will ein suchtmittelfreies Leben führen	Z 12: Verhinderung von Selbst- und Fremdschädigung	M 12: Engmaschige, ggf. lückenlose Überwachung des Patienten M 12: Mögliche Suizidalität abklären M 12: Patienten ggf. von Mitpatienten isolieren (Einzelzimmer) M 12: Gefährliche Gegenstände aus der Reichweite des Patienten entfernen M 12: Patienten im Gespräch beruhigen M 12: Ggf. Bedarfsmedikation nach AVO verabreichen M 12: Ggf. Ärztin alarmieren
	Z 13: Linderung der Entzugssymptomatik	M 13: Bezugspflege M 13: Aufbau einer Vertrauensbeziehung M 13: Patienten im Gespräch beruhigen und bestärken M 13: Patienten dafür loben, dass er sich für den Entzug entschieden hat M 13: Jederzeit Gespräche im Bedarfsfall anbieten M 13: Freizeitaktivitäten und Ablenkung nach Neigung und Interessen des Patienten anbieten M 13: Gemeinsam mit dem Patienten individuelle Strategien zur Symptomlinderung erarbeiten M 13: Patienten ermutigen, sich im Bedarfsfall jederzeit an die Pflege zu wenden
	Z 14: Patient kann seine Situation adäquat erfassen	M 14: Erläutern, dass die auftretenden Symptome nicht Ungewöhnliches sind M 14: Erläutern, dass die Symptome wieder abklingen werden M 14: Situation erklären und, wenn möglich, gemeinsam mit dem Patienten nach weiteren erleichternden Maßnahmen suchen M 14: Patienten ermutigen, sich im Bedarfsfall jederzeit an die Pflege zu wenden
P: Patient leidet an deliranten Symptomen, wie etwa Halluzinationen, personaler Desorientierung, psychomotorischen Störungen, Wahnideen		
Cave: Es besteht die Gefahr eines beginnenden Delirium tremens!	Z 15: Verhinderung von Selbst- und Fremdschädigung	M 15: Lückenlose Überwachung des Patienten M 15: Regelmäßige Vitalzeichenkontrolle M 15: Kontinuierliche Informationsweiterleitung an die Ärztin M 15: Patienten ggf. von Mitpatienten isolieren (Einzelzimmer) M 15: Gefährliche Gegenstände aus der Reichweite des Patienten entfernen M 15: Ggf. Verabreichung von Notfall- oder Bedarfsmedikation nach AVO M 15: Nachkontrollen auf Wirksamkeit M 15: Notfalls Fixierung des Patienten nach AVO
	Z 16: Stabilisierung des Zustandes des Patienten **Cave: Gelingt dies nicht, sofortige Verlegung auf die Intensivstation eines Allgemeinen Krankenhauses!**	M 16: Regelmäßige Vitalzeichenkontrolle M 16: Krankenbeobachtung und Dokumentation M 16: Ggf. Verabreichung von Bedarfsmedikation M 16: Nachkontrollen auf Wirksamkeit M 16: Kontinuierliche Informationsweiterleitung an die Ärztin M 16: Ggf. Verlegung des Patienten nach AVO

▣ Tab. 6.3. Fortsetzung

Probleme *(P)* und Ressourcen *(R)*	Pflegeziele *(Z)*	Pflegemaßnahmen *(M)*
P: Patient leidet an suizidalen Impulsdurchbrüchen		
Cave: Es besteht Suizidgefahr!	Z 17: Patient suizidiert sich nicht	M 17: Lückenlose Überwachung des Patienten M 17: Suizidabsprache treffen M 17: kontinuierliche Informationsweiterleitung an die Ärztin M 17: Patienten im Gespräch beruhigen und entlasten M 17: ggf. Verabreichung von Notfall- oder Bedarfsmedikation nach AVO
R: Kognitive Fähigkeiten des Patienten sind nicht eingeschränkt	Z 18: Impulskontrolle	M 18: Bezugspflege M 18: Aufbau einer tragfähigen Vertrauensbeziehung M 18: Gemeinsam mit dem Patienten mögliche auslösende Situationen/Faktoren erarbeiten M 18: Gemeinsam mit dem Patienten Strategien zur Beruhigung und Impulskontrolle erarbeiten M 18: Gemeinsam mit dem Patienten verbindliche Gesprächstermine festlegen M 18: Jederzeit Gespräche im Bedarfsfall anbieten
P: Patient leidet an depressiver Verstimmung		
Cave: Blutabnahme, vor allem Schilddrüsenwerte (TSH) sowie Eisen und Vitamin D überprüfen! R: Patient hat Hobbys bzw. Interessen	Z 19: Gefühlszustand des Patienten ist ausgeglichen	M 19: Stimmungslage des Patienten ernst nehmen M 19: Mögliche Suizidalität abklären, ggf. Ärztin alarmieren M 19: Gespräche anbieten M 19: Patienten ermutigen, sich bei Verstimmung an die Pflege zu wenden M 19: Gemeinsam mit dem Patienten mögliche auslösende Situationen/Faktoren erarbeiten M 19: Gemeinsam mit dem Patienten geregelte Tagesstruktur erarbeiten M 19: Gemeinsam mit dem Patienten verbindliche Gesprächstermine festlegen M 19: Patient n darin bestärken, dass er nicht »hilflos« seinen Gefühlen ausgeliefert ist, sondern diese kontrollieren kann M 19: Selbstvertrauen des Patienten stärken M 19: Freizeitaktivitäten anbieten M 19: Patienten ermutigen, sich im Bedarfsfall jederzeit an die Pflege zu wenden
P: Patient ist desorientiert		
Cave: Es besteht unter Umständen Fluchtgefahr!	Z 20: Patient ist in allen Qualitäten orientiert	M 20: Reorientierungsmaßnahmen durchführen, etwa Augenkontakt, Fußsohlen Bodenkontakt, einfache Fragen zu Zeit, Ort, Umfeld beantworten lassen, ggf. erklären, langsam bis 10 und rückwärts zählen lassen M 20: Flüssigkeitszufuhr überprüfen! M 20: Orientierung erleichtern, etwa durch gut lesbare Namensschilder, Kalender im Zimmer, Piktogramme (WC, Speisesaal, Dienstzimmer etc.) M 20: Gedächtnistraining anbieten

◻ **Tab. 6.3.** Fortsetzung

Probleme *(P)* und Ressourcen *(R)*	Pflegeziele *(Z)*	Pflegemaßnahmen *(M)*
P: Patient ist aggressiv		
R: Kognitive Fähigkeiten des Patienten sind nicht eingeschränkt	Z 21: Verhinderung von Selbst- und Fremdschädigung	M 21: Engmaschige, ggf. lückenlose Überwachung des Patienten M 21: Patienten ggf. von Mitpatienten isolieren (Einzelzimmer) M 21: Gefährliche Gegenstände aus der Reichweite des Patienten entfernen M 21: Ggf. Bedarfsmedikation nach AVO verabreichen M 21: Nachkontrollen auf Wirksamkeit M 21: Ggf. Ärztin alarmieren
R: Patient hat Hobbys bzw. Interessen	Z 22: Gefühlszustand des Patienten ist ausgeglichen	M 22: Patienten im Gespräch beruhigen und entlasten M 22: Ablenkung anbieten, je nach Neigung und Interesse des Patienten M 22: Möglichkeiten für ein »Time-out« in akuten Situationen anbieten, etwa bis 10 zählen, Hände und Gesicht kalt waschen, aus dem Zimmer gehen, mehrmals tief ein- und ausatmen etc. M 22: Gemeinsam mit dem Patienten mögliche auslösende Faktoren erarbeiten (z. B. Schlafentzug, Überforderung etc.) M 22: Patienten darin bestärken, dass er nicht »hilflos« seinen Gefühlen ausgeliefert ist, sondern diese kontrollieren kann M 22: Selbstvertrauen des Patienten stärken M 22: Ggf. Bedarfsmedikation nach AVO verabreichen M 22: Patienten ermutigen, sich im Bedarfsfall jederzeit an die Pflege zu wenden
P: Patient leidet an Angstzuständen		
R: Patient kann Ängste verbalisieren	Z 23: Patient ist (möglichst) angstfrei	M 23: Bezugspflege M 23: Ängste des Patienten ernst nehmen M 23: Patienten ermutigen, sich bei Angstzuständen an die Pflege zu wenden (Dienstzimmer aufsuchen oder Klingel am Bett betätigen) M 23: Bei Panik- oder Angstattacke Patienten ablenken und ggf. Reorientierungsmaßnahmen durchführen M 23: Patienten dafür loben, dass er seine Ängste der Pflegekraft offenbart M 23: Patienten ermutigen, seine Ängste zu formulieren und im Gespräch offen anzusprechen M 23: Gemeinsam mit dem Patienten mögliche auslösende Faktoren erarbeiten (z. B. Schlafentzug, Überforderung etc.) M 23: Gemeinsam mit dem Patienten Strategien zur Linderung der Symptomatik besprechen M 23: Patienten darin bestärken, dass er nicht »hilflos« seinen Gefühlen ausgeliefert ist, sondern diese kontrollieren kann M 23: Selbstvertrauen des Patienten stärken M 23: Entspannungstechniken anbieten, etwa autogenes Training oder progressive Muskelentspannung M 23: Notfalls Bedarfsmedikation nach AVO

▣ Tab. 6.3.   Fortsetzung

Probleme *(P)* und Ressourcen *(R)*	Pflegeziele *(Z)*	Pflegemaßnahmen *(M)*
P: Patient leidet an innerer Unruhe und Angespanntheit		
R: Patient hat Hobbys bzw. Interessen	Z 24: Patient kann zur Ruhe kommen und sich entspannen	M 24: Entspannungstechniken anbieten, etwa autogenes Training oder progressive Muskelentspannung M 24: Freizeitaktivitäten und Ablenkung anbieten, je nach Neigung und Interesse des Patienten (Sport) M 24: Gemeinsam mit dem Patienten individuelle Strategien zur Entspannung und Beruhigung erarbeiten M 24: Beruhigungstees anbieten M 24: Ggf. Bedarfsmedikation nach AVO anbieten M 24: Patienten ermutigen, sich im Bedarfsfall jederzeit an die Pflege zu wenden
P: Patient hat Abbruchgedanken		
Cave: Bei Abbruch besteht Rückfallgefahr! R: Patient will ein suchtmittelfreies Leben führen R: Kognitive Fähigkeiten des Patienten sind nicht eingeschränkt **Cave: Nicht auf Verhandlungen einlassen, nach dem Motto: »Ich bleibe nur auf Station, wenn ich diese oder jene Vergünstigung erhalte«**	Z 25: Patient verbleibt auf der Station	M 25: Aufbau einer tragfähigen Vertrauensbeziehung M 25: Abbruchgedanken des Patienten ernst nehmen M 25: Patienten auf Freiwilligkeit des Aufenthalts hinweisen M 25: Im Gespräch mögliche Ursachen für die Abbruchgedanken des Patienten ermitteln M 25: Patienten darin bestärken, Ängste und Vorbehalte gegenüber dem stationären Aufenthalt zu formulieren, und mit der Realität abgleichen M 25: Patienten dahingehend bestärken, dass er mit der Weiterführung des stationären Aufenthalts einen wichtigen Schritt auf seinem Lebensweg einschlägt M 25: Vorhandene Ängste des Patienten im Gespräch thematisieren und, soweit möglich, abbauen M 25: Maßnahmen erfragen, die dem Patienten im Rahmen der Stationsordnung den Aufenthalt auf der Station erleichtern würden M 25: Patienten ermutigen, sich im Bedarfsfall jederzeit an die Pflege zu wenden
P: Patient ist gereizt und übermäßig schnell erregbar		
	Z 26: Gefühlszustand des Patienten ist ausgeglichen	M 26: Bezugspflege M 26: Patienten im Gespräch beruhigen M 26: Patienten zum Führen eines »Gefühlstagesbuchs« anregen M 26: Gemeinsam mit dem Patienten mögliche auslösende Situationen/Faktoren erarbeiten M 26: Patienten darin bestärken, dass er nicht »hilflos« seinen Gefühlen ausgeliefert ist, sondern diese kontrollieren kann M 26: Gemeinsam mit dem Patienten Strategien zur Beruhigung und Impulskontrolle erarbeiten M 26: Entspannungstechniken anbieten, etwa autogenes Training oder progressive Muskelentspannung M 26: Körperliche Aktivitäten, Sport anbieten M 26: Patienten ermutigen, sich im Bedarfsfall jederzeit an die Pflege zu wenden

AVO ärztliche Verordnung, *BZ* Blutzucker, *RR* Blutdruck, *TSH* thyreoidstimulierendes Hormon.

6.2.3 Anmerkungen für die ambulante Pflege

Patienten mit Entzugssyndrom sollten wegen der Gefahr auftretender Komplikationen grundsätzlich stationär behandelt werden. Nicht selten erfolgt der Entzug in geschlossenen Abteilungen bzw. sogenannten »beschützenden Suchtstationen«. Versuchen Sie als Bezugspflegekraft den Patienten davon zu überzeugen, indem Sie ihm die möglichen Risiken verdeutlichen. Suchen Sie, wenn möglich, gemeinsam mit dem Patienten eine Klinik aus. Bereiten Sie den Patienten auf die Krankenhauseinweisung vor, bauen Sie in Gesprächen etwaige Ängste ab und unterstützen Sie den Patienten bei der Erledigung der notwendigen Formalitäten. Helfen Sie auch bei praktischen Dingen, wie etwa Tasche packen, Versichertenkarte raussuchen, Angehörige benachrichtigen etc. Informieren Sie die behandelnde Hausärztin und, wenn vorhanden, die rechtliche Betreuerin. Verweigert der Patient eine Krankenhauseinweisung, informieren Sie Ihre Pflegedienstleitung. Diese wird gemeinsam mit Ihnen, der Ärztin und der Betreuerin die Indikation für eine Zwangseinweisung prüfen bzw. oder eine solche Prüfung anregen. Hierbei kann es auch hilfreich sein, wenn die Pflegedienst- oder die Einsatzleitung deutlich macht, dass der Pflegedienst die ambulante Versorgung und die Verantwortung im vorliegenden Fall nicht mehr übernehmen« wird. Behalten Sie als Führungskraft dabei bitte immer auch Ihre Fürsorgepflicht gegenüber Ihren Mitarbeiterinnen im Blick, die in der Regel alleine vor Ort sind! Daher sollte der Fokus der ambulanten Pflege bei diesem Krankheitsbild auf die Vorbereitung und auf die Nachsorge stationärer Therapien gelegt werden.

6.3 Psychotische Störungen (F10.04)

6.3.1 Merkmale

Unter dem Begriff »Psychose« werden psychische Störungen zusammengefasst, bei denen die Betroffenen in Bezug auf ihre Wahrnehmung, ihre Emotionen, ihre Denkweise und ihre Verhaltensweisen extrem beeinträchtigt sind, wobei es nicht selten zu einem völligen Realitätsverlust kommt (vgl. Zimbardo 2004, S. 612). Die hier relevanten psychotischen Störungen entstehen infolge von Suchtmittelkonsum und treten in der Regel unmittelbar nach dem Konsum oder bereits während des Konsums auf. Nicht selten gehen sie mit einer akuten Intoxikation, also einer akuten Vergiftung durch die übermäßige Einnahme von Suchtmitteln, einher. Bei Patienten mit psychotischen Störungen können Halluzinationen (meist optische und akustische), Wahnvorstellungen (etwa Beziehungs- oder Eifersuchtswahn, aber auch Verfolgungswahn); Verkennung von Personen und Situationen, affektive Störungen (etwa extreme Angstzustände, Aggressionen oder Euphorie bis hin zur Ekstase) und/oder psychomotorische Symptome (etwa motorische Unruhe, Erregungszustände oder aber Stupor) auftreten. Diese sind jedoch nicht von dauerhaftem Charakter und klingen in der Regel innerhalb kurzer Zeit (maximal mehrere Wochen) wieder ab (vgl. Tölle u. Windgassen 2003, S. 157 ff.).

Symptome einer suchtmittelinduzierten psychotischen Störung (nach Holnburger 2004, S. 203)

- Halluzinationen, meist optische oder akustische Halluzinationen (z. B. Alkoholhalluzinose)
- Wahnideen (z. B. Beziehungswahn, alkoholischer Eifersuchtswahn oder alkoholinduzierte Paranoia)
- Verkennung (z. B. Patient kann Personen oder Situation nicht zu- bzw. einordnen)
- Störungen des Affekts (z. B. extreme Angst- oder Ekstasezustände)
- Psychomotorische Störungen (z. B. Stupor oder Erregungszustände)

Praxistipp

Im pflegerischen Umgang mit Patienten, die an psychotischen Störungen leiden, ist zu beachten, dass dem Patienten trotz seines möglicherweise eigenartigen und/oder unangemessenen Verhaltens mit unbedingter

Wertschätzung begegnet wird. Das Wahner-
leben des Patienten ist ernst zu nehmen und
wird zunächst akzeptiert. Sorgen Sie dafür,
dass Ihre Pflegekräfte nicht den Versuch einer
Reorientierung des Patienten unternehmen.
Der Kontakt zum Patienten bleibt in jedem Fall
freundlich, der Gesprächston ist stets ruhig
und beruhigend, die Haltung der Pflegekräfte
ist zugewandt und empathisch, aber auch
konsequent und professionell distanziert.

6.3.2 Pflegeplanung psychotische Störungen

◘ Tab. 6.4

◘ **Tab. 6.4** Pflegeplanung psychotische Störungen		
Probleme (P) und Ressourcen (R)	**Pflegeziele (Z)**	**Pflegemaßnahmen (M)**
P: Patient ist psychotisch		
Cave: DD Delirium R: Zustand ist zeitlich begrenzt	Z 1: Patient trägt keine anhaltenden Schäden davon	M 1: Kranken- und Verhaltensbeobachtung M 1: Genaue Dokumentation der Störungen M 1: Vitalzeichenkontrolle M 1: Ärztin informieren
	Z 2: Zustand des Patienten stabilisiert sich	M 2: Regelmäßige Vitalzeichenkontrolle M 2: Krankenbeobachtung und Dokumentation M 2: Ggf. Verabreichung von Bedarfsmedikation M 2: Nachkontrollen auf Wirksamkeit
P: Patient leidet an Halluzinationen		
Cave: DD paranoid-halluzinatorische Schizophrenie	Z 3: Zustand ist für den Patienten erträglich	M 3: Erleben des Patienten ernst nehmen M 3: Patienten im Gespräch beruhigen und entlasten M 3: Sicherheit vermitteln M 3: Patienten nach Möglichkeit ablenken, etwa durch Musikhören bei akustischen Halluzinationen M 3: Freizeitaktivitäten anbieten M 3: Bezugspflege M 3: Patienten ermutigen, sich im Bedarfsfall jederzeit an die Pflege zu wenden

Tab. 6.4. Fortsetzung

Probleme *(P)* und Ressourcen *(R)*	Pflegeziele *(Z)*	Pflegemaßnahmen *(M)*
P: Patient leidet an Wahnideen (z. B. Beziehungswahn)		
Cave: DD paranoid-halluzinatorische Schizophrenie **Cave: Es besteht Selbst- und Fremdgefährdung!**	Z 4: Verhinderung von Selbst- und Fremdschädigung	M 4: Krankenbeobachtung M 4: Beobachtung und Dokumentation der Verhaltensweisen des Patienten M 4: Engmaschige, ggf. lückenlose Überwachung des Patienten M 4: Mögliche Suizidalität abklären M 4: Patienten ggf. von Mitpatienten isolieren (Einzelzimmer) M 4: Gefährliche Gegenstände aus der Reichweite des Patienten entfernen M 4: Patienten im Gespräch beruhigen und entlasten M 4: Ggf. Ärztin alarmieren M 4: Ggf. Bedarfs- bzw. Notfallmedikation nach AVO verabreichen M 4: Medikamenteneinnahme überwachen M 4: Nachkontrollen auf Wirksamkeit M 4: Im äußersten Notfall Patienten fixieren nach AVO und ggf. rechtliche Betreuerin informieren
	Z 5: Zustand ist für den Patienten erträglich und Patient fühlt sich sicher auf der Station	M 5: Wahnideen des Patienten ernst nehmen M 5: Sicherheit vermitteln M 5: Patienten ablenken, etwa durch Gespräche über »unverfängliche« Themen, wie Hobbys/Interessen des Patienten und/oder durch Freizeitaktivitäten (Sport, Gartenarbeit etc.) M 5: Bezugspflege M 5: Aufbau einer tragfähigen Vertrauensbeziehung M 5: Regelmäßige Gespräche anbieten M 5: Sicherheit vermitteln M 5: Patienten dazu anregen, über Wahnideen zu sprechen M 5: Genauen Inhalt der Wahnideen erfragen und dokumentieren M 5: Wenn möglich, persönliche Beziehungsvorstellungen und Wünsche des Patienten erfragen M 5: Wenn möglich, gemeinsam mit Patienten Strategien zum Umgang mit den Wahnideen erarbeiten M 5: Patienten ermutigen, sich im Bedarfsfall jederzeit an die Pflege zu wenden M 5: Medikamenteneinnahme überwachen M 5: Nachkontrollen auf Wirksamkeit

□ Tab. 6.4. Fortsetzung

Probleme *(P)* und Ressourcen *(R)*	Pflegeziele *(Z)*	Pflegemaßnahmen *(M)*
P: Patient leidet an Verkennung		
Cave: Es besteht Selbst- und Fremd-gefährdung!	Z 6: Verhinderung von Selbst- und Fremdschädigung	M 10: Krankenbeobachtung M 10: Beobachtung und Dokumentation der Verhaltensweisen des Patienten M 6: Engmaschige, ggf. lückenlose Überwachung des Patienten M 6: Gefährliche Gegenstände aus der Reichweite des Patienten entfernen M 6: Patienten ggf. kurzfristig isolieren, um Mitpatienten zu schützen M 6: Patienten im Gespräch beruhigen und entlasten M 6: Ggf. Ärztin alarmieren M 6: Ggf. Bedarfs- bzw. Notfallmedikation nach AVO verabreichen M 6: Medikamenteneinnahme überwachen M 6: Nachkontrollen auf Wirksamkeit
	Z 7: Zustand ist für Patienten erträglich	M 7: Patienten zur Kontaktaufnahme zur Pflege ermutigen M 7: Bezugspflege M 7: Aufbau einer tragfähigen Beziehung M 7: Sicherheit vermitteln M 7: Freizeitaktivitäten und/oder Sport anbieten M 7: Gemeinsam mit dem Patienten geregelte Tagesstruktur erarbeiten M 7: Patienten in Dienste und Abläufe auf der Station einbinden (Blumendienst, Tischdienst etc.) M 7: Entspannungstechniken anbieten M 7: Physiotherapie anbieten M 7: Beschäftigungstherapie anbieten M 7: Medikamenteneinnahme überwachen M 7: Nachkontrollen auf Wirksamkeit
P: Patient leidet an Störungen des Affekts		
Cave: Es besteht Selbst- und Fremd-gefährdung!	Z 8: Patient schädigt weder sich noch andere	M 8: Krankenbeobachtung M 8: Beobachtung und Dokumentation der Verhaltensweisen des Patienten M 8: Engmaschige, ggf. lückenlose Überwachung des Patienten M 8: Gefährliche Gegenstände aus der Reichweite des Patienten entfernen M 8: Patienten im Gespräch beruhigen und entlasten M 8: Ggf. Ärztin alarmieren M 8: Ggf. Bedarfs- bzw. Notfallmedikation nach AVO verabreichen M 8: Ggf. Mitpatienten schützen

◨ Tab. 6.4. Fortsetzung

Probleme (P) und Ressourcen (R)	Pflegeziele (Z)	Pflegemaßnahmen (M)
	Z 9: Affekte des Patienten sind reguliert	M 9: Patienten zur Kontaktaufnahme zur Pflege ermutigen M 9: Bezugspflege M 9: Aufbau einer tragfähigen Beziehung M 9: Sicherheit vermitteln M 9: Patienten dazu ermutigen, Gefühle im Gespräch zu äußern M 9: Gemeinsam mit dem Patienten Möglichkeiten der Beruhigung erarbeiten (kaltes Wasser ins Gesicht, bis 10 zählen, Atemtechniken etc.) M 9: Freizeitaktivitäten und/oder Sport anbieten M 9: Gemeinsam mit dem Patienten geregelte Tagesstruktur erarbeiten M 9: Patienten in soziale Aktivitäten auf Station einbinden M 9: Entspannungstechniken anbieten M 9: Physiotherapie anbieten M 9: Beschäftigungstherapie anbieten M 9: Medikamenteneinnahme überwachen M 9: Nachkontrollen auf Wirksamkeit
P: Patient zeigt psychomotorische Störungen		
Cave: Es besteht Selbst- und Fremdgefährdung!	Z 10: Verhinderung von Selbst- und Fremdschädigung	M 10: Krankenbeobachtung M 10: Beobachtung und Dokumentation der Verhaltensweisen des Patienten M 10: Engmaschige, ggf. lückenlose Überwachung des Patienten M 10: Patienten ggf. von Mitpatienten isolieren (Einzelzimmer) M 10: Gefährliche Gegenstände aus der Reichweite des Patienten entfernen M 10: Patienten im Gespräch beruhigen und entlasten M 10: Ggf. Ärztin alarmieren M 10: Ggf. Bedarfs- bzw. Notfallmedikation nach AVO verabreichen M 10: Medikamenteneinnahme überwachen M 10: Nachkontrollen auf Wirksamkeit
	Z 11: Verhinderung körperlicher Schäden	M 11: Auf ausreichende Ruhezeiten achten M 11: Auf ausreichende Flüssigkeits- und Nahrungszufuhr achten M 11: Ggf. Unterstützung bei der Körperpflege M 11: Regelmäßige Gespräche anbieten M 11: Entspannungstechniken anbieten M 11: Physiotherapie anbieten M 11: Beschäftigungstherapie anbieten M 11: Medikamenteneinnahme überwachen M 11: Nachkontrollen auf Wirksamkeit

AVO ärztliche Verordnung, *DD* Differenzialdiagnose.

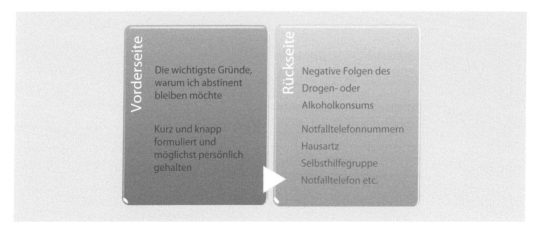

Vorderseite

Die wichtigste Gründe,
warum ich abstinent
bleiben möchte

Kurz und knapp
formuliert und
möglichst persönlich
gehalten

Rückseite

Negative Folgen des
Drogen- oder
Alkoholkonsums

Notfalltelefonnummern
Hausartz
Selbsthilfegruppe
Notfalltelefon etc.

Abb. 6.1   Muster einer Abstinenzkarte

6.3.3 Anmerkungen für die ambulante Pflege

Bei Vorliegen einer psychotischen Störung ist der Patient umgehend und ggf. notfallmäßig in ein Krankenhaus einzuweisen. Verweigert der Patient eine Krankenhauseinweisung, informieren Sie Ihre Pflegedienstleitung. Diese wird gemeinsam mit Ihnen, der Ärztin und der Betreuerin die Indikation für eine Zwangseinweisung prüfen oder eine solche Prüfung anregen. Hierbei kann es auch hilfreich sein, wenn die Pflegedienstleitung oder die Einsatzleitung deutlich macht, dass der Pflegedienst die ambulante Versorgung und die Verantwortung im vorliegenden Fall nicht mehr übernehmen wird. Behalten Sie als Führungskraft dabei bitte immer auch Ihre Fürsorgepflicht gegenüber Ihren Mitarbeiterinnen im Blick, die in der Regel alleine vor Ort sind! Daher sollte der Fokus der ambulanten Pflege bei diesem Krankheitsbild auf die Vorbereitung und auf die Nachsorge stationärer Therapien gelegt werden.

6.4   Exkurs: Pflege bei Suchtdruck

Insbesondere zu Beginn der Entzugsbehandlung ist eine verstärkte Rückfallgefahr aufgrund des hohen Suchtdrucks, unter dem der Patient steht, gegeben. Dies bedeutet, dass der Patient erneut Suchtmittel konsumiert, obwohl dies eigentlich gar nicht seinem Willen entspricht. Daher können regelmäßige

Kontrollen auf Suchtmittel durch Leibesvisitationen und Zimmerkontrollen ebenso sinnvoll sein wie Blut- und Urinuntersuchungen. Grundlegend für den Behandlungserfolg ist zudem die Einrichtung eines »suchtmittelfreien Behandlungsrahmens« (Gold et al. 2014, S. 404). Bei akutem Suchtdruck ist in jedem Fall die zuständige Ärztin zu informieren; gegebenenfalls werden Notfall- oder Bedarfsmedikamente verabreicht. Der Patient ist möglichst lückenlos zu überwachen (Krankenbeobachtung, Vitalzeichenkontrolle, Verhaltensbeobachtung). Bei Patienten, die unter Suchtdruck stehen, kann es zu einer sogenannten Suchtverlagerung kommen, bei der der Patient sein ursprüngliches Abhängigkeitsverhalten durch ein anderes ersetzt, also etwa anstelle einer Alkoholabhängigkeit eine andere stoffgebundene oder nicht stoffgebundene Sucht entwickelt.

Praxistipp

Hilfreich kann die Erstellung einer sogenannten Abstinenzkarte sein (vgl. ▶ http://www.cafe157.eu/check-karte-gegen-suchtdruck.html). Diese sollte etwa die Größe einer Kreditkarte haben, damit sie leicht in der Brieftasche oder Hosentasche etc. aufbewahrt werden kann. Die Karte sollte zudem möglichst aus fester Pappe bestehen, am besten ist es, wenn man sie obendrein noch laminiert. ◘ Abb. 6.1 zeigt auf, wie bzw. womit eine solche Karte beschriftet werden sollte.

6.4.1 Pflegeplanung Suchtdruck

◘ Tab. 6.5

◘ **Tab. 6.5** Pflegeplanung Suchtdruck		
Probleme (P) und Ressourcen (R)	**Pflegeziel (Z)**	**Pflegemaßnahmen (M)**
P: Patient leidet an Suchtdruck		
R: Patient möchte ein suchtmittelfreies Leben führen	Z 1: Situation ist für den Patienten erträglich	M 1: Krankenbeobachtung und Dokumentation M 1: Vitalzeichenkontrolle M 1: Bezugspflege M : Patienten durch sofortige Aktivitäten oder Beschäftigungsangebote ablenken M 1: Klare Absprachen treffen M 1: Ggf. Bedarfsmedikation nach AVO M 1: Im Notfall Ärztin informieren
	Z 2: Patient kann dem Suchtdruck widerstehen	M 2: Patienten ermutigen, sich im Bedarfsfall an die Pflege zu wenden M 2: Patienten ermutigen, Suchtdruck im Gespräch zu thematisieren M 2: Gemeinsam mit dem Patienten einen geregelten Tagesablauf erarbeiten M 2: Gemeinsam mit dem Patienten individuelle Strategien für eine konstruktive Bewältigung des Suchtdrucks erarbeiten M 2: Gemeinsam mit dem Patienten eine »Abstinenzkarte« erstellen M 2: Kontrolle der Geschenke von Besuchern M 2: Patienten in die Stationsgruppe integrieren M 2: Patienten zur Übernahme von Stationsdiensten motivieren M 2: Freizeitangebote M 2: Angebote zur sportlichen Aktivitäten
P: Patient zeigt Rückfalltendenzen		
R: Patient möchte ein suchtmittelfreies Leben führen	Z 3: Patient wird nicht rückfällig	M 3: Verhalten des Patienten genau beobachten und dokumentieren M 3: Patienten auf Verhaltensweisen ansprechen, die auf Rückfalltendenzen hindeuten (Bezugspflegerin) M 3: Gemeinsam mit dem Patienten das bisher Erreichte reflektieren M 3: Patienten für seinen bisherigen Therapieerfolg loben M 3: Gemeinsam mit dem Patienten mögliche Auslöser identifizieren M 3: Gemeinsam mit dem Patienten Handlungsalternativen erarbeiten M 3: Gemeinsam mit dem Patienten eine »Abstinenzkarte« erstellen M 3: Interessen und Hobbys des Patienten erfragen M 3: Sofern möglich, dem Patienten entsprechende Angebote machen M 3: Patienten ermutigen, sich im Bedarfsfall an die Pflege zu wenden
	Z 4: Bisherige Therapieerfolge werden nicht gefährdet	M 4: Entspannungstechniken anbieten M 4: Beschäftigungstherapie anbieten M 4: Gemeinsam mit dem Patienten individuelle Strategien für den Umgang mit den Rückfalltendenzen erarbeiten M 4: Gemeinsam mit dem Patienten einen geregelten Tagesablauf erarbeiten M 4: Patienten für seine Compliance loben M 4: Patienten in die Stationsgruppe integrieren M 4: Patienten zur Übernahme von Stationsdiensten motivieren M 4: Freizeitangebote M 4: Angebote zur sportlichen Aktivitäten M 4: Regelmäßige und verbindliche Gesprächstermine vereinbaren M 4: Therapievertrag ggf. erneuern M 4: Kontrolle der Geschenke von Besuchern M 4: Auf eine regelmäßige Medikamenteneinnahme achten M 4: Nachkontrollen auf Wirksamkeit

◨ Tab. 6.5.   Fortsetzung

Probleme (P) und Ressourcen (R)	Pflegeziel (Z)	Pflegemaßnahmen (M)
P: Patient zeigt Tendenzen zur Suchtverlagerung		
R: Patient möchte ein suchtmittelfreies Leben führen	Z 5: Patient erkennt die Suchtverlagerung	M 5: Verhalten des Patienten genau beobachten und dokumentieren M 5: Offenen Rahmen für Gespräche über das Thema Suchtverlagerung schaffen M 5: Gefahren einer Suchtverlagerung erläutern (Bezugspflegerin) M 5: Patienten auf Verhaltensweisen ansprechen, die auf eine Suchtverlagerung hindeuten (Bezugspflegerin) M 5: Patienten für seine Gesprächsbereitschaft loben M 5: Gemeinsam mit dem Patienten einen geregelten Tagesablauf erarbeiten M 5: Kontrolle der Geschenke von Besuchern M 5: Kein Ausschank koffeinhaltiger Getränke auf Station M 5: Ggf. Essprotokoll führen lassen M 5: Patienten zur Selbstreflexion anregen
	Z 6: Das »neue« Suchtverhalten wird eingestellt	M 6: Ggf. Fernsehkonsum einschränken M 6: Ggf. Zigarettenkonsum einschränken M 6: Ggf. Süßigkeitenkonsum einschränken M 6: Patienten in die Stationsgruppe integrieren M 6: Patienten zur Übernahme von Stationsdiensten motivieren M 6: Gemeinsam mit dem Patienten einen geregelten Tagesablauf erarbeiten M 6: Gemeinsam mit dem Patienten eine »Abstinenzkarte« erstellen M 6: Freizeitangebote M 6: Angebote zur sportlichen Aktivitäten M 6: Regelmäßige und verbindliche Gesprächstermine vereinbaren M 6: Auf eine regelmäßige Medikamenteneinnahme achten M 6: Nachkontrollen auf Wirksamkeit

AVO ärztliche Verordnung.

Literatur

Gold K, Schlegel Y, Stein K-P (Hrsg) (2014) Pflege konkret: Neurologie – Psychiatrie. Lehrbuch für Pflegeberufe, 5. Aufl. Urban & Fischer, München

Holnburger M (2004) Pflegestandards in der Psychiatrie, 3. Aufl. Elsevier, München

Strauß B, Mattke D (2012) Gruppenpsychotherapie: Lehrbuch für die Praxis. Springer, Berlin

Suchthilfe Café 157: Check-Karte gegen Suchtdruck. ▶ http://www.cafe157.eu/check-karte-gegen-suchtdruck.html. Zugegriffen: 02. Juni 2015

Thiel H, Jensen M, Traxler S (2004) Klinikleitfaden Psychiatrische Pflege. Elsevier, München

Tölle R, Windgassen K (2003) Psychiatrie – einschließlich Psychotherapie. 13. Aufl. Springer, Berlin

Tress W et al. (2003) Psychosomatische Grundversorgung: Kompendium der interpersonellen Medizin, 3. Aufl. Schattauer, Stuttgart

Zimbardo PG (2004) Psychologie, 6. Aufl. Springer, Berlin

Schizophrenie, schizotype und wahnhafte Störungen (F20–F29)

Heike Ulatowski

H. Ulatowski, *Pflegeplanung in der Psychiatrie*,
DOI 10.1007/978-3-662-48546-0_7, © Springer-Verlag Berlin Heidelberg 2016

Schizophrenien treten bei ca. 0,4–1 % der Bevölkerung auf, wobei hier in den letzten Jahrzehnten keine signifikanten Veränderungen zu verzeichnen gewesen sind. Die Ursachen für Schizophrenien sind noch nicht bekannt, vermutet wird ein Zusammenwirken verschiedener Faktoren, wie etwa genetische Disposition, neurobiologische und psychosoziale Faktoren (vgl. Häfner 2010, S. 53 ff.). Die (schubweise auftretenden) Krankheitsverläufe sind unterschiedlich: einfache Verläufe machen ca. 35 % und wellenförmige Verläufe ca. 60 % der Fälle aus, 5 % der Erkrankten weisen sogenannte andere Verläufe auf (vgl. Thiel et al. 2004, S. 214–217). Schizophrenien sind im Allgemeinen durch Störungen des Denkens und der Wahrnehmung gekennzeichnet; zudem weisen die Patienten inadäquate und/oder verflachte Affekte auf. In der Regel kommt es nicht zu Einschränkungen der intellektuellen Fähigkeiten, doch lassen sich bei einigen Patienten im Verlauf der Erkrankung gewisse kognitive Defizite beobachten (vgl. Zimbardo 2004, S. 626 ff.). Lediglich 20 % der Patienten sprechen nicht oder nur schlecht auf eine medikamentöse Therapie an; ca. 10 % der Patienten müssen dauerhaft stationär untergebracht werden. Demgegenüber stehen jedoch 60 % der Patienten, die bei entsprechend konsequenter Behandlung ein weitgehend normales und selbstständiges Leben führen können. Allerdings besteht bei schizophrenen Patienten ein hohes Suizidrisiko, es liegt etwa bei 10 % (vgl. Gold et al. 2014, S. 275). Die Krankheit verläuft in verschiedenen Stadien, wie ◘ Abb. 7.1 verdeutlicht, wobei eine akute Ersterkrankung vor allem bei jungen Menschen im Alter von 20–25 Jahren zu finden ist. Nachfolgend werden exemplarische Pflegeplanungen für die paranoid-halluzinatorische, die hebephrene und die katatone Schizophrenie vorgestellt, wobei zuvor die wesentlichen Merkmale dieser Störungsbilder beschrieben werden. Ergänzt sind darüber hinaus praxisnahe Hinweise für den pflegerischen Umgang mit diesen Patienten sowie zum Abschluss ein Exkurs zum Thema »Pflege bei Zwangsmaßnahmen« (▶ Abschn. 7.4).

Die Leitsymptome schizophrener Psychosen differenziert nach Plus- und Minussymptomen sind in ◘ Tab. 7.1 aufgelistet.

7.1 Paranoid-halluzinatorische Schizophrenie (F20.0)

7.1.1 Merkmale

Kennzeichnend für die paranoid-halluzinatorische Schizophrenie sind beständige und überwiegend paranoide Wahnvorstellungen, die meist mit akustischen Halluzinationen und Wahrnehmungsstörungen einhergehen und um Verfolgungs-, Eifersuchts- oder Größenwahn kreisen. Die Halluzinationen können neben akustischer auch optischer, olfaktorischer (Geruch) oder gustatorischer (Geschmack) Natur sein, zudem können in der Folge oftmals ziellose Angstzustände und eine erhöhte Streitbarkeit bis hin zur einer erhöhten Gewaltbereitschaft auftreten. Verhalten und Wahnvorstellungen sind in der Regel nicht desorganisiert, sondern an einer bestimmten inhaltlichen Thematik ausgerichtet. Weiterhin kennzeichnend sind Ich-Störungen in Form einer mangelnden Abgrenzung von Ich-Erleben und Umwelt, z. B. Gedankeneingebung, Gedankenentzug, Depersonalisation. Bei der paranoid-halluzinatorischen Schizophrenie kommen die Plus-Symptome wesentlich häufiger vor als die Minus-Symptome und sie treten meistens relativ plötzlich auf (vgl. Zimbardo 2004, S. 629 ff.). Die in ◘ Tab. 7.2 genannten Symptome sind für die paranoid-halluzinatorische Schizophrenie kennzeichnend.

> **Praxistipp**
>
> Im pflegerischen Umgang mit an Schizophrenie Erkrankten ist es generell besonders wichtig, dass die Pflegekraft die jeweilige Stimmungslage des Patienten präzise erfasst und dass sie die Kommunikation mit dem Patienten durchgehend gradlinig, also ohne Ironie und ohne Zweideutigkeit, gestaltet. Bei Patienten mit paranoid-halluzinatorischer Schizophrenie sollten Sie unbedingt darauf achten, dass die Pflegenden die Wahnvorstellungen der Patienten ernst nehmen und zunächst akzeptieren, aber auf gar keinen Fall versuchen, die Patienten argumentativ von der objektiv gegebenen Realität zu überzeugen.

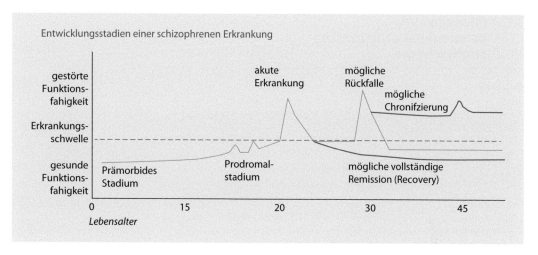

Abb. 7.1 Entwicklungsstadien einer Schizophrenie. (Datenquelle: Robert Koch-Institut 2010, Gesundheitsberichterstattung des Bundes)

Tab. 7.1 Leitsymptome schizophrener Psychosen. (Nach Thiel et al. 2004, S. 214)

Plus-Symptome	Minus-Symptome
Denkstörung	Verarmtes Gefühlsleben, innerer Leere
Erregung und Anspannung	Niedergeschlagenheit
Wahnerlebnisse, Wahnstimmung	Mut- und Hoffnungslosigkeit
Halluzinationen	Minderwertigkeitsgefühle
Ich-Störung	Rückzugsverhalten und Kontaktverarmung

Tab. 7.2 Störungsbereiche und Symptome der paranoid-halluzinatorischen Schizophrenie

Störungsbereiche	Symptome
Affektive Störungen	Angstzustände
Wahrnehmung	Wahnvorstellungen (vor allem Verfolgungs- und Vergiftungswahn) Halluzinationen (vor allem akustisch – Stimmen hören –, aber auch olfaktorisch, gustatorisch)
Kommunikation	Sozialer Rückzug Gefahr der sozialen Isolation
Sozialverhalten	Starkes Misstrauen gegenüber anderen Menschen Beziehungsstörungen

7.1.2 Pflegeplanung paranoid-halluzinatorische Schizophrenie

◘ Tab. 7.3

◘ **Tab. 7.3** Pflegeplanung paranoid-halluzinatorische Schizophrenie		
Probleme *(P)* und **Ressourcen** *(R)*	**Pflegeziele** *(Z)*	**Pflegemaßnahmen** *(M)*
P: Patient ist in der akuten Phase misstrauisch und ablehnend im Kontakt zu der Bezugspflegerin		
R: Patient kann nach Abklingen der akuten Phase Beziehungen zu einigen wenigen vertrauten Personen unterhalten	Z 1: Patient fühlt sich im Kontakt der Bezugspflegerin sicher	M 1: Freundliche und zugewandte Kontaktaufnahme, signalisieren: Ich bin für Sie da! M 1: Unbedingtes Wahren der professionellen Distanz M 1: Im Kontakt signalisieren: Ich bin keine Bedrohung! M 1: Bei Kontaktaufnahme darauf achten, dass man nicht stehend von oben auf den sitzenden Patienten herabblickt M 1: Ungestörten, aber nicht abgelegenen Ort für das Gespräch/ den Kontakt aussuchen M 1: Kontakt zu Angehörigen aufnehmen, denen Patient vertraut M 1: Familiengespräch anbieten
	Z 2: Aufbau einer tragfähigen und vertrauensvollen Beziehung zwischen Patient und Pflegekraft	M 2: Unbedingte Wertschätzung und Ernstnehmen des Patienten signalisieren: Ich nehme Sie ernst und ich nehme Sie an, wie Sie sind! M 2: Gesprächstermine gemeinsam absprechen M 2: Termine von Seiten der Pflege verlässlich einhalten M 2: Gemeinsam erarbeiten, was Patient an seinen bisherigen Beziehungen schätzt und was er sich für die Beziehung zur Pflege wünscht M 2: Bezugspflege M 2: Biografie erstellen, ggf. gemeinsam mit dem Patienten oder Angehörigen M 2: Patienten ermutigen, sich im Bedarfsfalle jederzeit an die Pflege zu wenden
P: Patient leidet an Wahnvorstellungen		
Cave: Es besteht die Gefahr der Selbst- und Fremdgefährdung! **Cave: beginnendes Entzugsdelir ausschließen!** R: Patient hat Hobbys bzw. Interessen R: Patient ist körperlich dazu fähig, die Körperpflege durchzuführen R: Intelligenz des Patienten ist nicht vermindert	Z 3: Verhinderung von Selbst- oder Fremdgefährdung	M 3: Engmaschige, ggf. lückenlose Überwachung des Patienten M 3: Mögliche Suizidalität abklären M 3: Patienten ggf. von Mitpatienten isolieren (Einzelzimmer) M 3: Gefährliche Gegenstände aus der Reichweite des Patienten entfernen M 3: Patienten im Gespräch beruhigen und entlasten M 3: Ggf. Ärztin alarmieren M 3: Ggf. Bedarfs- bzw. Notfallmedikation nach AVO verabreichen M 3: Nachkontrollen auf Wirksamkeit M 3: Im äußersten Notfall Patienten fixieren nach AVO und ggf. rechtliche Betreuerin informieren

◨ **Tab. 7.3** Fortsetzung

Probleme (P) und Ressourcen (R)	Pflegeziele (Z)	Pflegemaßnahmen (M)
	Z 4: Patient kann mit Pflegekraft über Wahnvorstellungen reden	M 4: Wahnvorstellung zunächst akzeptieren, aber nicht übernehmen, sondern dahingehend einigen, dass Patient und Pflegekraft verschiedene Sichtweisen haben M 4: Patienten nicht alleine lassen, insbesondere bei Angstzuständen unterstützend begleiten und beruhigen M 4: Patienten engmaschig überwachen M 4: Bezugspflege M 4: Aufbau einer Vertrauensbasis M 4: Patienten so gut wie möglich auf Station integrieren M 4: Patienten ermutigen, sich im Bedarfsfall jederzeit an die Pflege zu wenden
	Z 5: Intensität der Wahnvorstellungen nimmt ab	M 5: Patienten ablenken, etwa durch Gespräche über »unverfängliche« Themen, wie Hobbys/Interessen des Patienten und/oder durch Freizeitaktivitäten (Sport, Gartenarbeit etc.) M 5: Sicherheit vermitteln M 5: Auf ausreichende Flüssigkeitszufuhr achten M 5: Auf ausreichende Körperpflege achten M 5: Medikamentöse Therapie nach AVO M 5: Alltagsaktivitäten anbieten und ggf. Patienten dabei begleiten
	Z 6: Patient kann Wahnvorstellungen als solche erkennen und sich distanzieren	M 6: Gespräche über Wahnvorstellungen anbieten M 6: Gezielte Nachfragen zu Inhalten und Auslösern M 6: Medikamentöse Therapie nach AVO M 6: Nachkontrollen auf Wirksamkeit M 6: Wenn möglich, Patienten über realen Sachverhalt aufklären, dabei das Gespräch stets auf Augenhöhe halten, keine belehrende Überheblichkeit M 6: Patienten ermutigen, sich im Bedarfsfall jederzeit an die Pflege zu wenden

P: Patient leidet an akustischen Halluzinationen – hört Stimmen

R: Intelligenz des Patienten ist nicht vermindert	Z 7: Patient kommt zur Ruhe und fühlt sich sicher	M 7: Wahnvorstellung zunächst akzeptieren, aber nicht übernehmen, sondern dahingehend einigen, dass Patient und Pflegekraft verschiedene Sichtweisen haben M 7: Patienten nicht alleine lassen, insbesondere bei Angstzuständen unterstützend begleiten und beruhigen M 7: Patienten ablenken, etwa durch Gespräche über »unverfängliche« Themen, wie Hobbys/Interessen des Patienten und/oder durch Freizeitaktivitäten (Sport, Gartenarbeit etc.) M 7: Sicherheit vermitteln M 7: Ggf. Bedarfs- bzw. Notfallmedikation nach AVO verabreichen M 7: Aufbau einer tragfähigen Vertrauensbeziehung M 7: Gespräche über die akustischen Halluzinationen anbieten M 7: Wenn möglich, Patienten über realen Sachverhalt aufklären, dabei das Gespräch stets auf Augenhöhe halten, keine belehrende Überheblichkeit M 7: Patienten ermutigen, sich im Bedarfsfall jederzeit an die Pflege zu wenden M 7: Medikamentöse Therapie nach AVO M 7: Nachkontrollen auf Wirksamkeit

◨ Tab. 7.3 Fortsetzung

Probleme *(P)* und Ressourcen *(R)*	Pflegeziele *(Z)*	Pflegemaßnahmen *(M)*
P: Patient leidet unter Vergiftungswahn, verweigert die Nahrungs- und/oder Flüssigkeitsaufnahme		
Cave: Bei anhaltendem Flüssigkeitsmangel besteht Exsikkosegefahr! R: Intelligenz des Patienten ist nicht vermindert	Z 8: Patient isst und trinkt ausreichend	M 8: Trink- und Essprotokoll führen M 8: Regelmäßige Vitalzeichenkontrolle, auch BZ M 8: Wahnvorstellung des Patienten zunächst akzeptieren M 8: Sicherheit vermitteln M 8: Patienten ablenken, etwa durch Gespräche über »unverfängliche« Themen, wie Hobbys/Interessen des Patienten und/oder durch Freizeitaktivitäten (Sport, Gartenarbeit etc.) M 8: Tragfähiges Vertrauensverhältnis aufbauen M 8: Bezugspflege M 8: Gemeinsam mit dem Patienten geregelte Tagesstruktur erstellen, die auch regelmäßige Mahlzeiten enthält M 8: Ggf. original verpackte Nahrungsmittel anbieten M 8: Als Ultima Ratio Mahlzeiten vorübergehend »vorkosten« M 8: Ggf. medizinische Ersatznahrung nach AVO anbieten M 8: Patienten konsequent zu regelmäßigem Essen und Trinken motivieren M 8: Im Notfall Flüssigkeitszufuhr i.v. nach AVO
P : Patient verweigert Medikamenteneinnahme		
R: Intelligenz des Patienten ist nicht vermindert **Cave: Es besteht die Gefahr der Zustandsverschlechterung!**	Z 9: Regelmäßige Medikamenteneinnahme	M 9: Medikamenteneinnahme überwachen M 9: Nachkontrollen auf Wirksamkeit M 9: Tragfähiges Vertrauensverhältnis aufbauen M 9: Bezugspflege M 9: Gespräche über Wirkung/Notwendigkeit der Medikation führen M 9: Patienten dazu anregen, unaufgefordert zur Medikamenteneinnahme im Dienstzimmer zu escheinen
P: Patient leidet unter Verfolgungswahn		
R: Intelligenz des Patienten ist nicht vermindert **Cave: Es besteht die Gefahr der Selbst- und Fremdgefährdung!**	Z 10: Patient ist nicht aggressiv bzw. nicht selbst- oder fremdgefährdend	M 10: Engmaschige, ggf. lückenlose Überwachung des Patienten M 10: Mögliche Suizidalität abklären M 10: Patienten ggf. von Mitpatienten isolieren (Einzelzimmer) M 10: Gefährliche Gegenstände aus der Reichweite des Patienten entfernen M 10: Patienten im Gespräch beruhigen und entlasten M 10: Ggf. Ärztin alarmieren M 10: Ggf. Bedarfs- bzw. Notfallmedikation nach AVO verabreichen M 10: Im äußersten Notfall Patienten fixieren nach AVO und ggf. rechtliche Betreuerin informieren (▶ Abschn. 7.4)
	Z 11: Patient fühlt sich auf Station wohl und sicher	M 11: Sicherheit und Geborgenheit vermitteln M 11: Im Kontakt mit dem Patienten Fürsorge zeigen M 11: Bezugspflege M 11: Aufbau einer tragfähigen Vertrauensbeziehung M 11: Regelmäßige entlastende und beruhigende Gespräche führen M 11: Patienten ermutigen, sich im Bedarfsfall jederzeit an die Pflege zu wenden M 11: Gemeinsam mit dem Patienten eine Tagesstruktur erarbeiten, die von Wahnvorstellungen ablenkt und Halt/Sicherheit/Vertrautheit vermittelt M 11: Kontakt zu Mitpatienten fördern

◻ **Tab. 7.3** Fortsetzung

Probleme (P) und Ressourcen (R)	Pflegeziele (Z)	Pflegemaßnahmen (M)
P: Patient leidet an olfaktorischen Halluzinationen		
R: Intelligenz der Patient ist nicht vermindert	Z 12: Zustand ist für den Patienten erträglich	M 12: Wahnerleben des Patienten ernst nehmen und vorerst akzeptieren M 12: Sicherheit vermitteln M 12: Patienten ablenken, etwa durch Gespräche über »unverfängliche« Themen, wie Hobbys/Interessen des Patienten und/oder durch Freizeitaktivitäten (Sport, Gartenarbeit etc.) M 12: Wenn möglich, lüften (Fenster auf Kipp?) M 12: Gut Duftendes bereitstellen M 12: Gemeinsam mit dem Patienten eine Tagesstruktur erarbeiten, die von Wahnvorstellungen ablenkt und Halt/Sicherheit/Vertrautheit vermittelt M 12: Patienten ermutigen, sich im Bedarfsfall jederzeit an die Pflege zu wenden
P: Patient hat chronifizierte Wahnvorstellungen		
R: Patient hat Hobbys und Interessen R: Intelligenz des Patienten ist nicht vermindert	Z 13: Patient kann akzeptieren, dass er an Wahnvorstellungen leidet	M 13: Art, Dauer, Auftreten und Vorkommen der Wahnvorstellungen genau dokumentieren M 13: Wahnverstärkende Situationen oder Dinge identifizieren und nach Möglichkeit reduzieren bzw. umgehen M 13: Patienten ggf. vor Mitpatienten in Schutz nehmen M 13: Gemeinsam mit dem Patienten Coping-Strategien entwickeln
R: Patient möchte selbstbestimmt und selbstständig leben	Z 14: Patient kann möglichst »normales« und selbstbestimmtes Leben führen	M 14: Regelmäßige Medikamenteneinnahme kontrollieren M 14: Sozial kompatible Eigenschaften und Interessen des Patienten fördern M 14: Sozialkompetenztraining anbieten M 14: Patienten in Stationsalltag einbinden und eigenverantwortliche Aufnahmen übernehmen lassen Blumendienst, Tischdienst, Patenschaft für Neuankömmlinge etc.) M 14: Ergo- und Arbeitstherapie anregen M 14: Rückzugsmöglichkeiten auf Station schaffen M 14: Kontaktaufnahme mit therapeutischen Wohngemeinschaften oder betreuten Wohnungen M 14: Patienten bei Suche nach ambulanter psychiatrischer und therapeutischer Versorgung unterstützen M 14: Patienten auf Vorstellungsgespräch in Wohngemeinschaft oder Wohnprojekt vorbereiten M 14: Patienten, wenn gewünscht, bei Vorstellung in Wohngemeinschaft oder Wohnprojekt begleiten, ansonsten darauf achten, dass Hin- und Rückfahrt geregelt sind (Taxi, öffentliche Verkehrsmittel) M 14: Zur weiteren Unterstützung Sozialdienst des Krankenhauses einschalten

◨ **Tab. 7.3**   Fortsetzung

Probleme *(P)* und Ressourcen *(R)*	Pflegeziele *(Z)*	Pflegemaßnahmen *(M)*
P: Patient leidet an sozialem Rückzug		
R: Patient hat den Wunsch, sich in die Stationsgemeinschaft zu integrieren R: Patient hat Hobbys und Interessen **Cave: Es besteht tendenziell Suizidgefahr!**	Z 15: Patient nimmt am sozialen Leben auf der Station teil	M 15: Stimmungslage des Patienten ernst nehmen M 15: Stimmungslage des Patienten beobachten und dokumentieren M 15: Gespräche anbieten M 15: Bezugspflege M 15: Kontinuierlichen Kontakt zu dem Patienten halten M 15: Suizidgefährdung abklären, ggf. Ärztin benachrichtigen M 15: Regelmäßige und verbindliche Gesprächstermine vereinbaren M 15: Kontakte des Patienten auf der Station beobachten und fördern M 15: Patienten in die Stationsgruppen einführen M 15: Patienten zur Mitarbeit bzw. Teilnahme anregen M 15: Protokoll über Tagesaktivitäten führen lassen M 15: Auf geregelten Tag- und Nachtrhythmus achten M 15: Patienten in Stationsarbeiten einbinden (z. B. Küchendienst) M 15: Auf Rückzugstendenzen achten M 15: Patienten bei Rückzug im Zimmer aufsuchen M 15: Wenn möglich, Patienten aus dem Zimmer holen und in den Stationsalltag integrieren M 15: Gemeinsam mit dem Patienten geregelte Tagesstruktur erarbeiten M 15: Medikamenteneinnahme überwachen M 15: Nachkontrollen auf Wirksamkeit

AVO ärztliche Verordnung, *BZ* Blutzucker.

7.1.3 Anmerkungen für die ambulante Pflege

Im Vordergrund der ambulanten pflegerischen Versorgung steht der Beziehungsaufbau und die Aufrechterhaltung der Beziehung, um die therapeutische und die medikamentöse Therapie fortführen und dem Patienten so einen Verbleib in der eigenen Häuslichkeit ermöglichen zu können. Zudem unterstützt die ambulante Pflege den Patienten in allen Bereichen der alltäglichen Lebensführung, in denen sie auf Hilfe angewiesen ist bzw. in denen Unterstützungsbedarf besteht. Im Fall einer akuten Zustandsverschlechterung kann jedoch die Einweisung in ein Krankenhaus unumgänglich werden, um eine Selbst- oder Fremdgefährdung zu verhindern. Verweigert der Patient eine Krankenhauseinweisung, informieren Sie die behandelnde Ärztin und Ihre Pflegedienstleitung. Diese wird gemeinsam mit Ihnen, der Ärztin und der Betreuerin die Indikation für eine Zwangseinweisung prüfen bzw. oder eine solche Prüfung anregen. Hierbei kann es auch hilfreich sein, wenn die Pflegedienstleitung oder die Einsatzleitung deutlich macht, dass der Pflegedienst die ambulante Versorgung und die Verantwortung im vorliegenden Fall nicht mehr übernehmen wird. Behalten Sie als Führungskraft neben dem Wohl des Patienten bitte immer auch Ihre Fürsorgepflicht gegenüber Ihren Mitarbeiterinnen im Blick, die in der Regel alleine vor Ort sind! Bei mangelnder oder ungenügender Compliance des Patienten sollte der Fokus der ambulanten Pflege daher auf die Vorbereitung und auf die Nachsorge stationärer Therapien gelegt werden. Bei kooperativen Patienten kann allerdings auch eine psychiatrische Langzeittherapie von einem ambulanten Pflegedienst begleitet werden.

7.2 Hebephrene Schizophrenie (F20.1)

7.2.1 Merkmale

Bei dieser Form der Schizophrenie steht die signifikante Abstumpfung des Affekts im Vordergrund, während Wahnvorstellungen und Halluzinationen lediglich ansatzweise zu beobachten sind. Der Patient legt ein verantwortungsloses und unberechenbares Verhalten an den Tag; häufig treten unangemessene Manierismen (albern, kindlich) und Grimassen-

◻ Tab. 7.4 Störungsbereiche und Symptome der hebephrenen Schizophrenie

Störungsbereiche	Symptome
Affektive Störungen	Affektverflachung Parathymien (Affekt- bzw. Gefühlsumkehrung) Antriebsarmut
Denkstörungen	Konzentrationsstörungen Leistungsabfall Formale Denkstörung
Kommunikation	Spracharmut Wiederholung (von Fragen) Inadäquate Kontaktaufnahme
Sozialverhalten	Sozialer Rückzug Soziale Isolation Manierismen

schneiden auf. Das Denken des Patienten ist desorganisiert, er redet sehr viel, doch ist seine Sprache so zusammenhangslos, dass eine Kommunikation oftmals kaum mehr möglich ist. Außerdem ziehen sich die Patienten meist gerne zurück, sodass die Gefahr einer sozialen Isolation besteht (vgl. Gold e al. 2014, S. 282). Die Symptome sind in ◻ Tab. 7.4 zusammengefasst.

> **Praxistipp**
>
> Im pflegerischen Kontakt sollten Sie stets darauf achten, dass Sie den Patienten nicht bevormunden und ihm möglichst viel Entscheidungsfreiraum lassen. Dennoch ist es hilfreich, den Patienten auf unangemessenes Verhalten deutlich hinzuweisen sowie angemessenes Verhalten positiv zu verstärken. Ablehnung oder Misstrauen sind auf gar keinen Fall persönlich zu nehmen. Außerdem ist bei der Bezugspflege zu beachten, dass Sie eine tragfähige Beziehung zu dem Patienten aufbauen und als Pflegekraft unbedingt ein kontinuierliches, verlässliches und angemessen distanziertes Verhalten dem Patienten gegenüber pflegen: Zu viel Nähe kann als Bedrohung wahrgenommen werden und so zu einer Zustandsverschlechterung führen. Zu wenig Nähe kann Angst und Einsamkeitsgefühl des Patienten verstärken und so ebenfalls den Behandlungserfolg gefährden. Nicht zuletzt ist gerade bei diesen Patienten immer auf Anzeichen von Suizidalität zu achten!

7.2.2 Pflegeplanung hebephrene Schizophrenie

◨ Tab. 7.5

◨ **Tab. 7.5** Pflegeplanung hebephrene Schizophrenie		
Probleme (P) und Ressourcen (R)	**Pflegeziel (Z)**	**Pflegemaßnahmen (M)**
P: Patient leidet an Affektverflachung		
R: Patient ist kognitiv nicht eingeschränkt	Z 1: Patient verfügt über möglichst ausgeglichenes Gefühlsleben und kann seine Gefühle äußern	M 1: Beobachtung und Dokumentation des Gefühllebens des Patienten M 1: Bezugspflege M 1: Patienten auf unangemessenes Verhalten hinweisen M 1: Adäquate Gefühlsäußerungen positiv verstärken (Lob!) M 1: Bei den (Bezugs-)Pflegegesprächen Wert auf angemessenen Umgang legen M 1: Patienten ermutigen, seine Gefühle zu benennen M 1: Gemeinsam mit dem Patienten erarbeiten, wie seine Gefühlsäußerungen von anderen wahrgenommen werden M 1: Patienten immer wieder ermutigen, Gefühle zuzulassen M 1: Ggf. Verhaltensalternativen aufzeigen oder gemeinsam mit dem Patienten entwickeln M 1: Sozial kompatible Eigenschaften und Interessen des Patienten fördern M 1: Regelmäßige und verbindliche Gesprächstermine vereinbaren M 1: Medikamenteneinnahme überwachen M 1: Nachkontrollen auf Wirksamkeit
P: Patient leidet an Parathymien		
R: Patient ist kognitiv nicht eingeschränkt **Cave: Selbst- oder Fremdgefährdungstendenzen!**	Z 2: Patient verfügt über möglichst ausgeglichenes Gefühlsleben und kann seine Gefühle in angemessener Weise äußern	M 2: Patienten auf unangemessenes Verhalten hinweisen M 2: Adäquate Gefühlsäußerungen positiv verstärken (Lob!) M 2: Gemeinsam mit dem Patienten erarbeiten, wie seine Gefühlsäußerungen von anderen wahrgenommen werden M 2: Patienten aber auch ermutigen, Gefühle zuzulassen M 2: Regelmäßige und verbindliche Gesprächstermine vereinbaren M 2: Mitpatienten vor Belästigungen bzw. Beeinträchtigungen schützen M 2: Ggf. Verhaltensalternativen aufzeigen M 2: Rückzugsmöglichkeiten anbieten M 2: Freizeitaktivitäten anbieten M 2: Sozial kompatible Eigenschaften und Interessen des Patienten fördern M 2: Medikamenteneinnahme überwachen M 2: Nachkontrollen auf Wirksamkeit

◘ **Tab. 7.5**   Fortsetzung

Probleme (P) und Ressourcen (R)	Pflegeziel (Z)	Pflegemaßnahmen (M)
P: Der Antrieb des Patienten ist herabgesetzt		
R: Patient hat Hobbys und Interessen **Cave: Es besteht tendenziell Suizidgefahr!**	Z 3: Stimmung des Patienten ist ausgeglichen	M 3: Stimmungslage des Patienten ernst nehmen M 3: Stimmungslage des Patienten beobachten und dokumentieren M 3: Suizidgefährdung abklären, ggf. Ärztin benachrichtigen M 3: Patienten ermutigen, Gefühle und Bedürfnisse zu benennen M 3: Patienten ermutigen, Kontakt zur Pflege aufzunehmen M 3: Regelmäßige und verbindliche Gesprächstermine vereinbaren M 3: Auf Rückzugstendenzen achten M 3: Protokoll über Tagesaktivitäten führen lassen M 3: Auf geregelten Tag- und Nachtrhythmus achten M 3: Patienten ggf. in Stationsgruppen integrieren M 3: Gemeinsam mit dem Patienten geregelte Tagesstruktur erarbeiten M 3: Hobbys und Interessen des Patienten erfragen M 3: Freizeit-und Sportaktivitäten anbieten M 3: Patienten ermutigen, Dinge zu benennen, die ihm Spaß machen M 3: Gemeinsam mit dem Patienten Coping-Strategien entwickeln M 3: Ggf. Bedarfsmedikation nach AVO M 3: Medikamenteneinnahme überwachen M 3: Nachkontrollen auf Wirksamkeit
P: Patient kann sich nicht oder nur schlecht konzentrieren		
R: Patient hat Hobbys und Interessen	Z 4: Konzentrationsfähigkeit ist verbessert	M 4: Gedankengänge erfragen, beobachten und dokumentieren M 4: Gespräche in ungestörter Atmosphäre führen, keine Ablenkungen M 4: Im Gespräch nur ein Thema zurzeit verhandeln M 4: Gesprächsführung strukturieren und Gespräch einfacher gestalten (keine komplizierten Satzgefüge verwenden) M 4: Regelmäßige und verbindliche Gesprächstermine vereinbaren M 4: Konzentrations- und Gedächtnisübungen anbieten M 4: Protokoll über Tagesaktivitäten führen lassen M 4: Gemeinsam Zeitung lesen oder Nachrichten hören und Patienten auffordern, den Inhalt wiederzugeben M 4: Aufmerksamkeit des Patienten sicherstellen, ggf. Fragen wiederholen lassen M 4: Medikamenteneinnahme überwachen M 4: Nachkontrollen auf Wirksamkeit

▣ Tab. 7.5   Fortsetzung

Probleme (P) und Ressourcen (R)	Pflegeziel (Z)	Pflegemaßnahmen (M)
P: Patient zeigt deutlichen Leistungsabfall (Leistungsknick)		
	Z 5: Patient kann sich strukturiert zumindest mit einfachen Sachverhalten beschäftigen	M 5: Zerfahrene Gedanken des Patienten erfassen und dokumentieren M 5: Aufmerksamkeit des Patienten sicherstellen, Ablenkung vermeiden M 5: Gesprächsverlauf gut strukturieren und komplizierte/komplexe Inhalte vermeiden M 5: Patienten nicht unter Zeitdruck setzen M 5: Patienten auch bei kleinen Fortschritten loben M 5: Patienten im Gespräch immer wieder auf das eigentliche Thema lenken M 5: Konzentrations- und Gedächtnisübungen anbieten
P: Patient leidet an formalen Denkstörungen		
R: Patient möchte sich der Umwelt mitteilen	Z 6: Patient ist in der Lage, seine Bedürfnisse und Gedanken anderen in verständlicher Weise mitzuteilen	M 6: Aufmerksamkeit des Patienten sicherstellen, Ablenkung vermeiden M 6: Fragen vor Beantwortung wiederholen lassen M 6: Hinweise und Hilfestellungen im Gespräch geben (»Denkanstöße«) M 6: Dem Patienten anschaulich erläutern, welche Verhaltensweisen von ihm erwartet werden M 6: Patienten nicht unter Zeitdruck setzen M 6: Patienten auch bei kleinen Fortschritten loben M 6: Patienten im Gespräch immer wieder auf das eigentliche Thema lenken M 6: Konzentrations- und Gedächtnisübungen anbieten M 6: Regelmäßige Gesprächstermine vereinbaren M 6: Gemeinsam mit dem Patienten geregelte Tagesstruktur erarbeiten M 6: Patienten in den Stationsalltag integrieren (Dienste auf Station) M 6: Medikamenteneinnahme überwachen M 6: Nachkontrollen auf Wirksamkeit
P: Kommunikation und Kontaktaufnahme des Patienten sind nicht angemessen		
	Z 7: Patient zeigt angemessene Formen der Kontaktaufnahme bzw. Kommunikation	M 7: Beobachtung und Dokumentation der kommunikativen Eigenheiten/Gewohnheiten des Patienten M 7: Beobachtung und Dokumentation der Art und Weise der Kontaktaufnahme des Patienten M 7: Gemeinsam mit dem Patienten erarbeiteten, welche Verhaltensweisen angemessen sind und welche nicht M 7: Gemeinsam mit dem Patienten dessen individuelle Kommunikations- und Kontaktaufnahmemuster erarbeiten M 7: Dem Patienten aufzeigen, wie sein Verhalten auf andere wirkt M 7: Nur auf solche Fragen reagieren, welche von dem Patienten in angemessener Weise gestellt werden M 7: Sozial kompatible Eigenschaften und Interessen des Patienten fördern M 7: Patienten in den Stationsalltag integrieren (Dienste auf Station) M 7: Medikamenteneinnahme überwachen M 7: Nachkontrollen auf Wirksamkeit

7

▪ Tab. 7.5 Fortsetzung

Probleme *(P)* und Ressourcen *(R)*	Pflegeziel *(Z)*	Pflegemaßnahmen *(M)*
P: Patient leidet an sozialem Rückzug bzw. sozialer Isolation		
R: Patient hat den Wunsch, sich in die Stationsgemeinschaft zu integrieren R: Patient hat Hobbys und Interessen **Cave: Es besteht tendenziell Suizidgefahr!**	Z 8: Patient nimmt am sozialen Leben auf der Station teil	M 8: Stimmungslage des Patienten ernst nehmen M 8: Stimmungslage des Patienten beobachten und dokumentieren M 8: Gespräche anbieten M 8: Bezugspflege M 8: Kontinuierlichen Kontakt zu dem Patienten halten M 8: Suizidgefährdung abklären, ggf. Ärztin benachrichtigen M 8: Regelmäßige und verbindliche Gesprächstermine vereinbaren M 8: Kontakte des Patienten auf der Station beobachten und fördern M 8: Patienten in die Stationsgruppen einführen M 8: Patienten zur Mitarbeit bzw. Teilnahme anregen M 8: Protokoll über Tagesaktivitäten führen lassen M 8: Auf geregelten Tag- und Nachtrhythmus achten M 8: Patienten in Stationsarbeiten einbinden (z. B. Küchendienst) M 8: Auf Rückzugstendenzen achten M 8: Patienten bei Rückzug im Zimmer aufsuchen M 8: Wenn möglich, Patienten aus dem Zimmer holen und in den Stationsalltag integrieren M 8: Gemeinsam mit dem Patienten geregelte Tagesstruktur erarbeiten M 8: Medikamenteneinnahme überwachen M 8: Nachkontrollen auf Wirksamkeit
R: Patient verfügt über bestehende Sozialkontakte	Z 9: Patient kann soziale Beziehungen außerhalb der Klinik aufrechthalten (Familie, Freunde, Bekannte etc.)	M 9: Kontaktpersonen des Patienten erfragen und dokumentieren M 9: Kontaktwünsche des Patienten erfragen und dokumentieren M 9: Kontakt zu Angehörigen aufnehmen und nach Möglichkeit aufrecht erhalten M 9: Patienten bei Kontaktaufnahme zu Angehörigen, Freunden etc. unterstützen M 9: Ggf. Familiengespräche anbieten
P: Patient zeigt Manierismen (Faxen, Grimassen etc.)		
R: Patient ist kognitiv nicht eingeschränkt **Cave: Auch wenn der Patient durch sein Verhalten Ärger auslösen sollte, ist ihm stets mit Wertschätzung und Respekt zu begegnen!**	Z 10: Verhalten und Auftreten des Patienten sind (möglichst) angemessen	M 10: Patienten ablenken, etwa durch Gespräche über »unverfängliche« Themen, wie Hobbys/Interessen des Patienten und/oder durch Freizeitaktivitäten (Sport, Gartenarbeit etc.) M 10: Beobachtung und Dokumentation des Grimassierens M 10: Beobachtung und Dokumentation der Art und Weise der Kontaktaufnahme des Patienten M 10: Dem Patienten deutlich machen, dass sein Verhalten unangemessen ist, ohne ihn als Person abzuwerten M 10: Regelmäßige und verbindliche Gesprächstermine vereinbaren M 10: Sozial kompatible Eigenschaften und Interessen des Patienten fördern M 10: Bei Aufdringlichkeiten Patienten im Kontakt konsequent und deutlich begrenzen M 10: Gemeinsam mit dem Patienten angemessene Verhaltensalternativen erarbeiten M 10: Bei Bitten oder Anfragen nur auf angemessenes Verhalten des Patienten reagieren M 10: Medikamenteneinnahme überwachen M 10: Nachkontrollen auf Wirksamkeit

AVO ärztliche Verordnung.

◻ Tab. 7.6 Symptome der katatonen Schizophrenie	
Hyperphänomene	**Hypophänomene**
Psychomotorische Erregung	Stupor (Bewegungs- und Regungslosigkeit)
Bewegungsstereotypien	Sperrung (abrupte Unterbrechung des Bewegungsablaufes)
Sprachstereotypien	Mutismus (psychogenes Schweigen)
Echolalie (Wiederholung von Wörtern oder Sätzen des Gegenübers)	Negativismus (Patient macht das Gegenteil von dem, was von ihm verlangt wird)
Echopraxie (Wiederholung von Handlungen und Bewegungsabläufen des Gegenübers)	Katalepsie (Verharren in starrer Körperhaltung)
Motorische Automatismen (z. B. Nesteln)	Flexibilitas cerea (wächserne Biegsamkeit)
Grimassieren	Halluzinationen (meist optisch)

7.2.3 Anmerkungen für die ambulante Pflege

Im Vordergrund der ambulanten pflegerischen Versorgung steht der Beziehungsaufbau und die Aufrechterhaltung der Beziehung, um die therapeutische und die medikamentöse Therapie fortführen und dem Patienten so einen Verbleib in der eigenen Häuslichkeit ermöglichen zu können. Es sind überdies mögliche Probleme im häuslichen Umfeld des Patienten zu regulieren, die durch deren Verhalten entstehen – etwa Konflikte in der Nachbarschaft. Zudem unterstützt die ambulante Pflege den Patienten in allen Bereichen der alltäglichen Lebensführung, in denen er auf Hilfe angewiesen ist bzw. in denen Unterstützungsbedarf besteht. Im Fall einer akuten Zustandsverschlechterung kann jedoch die Einweisung in ein Krankenhaus unumgänglich werden, um eine Selbst- oder Fremdgefährdung zu verhindern. Verweigert der Patient eine Krankenhauseinweisung, informieren Sie die behandelnde Ärztin und Ihre Pflegedienstleitung. Diese wird gemeinsam mit Ihnen, der Ärztin und der Betreuerin die Indikation für eine Zwangseinweisung prüfen bzw. oder eine solche Prüfung anregen. Hierbei kann es auch hilfreich sein, wenn die Pflegedienstleitung oder die Einsatzleitung deutlich macht, dass der Pflegedienst die ambulante Versorgung und die Verantwortung im vorliegenden Fall nicht mehr übernehmen wird. Behalten Sie als Führungskraft neben dem Wohl des Patienten bitte immer auch Ihre Fürsorgepflicht gegenüber Ihren Mitarbeiterinnen im Blick, die in der Regel alleine vor Ort sind! Bei mangelnder oder ungenügender Compliance des Patienten sollte der Fokus der ambulanten Pflege daher auf die Vorbereitung und auf die Nachsorge stationärer Therapien gelegt werden. Bei kooperativen Patienten kann allerdings auch eine psychiatrische Langzeittherapie von einem ambulanten Pflegedienst begleitet werden.

7.3 Katatone Schizophrenie (F20.2)

7.3.1 Merkmale

Die prägnantesten Kennzeichen der katatonen Schizophrenie sind die psychomotorischen Störungen. Diese können schwanken zwischen Extremen wie Erregung und Stupor, aber auch Befehlsautomatismus und Negativismus. Die Patienten können Zwangshaltungen und -stellungen durchaus über eine lange Zeit hinweg beibehalten. Episodenhafte schwere Erregungszustände können ein Charakteristikum dieses Krankheitsbildes sein, hier kann es beispielsweise zu lautem Schreien und Heulen, zur Entblößung oder zum Zerreißen von Kleidungsstücken kommen. Patienten mit einer katatonen Schizophrenie können gelegentlich auch an einem traumähnlichen (oneiroiden) Zustand, der mit lebhaften szenischen Halluzinationen einhergehen kann, leiden (vgl. Holnburger 2004, S. 138). Die Symptome der katatonen Schizophrenie lassen sich unterscheiden nach Hyper- bzw. Hypophänomenen (vgl. Huber 1987, S. 204), wie in ◻ Tab. 7.6 dargestellt.

Praxistipp	

Im pflegerischen Umgang mit Patienten, die an einer katatonen Schizophrenie erkrankt sind, ist es wichtig, dass Sie Ruhe und Sicherheit vermitteln. Bitte bedenken Sie, dass der Patient auch dann, wenn er keinerlei Reaktionen zeigt, durchaus bei Bewusstsein ist und Gespräche, Situationen, Handlungen etc. sehr wohl erfassen kann. Außerdem ist zu beachten, dass hier schwere und lebensbedrohliche Verläufe auftreten können! Die sogenannte perniziöse Katatonie stellt eine Extremform der Katatonie dar, die sich in extremer psychomotorischer Unruhe, Selbstgefährdung und hohem Fieber sowie äußerer Bewegungsstarre bei massiver innerer Anspannung äußert (vgl. Häfner 2010, S. 115 ff.). In einem solchen Notfall ist der Patient sofort auf die Intensivstation eines Allgemeinen Krankenhauses zu verlegen!

7.3.2 Pflegeplanung katatone Schizophrenie

☐ Tab. 7.7

☐ **Tab. 7.7** Pflegeplanung katatone Schizophrenie

Probleme (P) und Ressourcen (R)	Pflegeziel (Z)	Pflegemaßnahmen (M)
P: Patient leidet an psychomotorischen Erregungszuständen		
Cave: Selbst- oder Fremdgefährdungstendenzen! Cave: Es besteht die Gefahr einer lebensbedrohlichen perniziösen Katatonie!	Z 1: Verhinderung von Selbst- und Fremdgefährdung	M 1: Krankenbeobachtung M 1: Vitalzeichenkontrolle M 1: Beobachtung und Dokumentation der Verhaltensweisen des Patienten M 1: Engmaschige, ggf. lückenlose Überwachung des Patienten M 1: Patienten ggf. von Mitpatienten isolieren (Einzelzimmer) M 1: Gefährliche Gegenstände aus der Reichweite des Patienten entfernen M 1: Patienten durch Ansprache beruhigen M 1: Ggf. Ärztin alarmieren M 1: Ggf. Verlegung in eine intensivmedizinische Abteilung (perniziöse Katatonie!) M 1: Ggf. Bedarfs- bzw. Notfallmedikation nach AVO verabreichen M 1: Auf angemessene Ruhezeiten achten M 1: Auf ausreichende Flüssigkeits- und Nahrungsaufnahme achten M 1: Im äußersten Notfall Patienten fixieren nach AVO und ggf. rechtliche Betreuerin informieren (▶ Abschn. 7.4)
	Z 2: Patient beruhigt sich und zeigt ein angemessenes Erregungsniveau	M 2: Bezugspflege M 2: Individuell angemessene körperliche Aktivitäten anbieten M 2: Patienten mit motorischer Beschäftigung ablenken M 2: Aufbau einer tragfähigen Beziehung M 2: Sicherheit vermitteln M 2: Entspannungstechniken anbieten M 2: Physiotherapie anbieten M 2: Beschäftigungstherapie anbieten M 2: Wenn möglich, gemeinsam mit dem Patienten Tagesstruktur erarbeiten M 2: Wenn möglich, gemeinsam mit dem Patienten Strategien entwickeln, übermäßiges Erregungsniveau zu neutralisieren M 2: Medikamenteneinnahme überwachen M 2: Nachkontrollen auf Wirksamkeit

◻ Tab. 7.7 Fortsetzung

Probleme (P) und Ressourcen (R)	Pflegeziel (Z)	Pflegemaßnahmen (M)
P: Patient zeigt Bewegungsstereotypien		
	Z 3: Verhinderung von körperlichen Schäden	M 3: Gefährliche Gegenstände aus der Reichweite des Patienten entfernen M 3: Engmaschige, ggf. lückenlose Überwachung des Patienten M 3: Auf Verletzungsgefahr achten M 3: Patienten ggf. von Mitpatienten isolieren M 3: Patienten mit motorischer Beschäftigung ablenken M 3: Patienten ablenken, etwa durch Gespräche über »unverfängliche« Themen, wie Hobbys/Interessen des Patienten und/oder durch Freizeitaktivitäten (Sport, Gartenarbeit etc.) M 3: Entspannungstechniken anbieten M 3: Physiotherapie anbieten M 3: Beschäftigungstherapie anbieten M 3: Medikamenteneinnahme überwachen M 3: Nachkontrollen auf Wirksamkeit
P: Sprachverhalten des Patienten weist pathologische Veränderungen auf: Mutismus, Sprachstereotypien, Echolalie		
	Z 4: Patient kann sich in angemessener Weise verständlich machen und seine Bedürfnisse mitteilen	M 4: Patienten ernst nehmen M 4: Mögliche Anliegen und Bedürfnisse des Patienten eruieren und dokumentieren M 4: Aufmerksamkeit des Patienten sicherstellen, Ablenkung vermeiden M 4: Gespräch gut strukturieren M 4: Ggf. Hinweise und Hilfestellungen im Gespräch geben (»Denkanstöße«) M 4: Patienten nicht unter Zeitdruck setzen M 4: Einfache Formulierungen wählen M 4: Patienten auch bei kleinen Fortschritten loben M 4: Nur ein Thema zurzeit besprechen M 4: Patienten ggf. im Gespräch immer wieder auf das eigentliche Thema lenken M 4: Aufbau einer verlässlichen Vertrauensbeziehung M 4: Patienten nicht bevormunden
	Z 5: Patient kann mit Mitpatienten und Personal kommunizieren	M 5: Patienten zur Kontaktaufnahme mit Mitpatienten ermutigen M 5: Sozialkontakte des Patienten auf Station beobachten und fördern M 5: Entspannungstechniken anbieten M 5: Sprachtherapie/Logopädie anbieten M 5: Ergotherapie anbieten M 5: Patienten in Stationsalltag einbinden M 5: Patienten ggf. vor Spott oder Schikanen der Mitpatienten schützen M 5: Patienten bei Fehlschlägen aufbauen und motivieren

7

◨ Tab. 7.7 Fortsetzung

Probleme (P) und Ressourcen (R)	Pflegeziel (Z)	Pflegemaßnahmen (M)
P: Patient leidet an Echopraxie		
	Z 6: Verhinderung von körperlichen Schäden	M 6: Krankenbeobachtung und Dokumentation M 6: Gefährliche Gegenstände aus der Reichweite des Patienten entfernen M 6: Engmaschige, ggf. lückenlose Überwachung des Patienten M 6: Auf Verletzungsgefahr achten M 6: Medikamenteneinnahme überwachen M 6: Nachkontrollen auf Wirksamkeit
	Z 7: Patient zeigt angemessene Verhaltensweisen im Umgang mit anderen	M 7: Patienten auf unangemessenes Verhalten hinweisen M 7: Sozial kompatible Eigenschaften des Patienten fördern M 7: Patienten auch bei kleinen Fortschritten loben M 7: Nur auf Fragen oder Anliegen eingehen, die in angemessener Weise von dem Patienten vorgetragen werden M 7: Gemeinsam mit dem Patienten negative Verhaltensweisen identifizieren und Alternativen entwickeln M 7: Entspannungstechniken anbieten M 7: Physiotherapie anbieten M 7: Beschäftigungstherapie anbieten M 7: Medikamenteneinnahme überwachen M 7: Nachkontrollen auf Wirksamkeit M 7: Patienten in den Stationsalltag einbinden
P: Patient leidet an motorischen Automatismen		
	Z 8: Abnahme der Automatismen	M 8: Beobachtung und Dokumentation der Verhaltensweisen des Patienten M 8: Patienten ablenken, etwa durch Gespräche über »unverfängliche« Themen, wie Hobbys/Interessen des Patienten und/oder durch Freizeitaktivitäten (Sport, Gartenarbeit etc.) M 8: Patienten mit motorischer Beschäftigung ablenken M 8: Individuell angemessene körperliche Aktivitäten anbieten M 8: Entspannungstechniken anbieten M 8: Physiotherapie anbieten M 8: Beschäftigungstherapie anbieten M 8: Medikamenteneinnahme überwachen M 8: Nachkontrollen auf Wirksamkeit M 8: Patienten in den Stationsalltag einbinden

◻ Tab. 7.7 Fortsetzung

Probleme *(P)* und Ressourcen *(R)*	Pflegeziel *(Z)*	Pflegemaßnahmen *(M)*
P: Patient schneidet Grimassen		
	Z 9: Patient zeigt im Kontakt angemessene Verhaltensweisen	M 9: Beobachtung und Dokumentation des Grimassierens M 9: Beobachtung und Dokumentation der Art und Weise der Kontaktaufnahme des Patienten M 9: Patienten ablenken, etwa durch Gespräche über »unverfängliche« Themen, wie Hobbys/Interessen des Patienten und/oder durch Freizeitaktivitäten (Sport, Gartenarbeit etc.) M 9: Dem Patienten deutlich machen, dass sein Verhalten unangemessen ist, ohne ihn als Person abzuwerten M 9: Dem Patienten aufzeigen, wie sein Verhalten auf andere wirkt M 9: Nur auf solche Fragen reagieren, welche von dem Patienten in angemessener Weise gestellt werden M 9: Sozial kompatible Eigenschaften und Interessen des Patienten fördern M 9: Gemeinsam mit dem Patienten erarbeiten, welche Verhaltensweisen angemessen sind und welche nicht M 9: Patienten in den Stationsalltag integrieren (Dienste auf Station) M 9: Medikamenteneinnahme überwachen M 9: Nachkontrollen auf Wirksamkeit
P: Patient ist stuporös		
Cave: Bei anhaltendendem Flüssigkeitsmangel besteht Exsikkosegefahr!	Z 10: Verhinderung von Flüssigkeitsmangel	M 10: Trink- und Essprotokoll führen M 10: Regelmäßige Vitalzeichenkontrolle, auch BZ M 10: Ggf. Ärztin alarmieren M 10: Hilfestellung bei der Nahrungs- und Flüssigkeitsaufnahme M 10: Flüssigkeitszufuhr notfalls i.v. nach AVO
	Z 11: Regelmäßige Medikamenteneinnahme	M 11: Medikamenteneinnahme überwachen M 11: Ggf. Medikamentenspiegel im Blut ermitteln M 11: Ggf. Medikamentengabe i.v. nach AVO
	Z 12: Verhinderung von Druckstellen oder Hautschäden durch Ausscheidungen	M 12: Darauf achten, dass der Patient nicht lange in ein und derselben Haltung liegt oder sitzt M 12: Bei schweren Verläufen den Patienten lagern (Dekubitusprophylaxe!) M 12: Ggf. Lagerungsplan erstellen M 12: Hilfestellung bei der Körperpflege
	Z 13: Stupor wird unterbrochen und Patient kann sich bewegen und kommunizieren	M 13: Ärztin alarmieren M 13: Gabe von Notfallmedikation nach AVO M 13: Medikamenteneinnahme überwachen M 13: Nachkontrollen auf Wirksamkeit

7

◻ **Tab. 7.7** Fortsetzung

Probleme (P) und Ressourcen (R)	Pflegeziel (Z)	Pflegemaßnahmen (M)
P: Patient zeigt Negativismus		
Cave: Es kann zu Fehlinterpretationen des Verhaltens kommen (»störrisch«, »bockig«)!	Z 14: Patient kann sich an Absprachen und Anweisungen halten	M 14: Ruhe bewahren und daran denken, dass der Patient nicht provozieren oder bewusst Ärger auslösen möchte M 14: Patienten nicht unter Zeitdruck setzen M 14: Absprachen selbst konsequent einhalten M 14: Verbindliche und regelmäßige Gesprächstermine vereinbaren M 14: Patienten auch bei kleinen Fortschritten loben M 14: Sozial kompatible Eigenschaften des Patienten fördern
	Z 15: Regelmäßige Medikamentenein- nahme	M 15: Medikamenteneinnahme überwachen M 15: Ggf. Medikamentenspiegel im Blut ermitteln M 15: Ggf. Medikamentengabe i.v. nach AVO
	Z 16: Patient kann sich in den Stations- ablauf integrieren	M 16: Regelmäßige und verbindliche Gesprächstermine vereinbaren M 16: Kontakte des Patienten auf der Station beobachten und fördern M 16: Patienten in die Stationsgruppe einführen M 16: Patienten zur Mitarbeit bzw. Teilnahme anregen M 16: Patienten zur Übernahme von Stationsdiensten ermutigen (Küchendienst, Blumendienst etc.) M 16: Patienten bei Rückzug im Zimmer aufsuchen und, wenn möglich, aus dem Zimmer holen
P: Patient leidet an Katalepsie		
	Z 17: Verhinderung von körperlichen Schäden (vor allem Bewe- gungsapparat sowie Druckstellen)	M 17: Krankenbeobachtung und Dokumentation M 17: Darauf achten, dass der Patient sich nicht wundliegt (Dekubitusprophylaxe) M 17: Ggf. Lagerungsplan erstellen M 17: Ggf. Patienten regelmäßig fachgerecht lagern M 17: Auf ausreichende Flüssigkeits- und Nahrungszufuhr achten M 17: Hilfestellung bei der Körperpflege M 17: Medikamentengabe nach AVO M 17: Nachkontrolle auf Wirksamkeit M 17: Ggf. Ärztin alarmieren
	Z 18: Patient kann sich bewegen und kommunizieren	M 18: Individuell angemessene körperliche Aktivitäten anbieten M 18: Entspannungstechniken anbieten M 18: Physiotherapie anbieten M 18: Beschäftigungstherapie anbieten M 18: Patienten zur Kontaktaufnahme ermutigen M 18: Gespräche anbieten M 18: Patienten im Gespräch nicht unter Zeitdruck setzen M 18: Patienten ermutigen, sich im Bedarfsfall jederzeit an die Pflege zu wenden (auch über die Klingel m Bett!) M 18: Patienten in die sozialen Aktivitäten auf der Station einbinden M 18: Medikamenteneinnahme kontrollieren M 18: Nachkontrollen auf Wirksamkeit
P: Patient leidet an Flexibilitas cerea		
	Z 19: Zustand ist beendet	M 19: Ärztin alarmieren M 19: Gabe von Notfallmedikation nach AVO M 19: Medikamenteneinnahme überwachen M 19: Nachkontrollen auf Wirksamkeit

□ Tab. 7.7   Fortsetzung

Probleme (P) und Ressourcen (R)	Pflegeziel (Z)	Pflegemaßnahmen (M)
P: Patient leidet an Halluzinationen		
	Z 20: Verhinderung von Selbst- oder Fremdgefährdung	M 20: Engmaschige, ggf. lückenlose Überwachung des Patienten M 20: Ärztin alarmieren M 20: Mögliche Suizidalität abklären lassen (Ärztin) M 20: Patienten ggf. von Mitpatienten isolieren (Einzelzimmer) M 20: Gefährliche Gegenstände aus der Reichweite des Patienten entfernen M 20: Patienten im Gespräch beruhigen und entlasten M 20: Ggf. Bedarfs- bzw. Notfallmedikation nach AVO verabreichen M 20: Medikamenteneinnahme überwachen M 20: Nachkontrollen auf Wirksamkeit M 20: Im äußersten Notfall Patienten fixieren nach AVO und ggf. rechtliche Betreuerin informieren
	Z 21: Patient kann mit Pflegekraft über Halluzinationen reden	M 21: Erleben des Patienten ernst nehmen M 21: Halluzinationen zunächst akzeptieren, nicht versuchen, Patienten zu überzeugen M 21: Patienten nicht alleine lassen, insbesondere bei Angstzuständen unterstützend begleiten und beruhigen M 21: Patienten engmaschig überwachen M 21: Bezugspflege M 21: Aufbau einer Vertrauensbasis M 21: Patienten so gut wie möglich auf Station integrieren M 21: Patienten ermutigen, sich im Bedarfsfalle jederzeit an die Pflege zu wenden
	Z 22: Patient fühlt sich sicher auf der Station	M 22: Patienten ablenken, etwa durch Gespräche über »unverfängliche« Themen, wie Hobbys/Interessen des Patienten und/oder durch Freizeitaktivitäten (Sport, Gartenarbeit etc.) M 22: Sicherheit vermitteln M 22: Auf ausreichende Flüssigkeitszufuhr achten M 22: Auf ausreichende Körperpflege achten M 22: Medikamentöse Therapie nach AVO M 22: Alltagsaktivitäten anbieten und ggf. Patienten dabei begleiten M 22: Patienten in Stationsalltag einbinden M 22: Patienten zur Übernahme von Stationsdiensten ermutigen M 22: Patienten ermutigen, sich im Bedarfsfalle jederzeit an die Pflege zu wenden
	Z 23: Patient kann Halluzinationen als solche erkennen und sich distanzieren	M 23: Gespräche über Wahnvorstellungen anbieten M 23: Gezielte Nachfragen zu Inhalten und Auslösern M 23: Medikamentöse Therapie nach AVO M 23: Wenn möglich, Patienten über realen Sachverhalt aufklären, dabei das Gespräch stets auf Augenhöhe halten, keine belehrende Überheblichkeit M 23: Patienten ermutigen, sich im Bedarfsfall jederzeit an die Pflege zu wenden M 23: Medikamenteneinnahme überwachen M 23: Nachkontrollen auf Wirksamkeit

AVO ärztliche Verordnung, *BZ* Blutzucker.

7.3.3 Anmerkungen für die ambulante Pflege

Der Fokus der ambulanten Pflege liegt hier in der Überwachung der medikamentösen Therapie und der Hilfestellung bei der Alltagsbewältigung. Im Falle einer perniziösen Katatonie ist der Patient sofort notfallmäßig in ein Allgemein-Krankenhaus einzuweisen! Gleiches kann bei Vorliegen von Halluzinationen der Fall sein. Bei akuter Selbst- oder Fremdgefährdung ist der Patient ebenfalls umgehend einzuweisen. Verweigert der Patient eine Krankenhauseinweisung, informieren Sie Ihre Pflegedienstleitung. Diese wird gemeinsam mit Ihnen, der Ärztin und der Betreuerin die Indikation für eine Zwangseinweisung prüfen bzw. oder eine solche Prüfung anregen. Hierbei kann es auch hilfreich sein, wenn die PDL oder die Einsatzleitung deutlich macht, dass der Pflegedienst die ambulante Versorgung und die Verantwortung im vorliegenden Fall nicht mehr übernehmen wird. Behalten Sie als Führungskraft neben dem Wohl des Patienten bitte immer auch Ihre Fürsorgepflicht gegenüber Ihren Mitarbeiterinnen im Blick, die in der Regel alleine vor Ort sind! Bieten Sie für Ihre Mitarbeiterinnen Supervisionen und genügend Raum zum gegenseitigen Austausch an.

7.4 Exkurs: Pflege bei Zwangsmaßnahmen

> **Definition**
>
> Zwangsmaßnahmen sind freiheitsentziehende Maßnahmen, die gegen den Willen des Patienten durchgeführt werden, entweder um eine Selbst- oder Fremdgefährdung zu verhindern oder um eine notwendige Therapie durchführen zu können; sie stellen einen erheblichen Einschnitt in die Grundrechte des Patienten dar und bedürfen grundsätzlich einer ärztlichen Anordnung (rechtfertigender Notstand) und, bei längerer Fortdauer über 48 Stunden, auch einer richterlichen Anordnung (vgl. Lang 2012, S. 35).

Zwangsmaßnahmen bringen für Pflegekräfte oftmals Gewissenskonflikte mit sich, denn dem beruflichen Selbstverständnis nach entspricht es doch der ethischen Grundhaltung der Pflege, die Selbstbestimmung und die Autonomie des Patienten zu achten und zu fördern. Die Pflege bei Zwangsmaßnahmen steht dem jedoch deutlich entgegen (vgl. Lay 2014, S. 190). Generell stehen Zwangsmaßnahmen in der Psychiatrie in einem »tripolaren Spannungsverhältnis« (Rössler u. Hoff 2006, S. 121), bestehend aus Autonomie des Patienten, Schutz der Öffentlichkeit und Sicherung der notwendigen Behandlung. Allerdings hat der Gesetzgeber in jüngster Zeit die Anforderungen an eine Zwangsmedikation deutlich verschärft: so darf diese nur noch als Ultima Ratio, im Rahmen einer Unterbringung und »zur Abwendung eines drohenden erheblichen gesundheitlichen Schadens« (BGB § 1906 Abs. 1 Nr. 2) durchgeführt werden. Es gibt neben der Zwangsmedikation weitere Arten von Zwangsmaßnahmen, wie etwa die physische Fixierung, die Isolation (Einsperren auf der Station, in einem bestimmten Bereich der Station oder in einem Zimmer) oder sogenannten »Schutzmaßnahmen« für verwirrte alte Menschen (vgl. Schirmer et al. 2006, S. 64). Die physische Fixierung lässt sich unterscheiden in folgende Kategorien (vgl. Henke, 2006, S. 97-98):

- Festhalten des Patienten
- Fixieren auf dem Stuhl durch Bauchgurt
- Hochziehen des Bettgitters
- 7-Punkt-Fixierung: Hand-, Fuß-, Bauch- und Schultergurt (oder ggf. Oberschenkelgurt)
- 5-Punkt-Fixierung: Hand-, Fuß- und Bauchgurt (◨ Abb. 7.2)
- 4-Punkt-Fixierung: Hand- und Fußgurt
- 3-Punkt-Fixierung: Bauch- und Fußgurt (nur zeitlich begrenzt, etwa zur Durchführung der Körperpflege) – Cave: Aufsichtspflicht!
- 2-Punkt-Fixierung: Bauchgurt sowie Fußgurt zur Wandseite (Gerontopsychiatrie)

Nachfolgend wird auf die physische Fixierung Bezug genommen, wobei hier vornehmlich darauf zu achten ist, dass der Patient dadurch keine körperlichen Schäden davonträgt und eine zusätzliche Traumatisierung möglichst vermieden wird. Die

Fixierung sollte nach Möglichkeit gut vorbereitet werden: Es sollte eine angemessene Zahl von
Pflegekräften vor Ort sein (falls Überwältigung des
Patienten erforderlich sein sollte), die benötigten
Materialien breitgestellt (Gurte zuerst am Bett be-
festigen!) und natürlich Mitpatienten und Besucher
außer Sichtweite gebracht werden (vgl. Holnburger
2004, S. 111). Zudem ist der Patient für die Dauer der
Fixierung unter Beobachtung zu halten; zur rechtlichen Absicherung der Pflegenden ist stets ein Fixie-
rungsprotokoll zu führen (vgl. Henke 2006, S. 76).
Da die Fixierung eines Patienten in der praktischen
Arbeit auf Station für alle Beteiligten ein schwer-
wiegendes Erlebnis ist, wird nun kurz eine Pflegeplanung für die physische Fixierung vorgestellt. Bei
allen Pflegehandlungen am Bett unbedingt auf die
Sicherheit des Pflegepersonals achten! Das heißt, es
ist ausreichend Personal bereitzustellen und es sind
alle erforderlichen Sicherheitsmaßnahmen einzuhalten (z. B. Fixierung nur einseitig lösen).

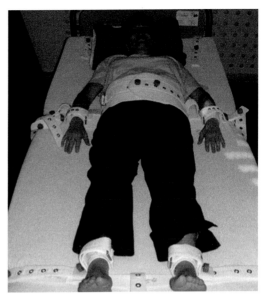

◘ **Abb. 7.2**   Fünf-Punkt-Fixierung. (Aus Fogl u. Steinert
2012, mit freundl. Genehmigung des Thieme-Verlags)

7.4.1 Pflegeplanung Fixierung

◘ Tab. 7.8

◘ **Tab. 7.8** Pflegeplanung Fixierung		
Probleme (P) und Ressourcen (R)	**Pflegeziel (Z)**	**Pflegemaßnahmen (M)**
P: Patient versucht, sich aus der Fixierung zu befreien		
	Z 1: Fixierung des Patienten ist gesichert	M 1: Ruhe bewahren und entschlossen, aber freundlich auftreten M 1: Gurte möglichst passgenau anlegen (Vorgaben der Hersteller beachten) M 1: Auf gute Polsterung der Gurte achten, insbesondere an potenziellen Scheuerstellen M 1: Gurte regelmäßig kontrollieren M 1: Patienten beruhigen M 1: Sicherheit vermitteln M 1: Ggf. Bedarfs- oder Notfallmedikation nach AVO M 1: Nachkontrolle auf Wirksamkeit der Medikation
P: Dekubitus und/oder Kontrakturgefahr		
Cave: Auftreten von Scherkräften bei starker motorischer Unruhe!	Z 2: Intakte Haut und Beweglichkeit	M 2: Krankenbeobachtung und Dokumentation M 2: Insbesondere Rücken und Gelenke regelmäßig kontrollieren M 2: Versorgung eventueller Scheuerstellen M 2: Scheuerstellen und potenzielle Scheuerstellen abpolstern M 2: In Anwesenheit von zwei Pflegekräften Fixierungen an Armen und Beinen des Patienten einzeln lösen und die Gelenke bewegen M 2: Wenn möglich, Patienten mehrmals täglich kurz aufstehen lassen M 2: Dekubitusprophylaxe durchführen M 2: Ggf. Lagerungsplan erstellen

◧ Tab. 7.8 Fortsetzung

Probleme (P) und Ressourcen (R)	Pflegeziel (Z)	Pflegemaßnahmen (M)
P: Toilettengang ist nicht möglich oder Kontinenz ist eingeschränkt		
	Z 3: Wahrung von Hygiene und Intimsphäre	M 3: Ausfuhrkontrolle/Protokoll M 3: Zeitnah reagieren, wenn Patient den Wunsch äußert, zur Toilette zu gehen M 3: Sofern Toilettengang möglich, nur in Begleitung von mindestens zwei Pflegekräften M 3: Krankenunterlagen verwenden M 3: Ggf. Inkontinenzmaterial verwenden M 3: Bei Inkontinenz regelmäßig Waschungen des Intimbereichs vornehmen M 3: Auf Schutz der Intimsphäre achten
P: Körperpflege ist nicht oder nur eingeschränkt möglich		
	Z 4: Körperpflege ist gewährleistet	M 4: Krankenbeobachtung und Dokumentation M 4: Abklären ob bzw. inwieweit der Patient die Körperpflege selbstständig durchführen kann M 4: Teilwaschungen anbieten M 4: Patienten ggf. bei der Körperpflege unterstützen M 4: ggf. Körperpflege durchführen M 4: Patienten keine gefährlichen Gegenstände überlassen (Nagelschere, Feile etc.) M 4: Duschen oder Baden nur mit mindestens zwei Pflegekräften
P: Patient kann nicht oder nur **eingeschränkt Nahrung und Flüssigkeit aufnehmen**		
	Z 5: Patient nimmt ausreichend Nahrung und Flüssigkeit zu sich	M 5: Trink- und Essprotokoll führen M 5: Regelmäßige Vitalzeichenkontrolle, auch BZ M 5: Ggf. Ärztin alarmieren M 5: Hilfestellung bei der Nahrungs- und Flüssigkeitsaufnahme M 5: Flüssigkeitszufuhr notfalls i.v. nach AVO M 5: Nahrungszufuhr notfalls per nasogastraler Sonde nach AVO
P: Patient ist laut und sehr unruhig		
	Z 6: Patient beruhigt sich	M 6: Dokumentation des Verhaltens M 6: Beruhigende Ansprache M 6: Ggf. räumlich isolieren, um Mitpatienten vor Lärmbelästigung zu schützen M 6: Ggf. Bedarfsmedikation nach AVO M 6: Nachkontrollen auf Wirksamkeit
P: Patient erleidet in fixiertem Zustand einen Krampfanfall		
	Z 7: Schutz vor Verletzungen	M 7: Sofort Fixierung lösen! M 7: Wenn möglich, Seitenlagerung M 7: Ärztin alarmieren M 7: Anfall dokumentieren (ggf. in Anfallskalender) M 7: Zukünftige Gefahreneinschätzung durchführen M 7: Fixierung auf einer Seite lockerer lassen M 7: Patienten weiterhin möglichst auf der Seite lagern (Lagerungsplan)

AVO ärztliche Verordnung, *BZ* Blutzucker.

Literatur

Fogl D, Steinert T (2012) Aggressive und gewalttätige Patienten – Fixierung. Lege artis 2(1): 28–33

Gold K, Schlegel Y, Stein K-P (Hrsg) (2014) Pflege konkret: Neurologie – Psychiatrie. Lehrbuch für Pflegeberufe, 5. Aufl. Urban & Fischer, München

Häfner H (2010) Schizophrenie: erkennen, verstehen, behandeln. Beck, München

Henke F (2006) Fixierungen in der Pflege: rechtliche Aspekte und praktischer Umgang mit Fixiergurten. Kohlhammer, Stuttgart

Holnburger M (2004) Pflegestandards in der Psychiatrie, 3. Aufl. Elsevier, München

Huber G (1987) Psychiatrie: Lehrbuch für Studium und Weiterbildung. Schattauer, Stuttgart

Lay R (2014) Ethik in der Pflege: Ein Lehrbuch für die Aus-, Fort- und Weiterbildung, 2. Aufl. Schlütersche Verlagsgesellschaft, Hannover

Lang U (2012) Innovative Psychiatrie mit offenen Türen: Deeskalation und Partizipation in der Akutpsychiatrie. Springer, Berlin

Robert Koch-Institut (Hrsg) (2010) Schizophrenie. Gesundheitsberichterstattung des Bundes 50

Rössler W, Hoff P (2005) Psychiatrie zwischen Autonomie und Zwang. Springer, Heidelberg

Schirmer U, Mayer M, Martin V et al. (2006) Prävention von Aggression und Gewalt in der Pflege: Grundlagen und Praxis des Aggressionsmanagements für Psychiatrie und Gerontopsychiatrie. Schlütersche Verlagsgesellschaft, Hannover

Thiel H, Jensen M, Traxler S (2004) Klinikleitfaden Psychiatrische Pflege. Elsevier, München

Zimbardo PG (2004) Psychologie, 6. Aufl. Springer, Berlin

Affektive Störungen (F30–F39)

Heike Ulatowski

H. Ulatowski, *Pflegeplanung in der Psychiatrie*,
DOI 10.1007/978-3-662-48546-0_8, © Springer-Verlag Berlin Heidelberg 2016

Zu den affektiven Störungen zählen Depressionen, Manien und bipolare affektive Störungen, wobei sowohl unipolare depressive als auch (selten) unipolare manische Episoden sowie bipolare Affektstörungen zu beobachten sind (vgl. Tölle u. Windgassen 2003, S. 248). Am häufigsten treten Depressionen auf, sie zählen generell zu den häufigsten psychiatrischen Erkrankungen: Jeder 3.–10. Mensch leidet an einer Depression; in den psychiatrischen Kliniken weist im Durchschnitt jeder 8. Patient eine depressive Episode auf. Manien sind ebenfalls recht häufig, insbesondere im Kontext bipolarer Affektpsychosen. So erkranken etwa 0,6–0,9% der Bevölkerung im Laufe ihres Lebens an einer sogenannten »manisch-depressiven« Erkrankung (vgl. Thiel et al. 2004, S. 206). Im Folgenden werden die wesentlichen Merkmale der affektiven Störungen sowie modellhaft Pflegeplanungen für die Krankheitsbilder manische Episode, bipolare affektive Störung, depressive Episode und rezidivierende depressive Episode dargestellt. Ein Exkurs zum Thema »Pflege bei Suizidalität« beendet dieses Kapitel (▶ Abschn. 8.5).

Ursächlich für das Auftreten affektiver Störungen sind neben sozialen Faktoren auch genetische (genetische Disposition), neurobiologische (Störungen im Neurotransmittersystem) und neuropsychologische (Aufmerksamkeits- und Gedächtnisleistung, Handlungsregulation, Impulskontrolle) Faktoren (vgl. Hautzinger u. Meyer 2011, S. 22–26). Affektive Störungen sind psychische Erkrankungen, die durch pathologische Veränderungen der Stimmung, des Antriebs und der Gefühle gekennzeichnet sind (vgl. Gold et al. 2014, S. 287). Darüber hinaus sind Wahrnehmung und Verhalten des Patienten beeinträchtigt, wie ◘ Tab. 8.1 verdeutlicht:

8.1   Manische Episode (F30)

8.1.1   Merkmale

Eine manische Episode zeichnet sich in erster Linie durch eine der Situation nicht angemessene gehobene Stimmung des Patienten aus, wobei diese bis hin zu vom Patienten nicht mehr zu kontrollierenden Erregungszuständen gehen kann und mindestens eine Woche lang andauert (vgl. Tölle u. Windgassen 2003, S. 244–246). Es kommt neben dem inadäquat gesteigerten Antrieb zu einem risikofreudigen Verhalten und zu Konzentrations- und Wahrnehmungsstörungen. Der Patient zeigt zudem keinerlei Krankheitseinsicht und ist hyperaktiv und nicht in der Lage, seine persönliche Leistungsfähigkeit realistisch einzuschätzen (vgl. Holnburger 2004, S. 152). Im Vergleich zu seinen sonstigen Gewohnheiten redet der Patient übermäßig viel und schläft sehr wenig. Der übermäßige Rededrang ist in der Regel umso auffälliger, als der Patient nicht nur sehr viel, sondern auch noch sehr schnell spricht und dabei immer wieder den Gesprächsfaden verliert. Ein weiteres Kriterium ist der (weitgehende) Wegfall sozialer Hemmungen, was sich zum Beispiel in gesteigertem und nicht selten promiskuitivem Sexualverhalten ausdrücken kann (vgl. Hautzinger u. Meyer 2011, S. 6). Die manische Episode ist abzugrenzen von der hypomanischen Episode. Letztere dauert nur einige Tage an und ist insgesamt von einem deutlich weniger ausgeprägten und weniger intensiven Erscheinungsbild gekennzeichnet (vgl. Hautzinger u. Meyer 2011, S. 7). Die Symptome der manischen Episode sind in ◘ Tab. 8.2 zusammengefasst.

◘ Tab. 8.1　Störungsbereiche und Symptome affektiver Störungen

Störungsbereiche	Symptome
Stimmung	von niedergeschlagen bis euphorisch
Antrieb	von antriebslos bis hyperaktiv
Erleben/Wahrnehmung	von Angstzuständen bis zu Selbstüberschätzung
Leistungs-und Konzentrationsfähigkeit	vermindert
Schlafbedürfnis	von erhöht bis stark vermindert
Appetit	von vermindert oder gesteigert bis zu völlig unkontrolliert
Sozial- und Sexualverhalten	von sozialem Rückzug und Libidoverlust bis zum Verlust sozialer Hemmungen und gesteigerter Libido

◘ Tab. 8.2　Symptome der manischen Episode

Kriterium	Symptome
Stimmung	extrem gehoben, euphorisch
Antrieb	gesteigert, hyperaktiv, schnelles Denken, Gedankenflut
Erleben/Wahrnehmung	wahnhafte Ideen, Größenwahn, Selbstüberschätzung, riskante Verhaltensweisen, kaum/kein Verantwortungsgefühl
Leistungs-und Konzentrationsfähigkeit	vermindert, sehr leicht ablenkbar, Ideenflucht
Schlafbedürfnis	stark vermindert
Appetit	unkontrolliertes Trink- und Essverhalten (kein Sättigungsgefühl)
Sozial- und Sexualverhalten	übertriebene Geselligkeit und Kontaktfreudigkeit, bis hin zum Verlust sozialer Hemmungen, gesteigerte Libido und Promiskuität

Praxistipp

Im pflegerischen Umgang mit manischen Patienten sollten Sie auf jeden Fall Ruhe bewahren und sich in keiner Weise von deren Hyperaktivität anstecken lassen. Achten Sie auch beim Sprechen darauf, dass Sie sich durch das oftmals schnelle Sprechtempo Ihres Gegenübers nicht aus dem Konzept bringen lassen. Zudem ist es wichtig, dass im Pflegeteam eine konsequente Haltung gegenüber Patienten, die eine manische Episode durchleben, aufrechterhalten wird, auch und gerade wenn es um die Einhaltung bzw. Nichteinhaltung von Stationsregeln geht. Bedenken Sie außerdem, dass die Patienten in ihrer Konzentrationsfähigkeit stark eingeschränkt sind. Nicht zuletzt haben die Patienten subjektiv kein Krankheitsgefühl und somit auch keinerlei Krankheitseinsicht, was sich sehr negativ auf die Compliance auswirken kann. Bleiben Sie im Kontakt stets freundlich und wertschätzend, aber konsequent.

8.1.2 Pflegeplanung manische Episode

◨ Tab. 8.3

Probleme (P) und Ressourcen (R)	Pflegeziel (Z)	Pflegemaßnahmen (M)
◨ Tab. 8.3 Pflegeplanung manische Episode		
P: Patient ist übermäßig aktiv und unruhig		
R: Patient ist kognitiv nicht eingeschränkt R: Patient ist in der Lage, eigene Bedürfnisse und Vorstellungen zu äußern R: Patient hat Hobbys und Interessen	Z 1: Aktivitätsniveau des Patienten ist angemessen	M 1: Verhalten des Patienten beobachten und dokumentieren M 1: Patienten bei allen Aktivitäten anleiten und ggf. begrenzen M 1: Den Patienten immer wieder darüber informieren, welche Schäden sein Verhalten verursacht M 1: Darauf achten, dass der Patient sich nicht überfordert M 1: Vitalzeichenkontrolle bei Verdacht der Überforderung M 1: Patienten ggf. zu Ruhepausen auffordern M 1: Gemeinsam mit dem Patienten ein strukturiertes Tagesprogramm erarbeiten M 1: Beschäftigungstherapie oder sportliche Aktivitäten anbieten M 1: Patienten im Rahmen seiner Möglichkeiten in den Stationsalltag einbinden M 1: Patienten nach erledigten Aufgaben dazu auffordern, eine seiner Neigung entsprechende ruhige Tätigkeit aufzunehmen M 1: Alle Aktivitäten des Patienten protokollieren M 1: Gemeinsam mit dem Patienten das so entstandene Protokoll reflektieren, sofern möglich M 1: Auf übermäßigen Zigarettenkonsum oder Konsum von Süßigkeiten etc. achten, Patienten ggf. darauf hinweisen M 1: Wenn nötig, Zigaretten etc. rationieren
	Z 2: Aktivitäten des Patienten können in sozial verträgliche Bahnen gelenkt werden	M 2: Interessen und persönlichen Neigungen des Patienten erfragen M 2: Bisherige Hobbys und Gewohnheiten erfragen M 2: Gemeinsam mit dem Patienten überlegen, welche Aktivitäten sich auf der Station umsetzen lassen M 2: Sozial verträgliche Eigenschaften und Interessen des Patienten fördern M 2: Patienten zur Übernahme stationsinterner Dienste anregen M 2: Patienten auch für kleine Fortschritte loben M 2: Regelmäßige unverbindliche Gesprächstermine vereinbaren M 2: Eigene Vorschläge und Vorstellungen des Patienten berücksichtigen M 2: Auf regelmäßige Medikamenteneinnahme achten

◨ Tab. 8.3 Fortsetzung

Probleme *(P)* und Ressourcen *(R)*	Pflegeziel *(Z)*	Pflegemaßnahmen *(M)*
P: Patient ist euphorisch und überschätzt sich selbst		
Cave: Selbst- oder Fremdgefähr-dungstendenzen! R: Patient ist kognitiv nicht ein-geschränkt	Z 3: Verhinderung von Selbst- oder Fremdgefährdung	M 3: Krankenbeobachtung M 3: Beobachtung und Dokumentation der Verhaltensweisen des Patienten M 3: Engmaschige, ggf. lückenlose Überwachung des Patienten M 3: Gefährliche Gegenstände aus der Reichweite des Patienten entfernen M 3: Mögliche Suizidalität abklären M 3: Patienten ggf. von Mitpatienten isolieren (Einzelzimmer) M 3: Patienten im Gespräch beruhigen und entlasten M 3: Ggf. Ärztin alarmieren M 3: Ggf. Bedarfs- bzw. Notfallmedikation nach AVO verabreichen M 3: Medikamenteneinnahme überwachen M 3: Nachkontrollen auf Wirksamkeit M 3: Im äußersten Notfall Patienten fixieren nach AVO und ggf. rechtliche Betreuerin informieren
	Z 4: Patient kann seine Fähigkeiten adäquat einschätzen	M 4: Gemeinsam mit dem Patienten Aktivitäten besprechen, welche er im Verlauf des Tages bzw. im Verlauf der Woche durchführen möchte M 4: Gemeinsam mit dem Patienten Kriterien erarbeiten, anhand derer sich eine potenzielle Überforderung erkennen lassen M 4: Patienten ermutigen, die eigenen Grenzen auszuloten und zu respektieren M 4: Patienten dazu anregen, Anzeichen für eine Überforderung rechtzeitig zu erkennen M 4: Regelmäßige unverbindliche Gesprächstermine vereinbaren M 4: Patienten im Gespräch dazu auffordern, eigene Vorstellungen und Bedürfnisse zu äußern M 4: Aufbau einer tragfähigen Vertrauensbeziehung M 4: Gemeinsam mit dem Patienten strukturierten Tagesablauf erarbeiten M 4: Ergotherapie anbieten M 4: Sportliche Aktivitäten anbieten M 4: Auf regelmäßige Medikamenteneinnahme achten M 4: Patienten ein Protokoll der täglichen Aktivitäten führen lassen

◘ Tab. 8.3   Fortsetzung

Probleme *(P)* und Ressourcen *(R)*	Pflegeziel *(Z)*	Pflegemaßnahmen *(M)*
P: Patient hat keine Krankheitseinsicht		
R: Patient ist kognitiv nicht eingeschränkt	Z 5: Patient kann erkennen, dass er krank ist, und kann die Therapieangebote annehmen	M 5: Bezugspflege M 5: Aufbau einer tragfähigen Vertrauensbeziehung M 5: Dem Patienten mit uneingeschränkter Wertschätzung begegnen, auch wenn sein Verhalten Ärger auslöst M 5: Gemeinsam mit dem Patienten dessen Verhaltensweisen und Stimmungslage besprechen M 5: Sachliche Darstellung der Merkmale einer manischen Episode M 5: Dem Patienten Anzeichen und Merkmale seiner Erkrankung aufzeigen M 5: Gemeinsam mit dem Patienten dessen Abwehrmechanismen erarbeiten und besprechen M 5: Vorhandene Ängste des Patienten erfragen und ernst nehmen M 5: Dem Patienten Pflegemaßnahmen erklären und ihn, soweit möglich, an deren Auswahl beteiligen M 5: Regelmäßige und verbindliche Gesprächstermin vereinbaren M 5: Dem Patienten gesundheitliche Auswirkungen seiner Erkrankung aufzeigen M 5: Dem Patienten soziale, familiäre und berufliche Auswirkungen seiner Erkrankung aufzeigen, ggf. finanzielle Probleme/Verlust ansprechen M 5: Therapeutische Möglichkeiten aufzeigen und Therapieabläufe erläutern M 5: Gemeinsam mit dem Patienten für ihn in Frage kommende Behandlungsmöglichkeiten besprechen M 5: Kontinuierliche Gesprächsangebote M 5: Patienten ermutigen, sich bei Bedarf jederzeit an die Pflege zu wenden
P: Patient schläft nicht/kaum		
	Z 6: Patient bekommt ausreichend Schlaf	M 6: Krankenbeobachtung M 6: Vitalzeichenkontrolle M 6: Schlafgewohnheiten des Patienten beobachten und Schlafmangel dokumentieren M 6: Patienten auf Schlafmangel ansprechen M 6: Schlafprotokoll führen lassen M 6: Für Nachtruhe und Rückzugsmöglichkeiten sorgen M 6: Gemeinsam mit dem Patienten Einschlafrituale erarbeiten M 6: Entspannungstechniken anbieten M 6: Sportliche Aktivitäten anbieten M 6: Gemeinsam mit dem Patienten einen geregelten Tagesablauf planen M 6: Ggf. Nachtmedikation nach AVO M 6: Nachkontrolle auf Wirksamkeit

◨ Tab. 8.3 Fortsetzung

Probleme *(P)* und Ressourcen *(R)*	Pflegeziel *(Z)*	Pflegemaßnahmen *(M)*
P: Patient hält sich nicht an die Stationsordnung		
R: Patient ist kognitiv nicht eingeschränkt R: Patient möchte auf der Station verbleiben	Z 7: Patient akzeptiert die Notwendigkeit der Stationsordnung	M 7: Dem Patienten mit Geduld und Verständnis begegnen M 7: Patienten immer wieder auf seine Erkrankung hinweisen M 7: Patienten darauf hinweisen, wie sein Verhalten auf die Mitpatienten wirkt M 7: Ggf. in der Gruppentherapie problematische Verhaltensweisen des Patienten ansprechen M 7: Gemeinsam mit dem Patienten die Notwendigkeit von Regeln erörtern M 7: Gemeinsam mit dem Patienten die Stationsordnung lesen M 7: Stationsordnung erläutern M 7: Patienten darauf hinweisen, dass die Einhaltung der Stationsordnung Voraussetzung für den weiteren Verbleib auf der Station ist
	Z 8: Patient befolgt die Stationsordnung und die Anweisungen des Pflegeteams	M 8: Patienten auch für kleinere Fortschritte loben M 8: Patienten in die Tagesabläufe der Station einbinden, Vorschläge des Patienten berücksichtigen, sofern praktikabel M 8: Regelmäßige Medikamenteneinnahme überwachen M 8: Nachkontrollen auf Wirksamkeit M 8: Patienten zur Übernahme von Stationsdiensten motivieren M 8: Patienten zur Teilnahme an stationsinternen Gruppen motivieren M 8: Patienten ermutigen, sich im Bedarfsfall jederzeit an die Pflege zu wenden
P: Patient ist distanzlos und zeigt keinerlei Schamgefühl		
R: Patient kann sich auf Gespräche einlassen	Z 9: Patient kann Nähe und Distanz angemessen einschätzen	M 9: Im Umgang mit dem Patienten auf die Wahrung der professionellen Distanz achten M 9: Patienten immer wieder die unerwünschten Verhaltensweisen vor Augen führen M 9: Gemeinsam mit dem Patienten Handlungs- und Verhaltensalternativen entwickeln M 9: Patienten auch bei kleineren Fortschritten loben M 9: Patienten ggf. zurechtweisen und ihm verständlich machen, dass er seine Verhaltensweisen zu verändern hat, um auf Station bleiben zu können M 9: Ggf. Mitpatienten vor Übergriffen schützen M 9: Ggf. das Verhalten des Patienten in der Gruppentherapie thematisieren M 9: Gemeinsam mit dem Patienten sozial kompatible Verhaltensweisen erarbeiten
	Z 10: Patient verhält sich angemessen und wahrt die Intimsphäre	M 10: Grundzüge der Intimsphäre erläutern M 10: Negative Auswirkungen aufzeigen, die eine Verletzung der Intimsphäre mit sich bringt M 10: Dem Patienten vor Augen führen, welche Auswirkungen seine Verhaltensweisen auf die Mitpatienten haben M 10: Sozial kompatible Eigenschaften des Patienten fördern M 10: Patienten in den Stationsalltag einbinden M 10: Auf angemessene Kleidung achten M 10: Auf regelmäßige Medikamenteneinnahme achten M 10: Nachkontrollen auf Wirksamkeit

◘ **Tab. 8.3** Fortsetzung

Probleme *(P)* und Ressourcen *(R)*	Pflegeziel *(Z)*	Pflegemaßnahmen *(M)*
P: Patient ist distanzlos und aggressiv		
Cave: Selbst- oder Fremdgefähr- dungstendenzen!	Z 11: Verhinderung von Selbst- und Fremdgefährdung	M 11: Krankenbeobachtung M 11: Beobachtung und Dokumentation der Verhaltensweisen des Patienten M 11: Engmaschige, ggf. lückenlose Überwachung des Patienten M 11: Gefährliche Gegenstände aus der Reichweite des Patienten entfernen M 11: Patienten immer wieder darauf hinweisen, dass Aggressionen auf Station nicht geduldet werden M 11: Mögliche Suizidalität abklären M 11: Ggf. Ärztin alarmieren M 11: Auf erhöhte Reizbarkeit des Patienten achten M 11: Sich nicht von dem Patienten provozieren lassen M 11: Patienten ggf. von Mitpatienten isolieren (Einzelzimmer) M 11: Patienten im Gespräch beruhigen, sofern möglich M 11: Ggf. Bedarfs- bzw. Notfallmedikation nach AVO verabreichen M 11: Medikamenteneinnahme überwachen M 11: Nachkontrollen auf Wirksamkeit M 11: Im äußersten Notfall Patienten fixieren nach AVO und ggf. rechtliche Betreuerin informieren
R: Patient kann sich auf Gespräche einlassen	Z 12: Patient kann Nähe und Distanz angemessen einschätzen	M 12: Im Umgang mit dem Patienten auf die Wahrung der professionellen Distanz achten M 12: Dem Patienten immer wieder die unerwünschten Verhaltensweisen vor Augen führen M 12: Gemeinsam mit dem Patient Handlungs- und Verhaltensalternativen entwickeln v M 12: Patienten auch bei kleineren Fortschritten loben M 12: Patienten ggf. zurechtweisen und ihm verständlich machen, dass er seine Verhaltensweisen zu verändern hat, um auf Station bleiben zu können M 12: Ggf. Mitpatienten vor Übergriffen schützen M 12: Ggf. das Verhalten des Patienten in der Gruppentherapie thematisieren M 12: Gemeinsam mit dem Patienten sozial kompatible Verhaltensweisen erarbeiten

▣ Tab. 8.3 Fortsetzung

Probleme (P) und Ressourcen (R)	Pflegeziel (Z)	Pflegemaßnahmen (M)
P: Patient ist in finanziellen Schwierigkeiten, kann nicht verantwortungsbewusst mit Geld umgehen		
R: Patient ist kognitiv nicht eingeschränkt	Z 13: Patient erleidet keine (weiteren) finanziellen Schäden	M 13: Patienten auf Probleme hinweisen, die er im Umgang mit Geld hat M 13: Gemeinsam mit dem Patienten vorliegende Unterlagen und Dokumente sichten und, wenn möglich, eine Einschätzung des bestehenden Schadens vornehmen M 13: Bei Vorliegen einer rechtlichen Betreuung mit der Betreuerin des Patienten zusammenarbeiten M 13: Sofern keine rechtliche Betreuung vorliegen sollte, diese beim zuständigen Gericht anregen M 13: Wenn möglich, Angehörige mit einbeziehen M 13: Gemeinsam mit dem Patienten das verfügbare Geld in kleinere Tages- oder Wochenrationen einteilen (ggf. Rücksprache mit der rechtlichen Betreuerin halten) M 13: Auffällige Geldausgaben dokumentieren und den Patienten darauf ansprechen
	Z 14: Vermeidung bzw. Linderung sozialer Folgeschäden	M 14: Auf Station darauf achten, dass der Patient andere Patienten nicht um Geld bittet bzw. sich kein Geld von ihnen leiht M 14: Darauf achten, dass der Patient keine finanziellen Geschäfte auf Station betreibt M 14: Wenn möglich, Angehörige oder sonstige nahestehende Personen über das Krankheitsbild aufklären M 14: Bei Bedarf Angehörigen- oder Familiengespräche führen M 14: Patienten bei der Wiederaufnahme sozialer Kontakte unterstützen, z. B. bei Telefonaten daneben sitzen
P: Patient leidet an wahnhaften Ideen		
Cave: Selbst- oder Fremdgefährdungstendenzen!	Z 15: Verhinderung von Selbst- und Fremdgefährdung	M 15: Krankenbeobachtung M 15: Beobachtung und Dokumentation der Verhaltensweisen des Patienten M 15: Engmaschige, ggf. lückenlose Überwachung des Patienten M 15: Gefährliche Gegenstände aus der Reichweite des Patienten entfernen M 15: Mögliche Suizidalität abklären M 15: Patienten ggf. von Mitpatienten isolieren (Einzelzimmer) M 15: Patienten im Gespräch beruhigen und entlasten M 15: Ggf. Ärztin alarmieren M 15: Ggf. Bedarfs- bzw. Notfallmedikation nach AVO verabreichen M 15: Medikamenteneinnahme überwachen M 15: Nachkontrollen auf Wirksamkeit M 15: Im äußersten Notfall Patienten fixieren nach AVO und ggf. rechtliche Betreuerin informieren

⬛ Tab. 8.3   Fortsetzung

Probleme (P) und Ressourcen (R)	Pflegeziel (Z)	Pflegemaßnahmen (M)
R: Patient ist kognitiv nicht eingeschränkt R: Patient kann sich Hilfe holen	Z 16: Patient kann mit der Pflege über wahnhafte Ideen sprechen	M 16: Erleben des Patienten ernst nehmen M 16: Wahnhafte Ideen zunächst akzeptieren, nicht versuchen, den Patienten zu überzeugen M 16: Wahnhafte Ideen dokumentieren M 16: Patienten nicht alleine lassen, insbesondere bei Angstzuständen unterstützend begleiten und beruhigen M 16: Patienten engmaschig überwachen M 16: Bezugspflege M 16: Aufbau einer Vertrauensbasis M 16: Patienten so gut wie möglich auf Station integrieren M 16: Patienten ermutigen, sich im Bedarfsfall jederzeit an die Pflege zu wenden M 16: Gespräche über wahnhafte Ideen anbieten M 16: Wenn möglich, gezielte Nachfragen zu Inhalten M 16: Wenn möglich, den Patienten über realen Sachverhalt aufklären, dabei das Gespräch stets auf Augenhöhe halten, keine belehrende Überheblichkeit M 16: Medikamentöse Therapie nach AVO M 16: Auf regelmäßige Medikamenteneinnahme achten M 16: Nachkontrollen auf Wirksamkeit
P: Patient vernachlässigt aufgrund von Ungeduld oder Fahrigkeit die Körperpflege		
	Z 17: Verhinderung von körperlichen Schädigungen (Haut)	M 17: Krankenbeobachtung ins Beobachtung des Haut Zustandes M 17: Ggf. Intertrigo-Prophylaxe M 17: Eventuell auftretende Hautschäden angemessen behandeln M 17: Patienten auf Notwendigkeit der Körperpflege hinweisen M 17: Ggf. Unterstützung bei der Körperpflege anbieten
	Z 18: Patient ist angemessen gepflegt	M 18: Patienten zur Durchführung regelmäßiger Körperpflege anhalten M 18: Patienten ggf. täglich an Körperpflege erinnern M 18: Persönliche Vorlieben des Patienten erfragen, z. B. Pflegelotionen oder Körperpflegeutensilien M 18: Sofern möglich, diese Vorlieben beachten M 18: Auf ausreichende und angemessene Kleidung achten, den Patienten ggf. anleiten
P: Patient isst und trinkt zu wenig oder unkontrolliert		
	Z 19: Nahrungs- und Flüssigkeitszufuhr ist angemessen	M 19: Trink- und Essprotokoll führen M 19: Regelmäßige Vitalzeichenkontrolle, auch BZ M 19: Ggf. Ärztin alarmieren M 19: Patienten auf unkontrolliertes Ess- und Trinkverhalten hinweisen M 19: Wenn möglich, gemeinsam mit dem Patienten Lösungsmöglichkeiten erarbeiten M 19: Patienten zur Einhaltung geregelter Mahlzeiten motivieren M 19: Patienten zu regelmäßiger Flüssigkeitsaufnahme motivieren M 19: Ggf. Essen und Trinken rationieren M 19: Ggf. Nahrungsmittel und Getränke wegschließen, um unkontrollierten Konsum zu vermeiden

□ Tab. 8.3 Fortsetzung

Probleme (P) und Ressourcen (R)	Pflegeziel (Z)	Pflegemaßnahmen (M)
P: Patient ist unkooperativ und nimmt seine Medikation nicht ein		
R: Patient ist kognitiv nicht eingeschränkt	Z 20: Verhinderung von Selbst- und Fremdgefährdung	M 20: Krankenbeobachtung M 20: Beobachtung und Dokumentation der Verhaltensweisen der Patientin M 20: Engmaschige, ggf. lückenlose Überwachung des Patienten M 20: Gefährliche Gegenstände aus der Reichweite des Patienten entfernen M 20: Mögliche Suizidalität abklären M 20: Patienten ggf. von Mitpatienten isolieren (Einzelzimmer) M 20: Patienten im Gespräch beruhigen und entlasten M 20: Ggf. Ärztin alarmieren M 20: Ggf. Bedarfs- bzw. Notfallmedikation nach AVO verabreichen M 20: Medikamenteneinnahme überwachen M 20: Nachkontrollen auf Wirksamkeit M 20: Im äußersten Notfall den Patienten fixieren nach AVO und ggf. rechtliche Betreuerin informieren
	Z 21: Regelmäßige Medikamenteneinnahme nach AVO	M 21: Patienten auf Notwendigkeit der Medikamenteneinnahme hinweisen M 21: Patienten auf mögliche Folgen einer unregelmäßigen medikamentösen Therapie hinweisen M 21: Medikamenteneinnahme überwachen M 21: Nachkontrollen auf Wirksamkeit
P: Patient will die Behandlung abbrechen		
Cave: Nicht auf Verhandlungen einlassen, nach dem Motto: »Ich bleibe nur auf Station, wenn ich diese oder jene Vergünstigung erhalte«	Z 22: Patient bleibt auf der Station und kann von der Behandlung profitieren	M 22: Abbruchgedanken des Patienten ernst nehmen M 22: Patienten auf Freiwilligkeit des Aufenthalts hinweisen M 22: Im Gespräch mögliche Ursachen für die Abbruchgedanken des Patienten ermitteln M 22: Patienten darin bestärken, Ängste und Vorbehalte gegenüber dem stationären Aufenthalt zu formulieren, und mit der Realität abgleichen M 22: Patienten dahingehend bestärken, dass er mit der Weiterführung des stationären Aufenthalts einen wichtigen Schritt auf seinem Lebensweg einschlägt M 22: Vorhandene Ängste des Patienten im Gespräch thematisieren und, soweit möglich, abbauen M 22: Maßnahmen erfragen, die im Rahmen der Stationsordnung des Patienten den Aufenthalt auf der Station erleichtern würden M 22: Patienten ermutigen, sich im Bedarfsfall jederzeit an die Pflege zu wenden
P: Patient zeigt übermäßiges sexuelles Interesse an den Mitpatienten und Teammitgliedern		
R: Patient möchte auf der Station verbleiben	Z 23: Patient geht keine sexuellen Beziehungen auf Station ein	M 23: Professionelle Distanz im Umgang mit dem Patienten wahren M 23: Patienten auf Stationsregeln hinweisen M 23: Deutlich machen, dass das Eingehen sexueller Beziehungen auf Station eine disziplinarische Entlassung zur Folge hat M 23: Patienten im Kontakt mit anderen Patienten beobachten M 23: Auf angemessene Kleidung achten M 23: Verbale Übergriffe entsprechend ahnden M 23: Ggf. Mitpatienten schützen M 23: Auf regelmäßige Medikamenteneinnahme achten M 23: Nachkontrollen auf Wirksamkeit

AVO ärztliche Verordnung, *BZ* Blutzucker, *NGASR* Nurses Global Assessment of Suicide Risk.

8.1.3 Anmerkungen für die ambulante Pflege

Bei der ambulanten Betreuung von Patienten, die an einer manischen Episode leiden, ist die Vermeidung finanzieller wirtschaftlicher und sozialer Schäden wesentlich schwieriger als in der stationären Pflege. Insbesondere die Überwachung des Patienten ist im häuslichen Umfeld oftmals nicht möglich. Dies bedeutet unter anderem, dass Sie etwa in Absprache mit dem Patienten und oder der Betreuerin die Verwaltung des Geldes bzw. die Buchführung darüber, was der Patient ausgeben kann, übernehmen müssen. Gerade aufgrund der oftmals fehlenden Krankheitseinsicht kann dies zu nicht unerheblichen Konflikten führen, da sich der Patient zu Unrecht kontrolliert bzw. bevormundet fühlt. Achten Sie weiterhin darauf, dass der Patient in seinem sozialen Umfeld keine dubiosen finanziellen Geschäfte tätigt. Sobald Ihnen auffällt, dass der Patient übermäßig Geld zur Verfügung hat, sollten Sie also im Rahmen Ihrer Möglichkeiten entsprechende Nachforschungen anstellen, woher das Geld stammt. Dies geht auf der anderen Seite auch für finanzielle Ausgaben, d. h. während einer manischen Episode läuft der Patient Gefahr, Anschaffungen zu tätigen, die er sich eigentlich überhaupt nicht leisten kann. Sollte Ihnen ein solches Verhalten auffallen, benachrichtigen Sie bitte umgehend die rechtliche Betreuerin. Sollte keine rechtliche Betreuung eingerichtet sein, melden Sie dies bitte unverzüglich Ihrer Pflegedienstleitung, damit eine rechtliche Betreuung beim zuständigen Gericht angeregt werden kann.

Außerdem kann es vermehrt zu Konflikten mit der Nachbarschaft kommen, nicht zuletzt aufgrund der Hyperaktivität des Patienten – auch und gerade nachts –, aufgrund seiner fehlenden Fähigkeit zur Rücksichtnahme auf andere Menschen sowie seiner Konfliktfreudigkeit, die bis zur Streitsucht reichen kann. In diesem Zusammenhang fällt es auch in Ihren Aufgabenbereich, dafür zu sorgen, dass der Patient trotz seiner Erkrankung weiterhin in seiner Wohnung verbleiben kann. Sofern Sie jedoch den Eindruck haben, dass dies nicht mehr möglich sein sollte, haben Sie Sorge dafür zu tragen, dass im Interesse des Patienten eine stationäre Lösung gefunden wird. Hier ist es hilfreich, wenn Sie im Rahmen der Bezugspflege eine vertrauensvolle Beziehung zu dem Patienten aufbauen konnten, um ihn trotz oftmals mangelnder Krankheitseinsicht zu einer stationären Behandlung bewegen zu können. Bei akuter Selbst- oder Fremdgefährdung ist selbstverständlich eine Zwangseinweisung zu erwirken. Auch hier gilt, dass grundsätzlich eine enge Zusammenarbeit mit der rechtlichen Betreuerin wünschenswert ist. Als Pflegedienstleitung sollten Sie also darauf achten, dass Ihre Mitarbeiterinnen entsprechend geschult sind, sowohl in pflegefachlicher Hinsicht als auch was die geltende Rechtslage angeht. Außerdem sollten Sie dafür sorgen, dass Pflegekräfte, die bei »schwierigen« Patienten eingesetzt werden, ausreichend Austausch untereinander pflegen können sowie die Möglichkeit einer regelmäßigen Supervision erhalten. Nicht zuletzt ist dafür Sorge zu tragen, dass bei den Einsätzen vor Ort genügend Zeit eingeplant wird.

<table>
<tr><td colspan="3">■ **Tab. 8.4** Unterschiede in der Symptomatik unipolarer depressiver Episoden und depressiver Episoden im Rahmen einer bipolaren Affektstörung (nach Hautzinger u. Meyer 2011, S. 5)</td></tr>
</table>

Symptomatik	Unipolare depressive Episode	Depressive Episode im Rahmen einer bipolaren affektiven Störung
Schlafstörungen	Einschlafstörungen Durchschlafstörungen Frühmorgendliches Erwachen	Erhöhtes Schlafbedürfnis Vermehrter Schlaf
Störungen der Psychomotorik	Psychomotorische Unruhe Agitiertheit Unterschwellige Unruhezustände	Psychomotorische Verlangsamung Verhaltenshemmung
Störungen des Appetits	Appetitmangel Appetitverlust Verringerte Nahrungsaufnahme	Appetitzunahme Erhöhte Nahrungsaufnahme

8.2 Bipolare affektive Störung (F31)

8.2.1 Merkmale

Kennzeichnend für eine bipolare affektive Störung ist ein Wechsel zwischen depressiven und manischen Phasen, welche jeweils von einigen Tagen bis zu Monaten andauern können; wobei es dazwischen auch Perioden von bis zu mehreren Jahren geben kann, in denen die Patienten keinerlei Symptome zeigen. Kommt es bei einem Patienten viermal pro Jahr oder öfter unvermittelt und innerhalb von nur wenigen Stunden zu Phasenwechseln in schneller Folge, so liegt ein sogenanntes »Rapid Cycling« vor (vgl. Gold et al. 2014, S. 297). Um die Diagnose bipolare affektive Störung stellen zu können, ist es unabdingbar, die Biografie und vor allem den bisherigen Krankheitsverlauf des Patienten zu eruieren (vgl. Tölle u. Windgassen 2003, S. 247–249). Zudem kann als diagnostisches Kriterium die Symptomatik der depressiven Episode oder Phase herangezogen werden, da hier doch erhebliche Unterschiede bei der Symptomatik zu finden sind, wie in ■ Tab. 8.4 dargestellt.

Praxistipp

Im pflegerischen Umgang mit Patienten mit einer bipolaren Affektstörung ist es besonders wichtig, sich von deren instabilen Stimmungslage nicht beeindrucken zu lassen. Vermitteln Sie vor allem Beständigkeit, Halt und Sicherheit und begegnen Sie den Patienten mit Geduld und Wertschätzung. Das wichtigste Ziel besteht bei dieser Erkrankung darin, die Stimmungslage der Patienten so stabil wie möglich zu halten, was ohne eine medikamentöse Phasenprophylaxe nicht möglich ist. Daher sollten Sie ein besonderes Augenmerk auf die Kontrolle der Medikamenteneinnahme legen. Außerdem sind Angehörige und Lebenspartner mit den wechselnden Stimmungslagen der Patienten nicht selten überfordert und benötigen Unterstützung und Aufklärung. Sofern die Patienten dem zustimmen, sollten Sie also versuchen, die Angehörigen »mit ins Boot zu holen«. Die pflegerischen Maßnahmen passen Sie an die jeweiligen Phasen, also den depressiven oder den manischen, an.

8.2.2 Pflegeplanung bipolare affektive Störung

◼ Tab. 8.5

◼ **Tab. 8.5** Pflegeplanung bipolare affektive Störung		
Probleme *(P)* und **Ressourcen** *(R)*	**Pflegeziel** *(Z)*	**Pflegemaßnahmen** *(M)*
P: Patient verweigert die Medikamenteneinnahme		
Cave: Selbst- oder Fremdgefährdungstendenzen! R: Patient ist kognitiv nicht einschränkt R: Patient kann sich auf Gespräche einlassen	Z 1: Geregelte Medikamenteneinnahme nach AVO ist gesichert	M 1: Ärztin informieren M 1: Patienten auf Notwendigkeit der Medikamenteneinnahme hinweisen M 1: Mögliche Ängste in Bezug auf die Einnahme von Psychopharmaka erfragen und ggf. besprechen M 1: Patienten über Wirkung und Nebenwirkungen der Medikation aufklären M 1: Darauf achten, dass der Patient bei der Auswahl der Medikamente so weit wie möglich in die Entscheidung einbezogen wird M 1: Patienten auf mögliche Folgen einer unregelmäßigen medikamentösen Therapie hinweisen M 1: Medikamenteneinnahme überwachen M 1: Nachkontrollen auf Wirksamkeit M 1: Bei akuter Selbstgefährdung notfalls Medikamentengabe i.v. nach AVO
P: Beziehung zu Angehörigen und/oder Partnern ist durch die wechselnde Stimmungslagen des Patienten gefährdet		
Cave: Angehörige und Partner nicht in die Rolle des Kotherapeuten drängen! R: Patient verfügt über soziale und familiäre Beziehungen	Z 2: Beziehungen können aufrechterhalten werden	M 2: Angehörige und Partner über das Störungsbild informieren, sofern Patientin dem zustimmt M 2: Angehörige und Partner über Therapiemöglichkeiten informieren, sofern Patientin dem zustimmt M 2: Angehörige und Partner in die Therapie mit einbeziehen, sofern Patientin dem zustimmt M 2: Angehörigen und Partnern Raum für Gespräche bieten, ggf. Hilfs- und Unterstützungsangebote vermitteln (z. B. Selbsthilfegruppen)
P: Patient kann durch ständigen Phasenwechsel kein »normales« Leben führen		
R: Patient möchte ein geregeltes und selbstständiges Leben führen	Z 3: Stimmungslage des Patienten ist stabil	M 3: Medikamentöse Phasenprophylaxe erläutern und den Patienten zu regelmäßiger Medikamenteneinnahme anhalten M 3: Kontinuierliche psychotherapeutische Unterstützung nach Entlassung sicherstellen M 3: Strategien zur Stressbewältigung vermitteln M 3: Gemeinsam mit dem Patienten Perspektiven und Optionen für eine Veränderung möglicherweise belastender Lebensumstände erarbeiten M 3: Kontaktaufnahme mit therapeutischen Wohngemeinschaften oder betreuten Wohnungen M 3: Patienten bei der Suche nach ambulanter psychiatrischer und therapeutischer Versorgung unterstützen M 3: Patienten zur eigenständigen Erledigung seiner Angelegenheiten anregen

Tab. 8.5 Fortsetzung

Probleme (P) und Ressourcen (R)	Pflegeziel (Z)	Pflegemaßnahmen (M)
Patient leidet an einer depressiven Phase:		
P: Patient ist suizidal		
Cave: Bei Verdacht auf akute Suizidalität grundsätzlich Ärztin rufen!	Z 4: Verhinderung von Selbstgefährdung bzw. Suizid	M 4: Kranken- und Verhaltensbeobachtung M 4: Dokumentation der Stimmungslage des Patienten M 4: Engmaschige, ggf. lückenlose Überwachung der Patientin M 4: Gefährliche Gegenstände aus der Reichweite des Patienten entfernen M 4: Mögliche Suizidalität abklären M 4: Ggf. Suizidrisiko ermitteln mittels NGASR-Skala (▶ Abschn. 8.5) M 4: Ggf. Ärztin alarmieren M 4: Ggf. Bedarfs- bzw. Notfallmedikation nach AVO verabreichen M 4: Medikamenteneinnahme überwachen M 4: Nachkontrollen auf Wirksamkeit M 4: Bei akuter Selbstgefährdung Verlegung auf eine geschützte Station nach AVO
R: Patient ist kognitiv nicht eingeschränkt R: Patient ist introspektionsfähig	Z 5: Zustand ist absprachefähig	M 5: Bezugspflege M 5: Stimmungslage des Patienten respektieren M 5: Aufbau einer tragfähigen Vertrauensbeziehung M 5: Regelmäßige und verbindliche Gesprächstermine vereinbaren M 5: Regelmäßige Kurkontakte bei der Pflege vereinbaren (pro Schicht) M 5: Anti-Suizid-Vertrag abschließen lassen (Ärztin) M 5: Patienten für Kooperation und Zusammenarbeit loben M 5: Keine Ratschläge geben oder Lösungsmöglichkeiten präsentieren M 5: Erfragen, was dem Patienten nach eigenem Ermessen helfen könnte und dies, sofern möglich, umsetzen M 5: Patienten ermutigen, über seine Gefühle zu sprechen M 5: Patienten ermutigen, sich bei Bedarf an die Pflege zu wenden M 5: Soziale Einbindung des Patienten auf Station fördern

◘ Tab. 8.5   Fortsetzung

Probleme *(P)* und Ressourcen *(R)*	Pflegeziel *(Z)*	Pflegemaßnahmen *(M)*
P: Patient leidet an Antriebs- und Interessenlosigkeit, ist passiv und apathisch		
R: Patient kann auf frühere Hobbys und Interessen zurück-greifen R: Patient ist kognitiv nicht eingeschränkt	Z 6: Antrieb des Patienten ist ange-messen	M 6: Kranken- und Verhaltensbeobachtung und Dokumentation M 6: Biografiearbeit, gemeinsam mit dem Patienten nach früheren Hobbys und Interessen suchen M 6: Freizeitaktivitäten anbieten M 6: Sportliche Aktivitäten anbieten M 6: Vorlieben und Gewohnheiten des Patienten nach Möglichkeit berücksichtigen M 6: Kontakte des Patienten auf der Station beobachten und fördern M 6: Auf regelmäßige Medikamenteneinnahme achten M 6: Nachkontrolle auf Wirksamkeit
	Z 7: Patient nimmt Anteil an seiner Umwelt und zeigt neigungsentspre-chendes Interesse	M 7: Patienten in die Stationsgruppen einführen M 7: Patienten zur Mitarbeit bzw. Teilnahme an den Stationsgrup-pen anregen M 7: Patienten zur Übernahme von Stationsdiensten motivieren M 7: Aktuelle Tagesereignisse besprechen (etwa in der Morgen-runde etc.) M 7: Protokoll über Tagesaktivitäten führen lassen M 7: Auf geregelten Tag- und Nachtrhythmus achten M 7: Patienten zur Erledigung seiner persönlichen Angelegenheiten motivieren (Korrespondenz, Behördengänge) M 7: Patienten im Bedarfsfall dabei unterstützen M 7: Patienten zur Teilnahme an externen Aktivitäten ermutigen (Ausflüge, Ausgänge) M 7: Ggf. verbindliche Belastungsausgänge ansetzen
P: Patient leidet an Angstzuständen		
R: Patient kann sich Hilfe holen, andere um Hilfe bitten R: Patient ist kognitiv nicht eingeschränkt	Z 8: Patient fühlt sich sicher auf der Station	M 8: Sicherheit und Geborgenheit vermitteln M 8: Bei akuter Angst Patienten kontrolliert atmen lassen (z. B. verlängerte Ausatmung), beruhigen und ablenken M 8: Ggf. Bedarfsmedikation nach AVO M 8: Im Kontakt mit dem Patienten Fürsorge zeigen M 8: Bezugspflege M 8: Aufbau einer tragfähigen Vertrauensbeziehung M 8: Regelmäßige entlastende und beruhigende Gespräche führen M 8: Patienten ermutigen, sich im Bedarfsfall jederzeit an die Pflege zu wenden (auch per Klingel)
	Z 9: Gefühlszustand des Patienten ist ausgeglichen	M 9: Kontakt zu Mitpatienten fördern M 9: Gemeinsam mit dem Patienten mögliche Angst auslösende Situationen oder Faktoren ermitteln M 9: Gemeinsam mit dem Patienten eine Tagesstruktur erarbeiten, die Sicherheit und Vertrautheit vermittelt M 9: Regelmäßige und verbindliche Gesprächstermine vereinbaren M 9: Entspannungstechniken anbieten M 9: Atemtechniken anbieten M 9: Medikamenteneinnahme überwachen M 9: Nachkontrollen auf Wirksamkeit M 9: Patienten ermutigen, sich im Bedarfsfalle jederzeit an die Pflege zu wenden (auch per Klingel)

□ Tab. 8.5 Fortsetzung

Probleme (P) und Ressourcen (R)	Pflegeziel (Z)	Pflegemaßnahmen (M)
P: Selbstwertgefühl und Selbstbewusstsein des Patienten ist vermindert		
R: Patient ist erreichbar und lässt sich motivieren R: Patient steht Neuem relativ offen gegenüber R: Patient ist introspektionsfähig	Z 10: Patient entwickelt Vertrauen in die eigenen Kompetenzen und Fähigkeiten	M 10: Dem Patienten unterstützend, aber nicht bevormundend begegnen M 10: Sicherheit, Zuversicht und Vertrauen in den Patienten vermitteln M 10: Gemeinsam mit dem Patienten schauen, was er gut kann (ggf. weniger schlecht) M 10: Patienten ermutigen, sich in dem Bereich eine Beschäftigung zu suchen (z.B. Handarbeit, Sport, Musik, Kunst, handwerkliches Gestalten, Schreiben, Basteln etc.) M 10: Patienten auch für kleine Fortschritte, aber nie grundlos loben M 10: Patienten auffordern, Eigenschaften und Fähigkeiten aufzuschreiben, die er an sich mag M 10: Patienten auffordern, Eigenschaften und Fähigkeiten aufzuschreiben, die er an sich verändern möchte M 10: Gemeinsam mit dem Patienten Aufgabenstellung schrittweise erweitern, nach Erfolgen auch auf Bereiche, in denen er nicht so »talentiert« ist
	Z 11: Selbstbewusstsein des Patienten wird gestärkt	M 11: Patienten ermutigen, im Rahmen seiner Fähigkeiten etwas für die Stationsgruppe zu tun (z. B. Kuchen backen, Ausflugsziele recherchieren etc.) M 11: Patienten dazu ermutigen, sich in der Gruppentherapie zu äußern M 11: Patienten dazu ermutigen, seine Meinung zu äußern und zu behaupten M 11: Dies ggf. im Rollenspiel üben M 11: Patienten dazu ermutigen, bei kleineren Anlässen (Morgenrunde) die Moderation zu übernehmen M 11: Patienten dazu ermutigen, die Patenschaft für einen neuen Patienten zu übernehmen M 11: Patienten auffordern, sich kleinere Ziele für die Zukunft zu setzen M 11: Patienten zur Erledigung seiner persönlichen Angelegenheiten motivieren (Korrespondenz, Behördengänge), ggf. Unterstützung anbieten M 11: Patienten zur Übernahme von Stationsdiensten ermutigen M 11: Regelmäßige entlastende und aufbauende Gespräche führen M 11: Patienten ermutigen, sich im Bedarfsfall jederzeit an die Pflege zu wenden

◻ **Tab. 8.5**   Fortsetzung

Probleme *(P)* und Ressourcen *(R)*	Pflegeziel *(Z)*	Pflegemaßnahmen *(M)*
P: Patient leidet an wahnhaftem Erleben (Verarmungswahn, Schuldwahn)		
Cave: Es besteht tendenziell Suizid-gefahr! R: Patient ist kognitiv nicht ein-geschränkt	Z 12: Verhinderung von Selbstgefähr-dung bzw. Suizid	M 12: Kranken- und Verhaltensbeobachtung M 12: Dokumentation der Stimmungslage des Patienten M 12: Engmaschige, ggf. lückenlose Überwachung des Patienten M 12: Gefährliche Gegenstände aus der Reichweite des Patienten entfernen M 12: Mögliche Suizidalität abklären M 12: Ggf. Ärztin alarmieren M 12: Ggf. Anti-Suizid-Vertrag abschließen lassen (Ärztin!) M 12: Ggf. Bedarfs- bzw. Notfallmedikation nach AVO verabreichen M 12: Medikamenteneinnahme überwachen M 12: Nachkontrollen auf Wirksamkeit M 12: Bei akuter Selbstgefährdung Verlegung auf eine geschützte Station nach AVO
	Z 13: Patient kann sich von wahn-haftem Erleben distanzieren	M 13: Erleben des Patienten ernst nehmen M 13: Patienten ablenken, etwa durch Gespräche über »unverfäng-liche« Themen, wie Hobbys/Interessen des Patienten und/oder durch Freizeitaktivitäten (Sport, Gartenarbeit etc.) M 13: Bezugspflege M 13: Aufbau einer Vertrauensbasis M 13: Im Gespräch Inhalte der Wahnvorstellungen thematisieren M 13: Realitätsüberprüfung, ohne jedoch belehrend oder abwer-tend dem Patienten gegenüber aufzutreten M 13: Den Patienten so gut wie möglich auf Station integrieren M 13: Gemeinsam mit dem Patienten eine geregelte Tagesstruktur erarbeiten M 13: Patienten in den Stationsalltag einbinden M 13: Patienten zur Übernahme von Stationsdiensten ermutigen M 13: Ergotherapie anbieten M 13: Freizeitaktivtäten anbieten M 13: Medikamentöse Therapie nach AVO M 13: Nachkontrollen auf Wirksamkeit M 13: Patienten ermutigen, sich im Bedarfsfall jederzeit an die Pflege zu wenden

8

◘ **Tab. 8.5** Fortsetzung

Probleme (P) und Ressourcen (R)	Pflegeziel (Z)	Pflegemaßnahmen (M)
P: Patient kann sich nicht konzentrieren		
R: Patient ist kognitiv nicht eingeschränkt	Z 14 : Konzentrationsfähigkeit des Patienten ist verbessert	M 14: Gedankengänge erfragen und dokumentieren M 14: Gespräche in ungestörter Atmosphäre führen, keine Ablenkungen M 14: Im Gespräch nur ein Thema zurzeit verhandeln M 14: Gesprächsführung strukturieren und Gespräch einfacher gestalten (keine komplizierten Satzgefüge verwenden) M 14: Regelmäßige und verbindliche Gesprächstermine vereinbaren M 14: Konzentrations- und Gedächtnisübungen anbieten M 14: Protokoll über Tagesaktivitäten führen lassen M 14: Gemeinsam Zeitung lesen oder Nachrichten hören und den Patienten auffordern, den Inhalt wiederzugeben M 14: Aufmerksamkeit des Patienten sicherstellen, ggf. Fragen wiederholen lassen M 14: Ergotherapie anbieten M 14: Medikamenteneinnahme überwachen M 14: Nachkontrollen auf Wirksamkeit M 14: Patienten ermutigen, sich im Bedarfsfall jederzeit an die Pflege zu wenden
P: Das Denken des Patienten ist verlangsamt		
R: Patient möchte sein Umfeld und die Abläufe auf Station verstehen und sich mitteilen	Z 15: Patient erfasst die jeweilige Situation und kann sich mitteilen	M 15: Aufmerksamkeit des Patienten sicherstellen, Ablenkung vermeiden M 15: Fragen vor Beantwortung wiederholen lassen M 15: Hinweise und Hilfestellungen im Gespräch geben (»Denkanstöße«) M 15: Dem Patienten anschaulich erläutern, welche Verhaltensweisen von ihm erwartet werden M 15: Patienten nicht unter Zeitdruck setzen M 15: Patienten auch bei kleinen Fortschritten loben M 15: Patienten im Gespräch immer wieder auf das eigentliche Thema lenken M 15: Konzentrations- und Gedächtnisübungen anbieten M 15: Regelmäßige Gesprächstermine vereinbaren M 15: Gemeinsam mit dem Patienten geregelte Tagesstruktur erarbeiten M 15: Patienten in den Stationsalltag integrieren (Dienste auf Station) M 15: Medikamenteneinnahme überwachen M 15: Nachkontrollen auf Wirksamkeit M 15: Patienten ermutigen, sich im Bedarfsfall jederzeit an die Pflege zu wenden

▣ Tab. 8.5 Fortsetzung

Probleme *(P)* und Ressourcen *(R)*	Pflegeziel *(Z)*	Pflegemaßnahmen *(M)*
P: Patient leidet an völliger innerer Leere (Vakuum, schwarzes Loch), reagiert nicht auf Ansprache		
Cave: Versuchen Sie nicht, den Patienten aufzuheitern oder seine Aufmerksamkeit auf etwas Positives zu lenken – nach dem Motto: »Schauen Sie doch mal, wie schön die Sonne scheint!« Denn wer in einem schwarzen Loch gefangen ist, kann die Sonne nicht sehen!	Z 16: Patient kann den Zustand aushalten	M 16: Krankenbeobachtung und Dokumentation M 16: Ärztin informieren M 16: Verhalten des Patienten nicht als persönliche Ablehnung deuten M 16: Patienten in seinem Erleben ernst nehmen M 16: Geborgenheit vermitteln M 16: Im Kontakt mit dem Patienten Wärme und Mitgefühl vermitteln, ohne ihn jedoch zu bemitleiden M 16: Darauf achten, dass der Patient nicht friert, ihm z. B. eine Decke umlegen M 16: Darauf achten, dass der Patient genug trinkt M 16: Anwesenheit und Ansprechbarkeit signalisieren, z. B. eine Zeit lang neben dem Patienten sitzen, ohne ihn jedoch zu bedrängen M 16: Engmaschige, ggf. lückenlose Überwachung des Patienten M 16: Ggf. darauf achten, dass die Patientin nicht von anderen Patienten verspottet oder angefeindet wird M 16: Ggf. Aromatherapie oder angenehme Musik anbieten, je nach Neigung des Patienten (bei Pflegeanamnese erfragen) M 16: Ggf. Bedarfsmedikation nach AVO M 16: Patienten ermutigen, sich jederzeit an die Pflege zu wenden (auch per Klingel)
P: Patient hat ein erhöhtes Schlafbedürfnis und verbringt auch tagsüber viel Zeit im Bett		
R: Patient möchte tagsüber aktiver sein	Z 17: Geregelter Tag-Nacht-Rhythmus	M 17: Bezugspflege M 17: Aufbau einer tragfähigen Vertrauensbeziehung M 17: Schlafgewohnheiten des Patienten beobachten und dokumentieren M 17: Patienten auf das Problem ansprechen M 17: Somatische Ursachen abklären lassen, ggf. fachärztliche Konsile veranlassen M 17: Schlafprotokoll führen lassen M 17: Patienten morgens wecken und dafür sorgen, dass er aufsteht und den Tag aktiv beginnt M 17: Ergotherapie anbieten M 17: Freizeitaktivitäten anbieten M 17: Sportliche Aktivitäten anbieten M 17: Gemeinsam mit dem Patienten einen geregelten Tagesablauf planen M 17: Darauf achten, dass der Patient sich an die Tagesplanung hält M 17: Ausreden nicht gelten lassen M 17: Patienten zur Teilnahme an den Stationsgruppen motivieren M 17: Patienten zur Übernahme von Stationsdiensten motivieren M 17: Auf Station für der Nachtruhe sorgen M 17: Patienten ermutigen, sich im Bedarfsfall jederzeit an die Pflege zu wenden (auch per Klingel)

◻ Tab. 8.5 Fortsetzung

Probleme *(P)* und Ressourcen *(R)*	Pflegeziel *(Z)*	Pflegemaßnahmen *(M)*
P: Patient leidet an vermehrtem Appetit und ggf. an Gewichtszunahme		
	Z 18: Patient isst in angemessenem Umfang	M 18: Trink- und Essprotokoll führen M 18: Regelmäßige Vitalzeichenkontrolle, auch BZ M 18: Regelmäßig Gewicht kontrollieren und dokumentieren M 18: Patienten auf gesundheitliche Folgen hinweisen M 18: Ernährungsgewohnheiten und Vorlieben des Patienten erfragen M 18: Ernährungsberatung anbieten M 18: Patienten zur Einhaltung geregelter Mahlzeiten motivieren M 18: Süßigkeiten rationieren oder ggf. »verbieten« M 18: Patienten zu gesunder und maßvoller Ernährung anhalten M 18: Gemeinsam mit dem Patienten Strategien entwickeln, um eine Änderung des Essverhaltens zu erreichen M 18: Freizeitaktivitäten anbieten M 18: Sportliche Aktivitäten anbieten M 18: Patienten in den Stationsalltag integrieren (Dienste auf Station) M 18: Patienten ermutigen, sich im Bedarfsfall jederzeit an die Pflege zu wenden
P: Patient verweigert die Medikamenteneinnahme		
R: Patient kann Vertrauen zu anderen Menschen aufbauen	Z 19: Regelmäßige Medikamenteneinnahme nach AVO	M 19: Ärztin informieren M 19: Patienten auf Notwendigkeit der Medikamenteneinnahme hinweisen M 19: Mögliche Ängste in Bezug auf die Einnahme von Psychopharmaka erfragen und ggf. besprechen M 19: Patienten über Wirkung und Nebenwirkungen der Medikation aufklären M 19: Darauf achten, dass der Patient bei der Auswahl der Medikamente so weit wie möglich in die Entscheidung einbezogen wird M 19: Patienten auf mögliche Folgen einer unregelmäßigen medikamentösen Therapie hinweisen M 19: Medikamenteneinnahme überwachen M 19: Nachkontrollen auf Wirksamkeit M 19: Bei akuter Selbstgefährdung notfalls Medikamentengabe i.v. nach AVO
P: Patient vernachlässigt die Körperpflege		
	Z 20: Patient ist angemessen gepflegt	M 20: Patienten auf Notwendigkeit der Körperpflege hinweisen M 20: Patienten zur Durchführung regelmäßiger Körperpflege anhalten M 20: Patienten ggf. täglich an Körperpflege erinnern M 20: Persönliche Vorlieben des Patienten erfragen, z. B. Pflegelotionen oder Körperpflegeutensilien M 20: Sofern möglich, diese Vorlieben beachten M 20: Auf ausreichende und angemessene Kleidung achten, Patienten ggf. anleiten M 20: Patienten ermutigen, sich im Bedarfsfall jederzeit an die Pflege zu wenden

◻ Tab. 8.5 Fortsetzung

Probleme *(P)* und Ressourcen *(R)*	Pflegeziel *(Z)*	Pflegemaßnahmen *(M)*
P: Patient zeigt soziale Rückzugstendenzen		
Cave: Es besteht tendenziell Suizidgefahr! R: Patient hat den Wunsch, sich in die Stationsgemeinschaft zu integrieren R: Patient kann auf frühere Hobbys und Interessen zurückgreifen	Z 21: Patient nimmt am sozialen Leben auf Station teil	M 21: Stimmungslage des Patienten ernst nehmen M 21: Stimmungslage des Patienten beobachten und dokumentieren M 21: Gespräche anbieten M 21: Bezugspflege M 21: Kontinuierlichen Kontakt zu dem Patienten halten M 21: Ggf. Suizidrisiko ermitteln mittels NGASR-Skala (▶ Abschn. 8.5) M 21: Suizidgefährdung abklären, ggf. Ärztin benachrichtigen M 21: Regelmäßige und verbindliche Gesprächstermine vereinbaren M 21: Auf Rückzugstendenzen achten M 21: Patienten bei Rückzug im Zimmer aufsuchen M 21: Wenn möglich, Patienten aus dem Zimmer holen und in den Stationsalltag integrieren M 21: Kontakte des Patienten auf der Station beobachten und fördern M 21: Patienten in die Stationsgruppen einführen M 21: Patienten zur Mitarbeit bzw. Teilnahme anregen M 21: Protokoll über Tagesaktivitäten führen lassen M 21: auf geregelten Tag- und Nachtrhythmus achten M 21: Patienten in Stationsarbeiten einbinden (z. B. Küchendienst) M 21: Gemeinsam mit dem Patienten geregelte Tagesstruktur erarbeiten M 21: Ergotherapie anbieten M 21: Sportliche Aktivitäten anbieten M 21: Freizeitaktivitäten anbieten M 21: Medikamenteneinnahme überwachen M 21: Nachkontrollen auf Wirksamkeit M 21: Patienten ermutigen, sich im Bedarfsfall jederzeit an die Pflege zu wenden
P: Patient leidet an sozialer Isolation		
R: Patient verfügt über soziale Kontakte außerhalb der Klinik, die reaktiviert werden können	Z 22: Kontakt zu Angehörigen, Freunden etc. aufnehmen und halten	M 22: Kontaktpersonen des Patienten erfragen und dokumentieren M 22: Kontaktwünsche des Patienten erfragen und dokumentieren M 22: Patienten auf Kontaktaufnahme vorbereiten M 22: Kontakt zu Angehörigen aufnehmen und nach Möglichkeit aufrechterhalten M 22: Patienten dazu anregen, Kontakte selbstständig aufrechtzuerhalten M 22: Patienten bei Kontaktaufnahme zu Angehörigen, Freunden etc. unterstützen M 22: Ggf. Familiengespräche anbieten M 22: Patienten ggf. auf Familiengespräche vorbereiten M 22: Medikamenteneinnahme überwachen M 22: Nachkontrollen auf Wirksamkeit M 22: Patienten ermutigen, sich im Bedarfsfall jederzeit an die Pflege zu wenden

☐ **Tab. 8.5**   Fortsetzung

Probleme (P) und Ressourcen (R)	Pflegeziel (Z)	Pflegemaßnahmen (M)
P: Patient leidet an verminderter Libido		
R: Patient lebt in einer Partnerschaft	Z 23: Patient ist über Nebenwirkung der Medikamente auf- geklärt	M 23: Patienten behutsam und taktvoll nach früherem Liebesleben fragen (wenn möglich) M 23: Gemeinsam mit dem Patienten klären, inwieweit seine Medikation ursächlich sein kann M 23: Mit dem Patienten die Nebenwirkungen der Medikamente besprechen M 23: Eventuell Medikamentenwechsel mit der Ärztin besprechen
	Z 24: Eventuelle Partner sind infor- miert und zeigen Verständnis	M 24: Wenn Patient dies wünscht, Partner mit einbeziehen und diese über die Erkrankung und die Medikation aufklären M 24: Wenn Patient dies wünscht, Gespräche unter Beteiligung des Partners führen M 24: Ggf. vermittelnde Rolle einnehmen
P: Patient leidet an Freud- und Hoffnungslosigkeit		
	Z 25: Patient begreift, dass sein Zustand vorübergehend ist	M 25: Patienten in seinem Erleben ernst nehmen M 25: Kontinuierlich Gespräche anbieten M 25: Aufbau einer tragfähigen Vertrauensbeziehung M 25: Erfragen, wann sich der Patient das letzte Mal so gefühlt hat M 25: Gemeinsam mit dem Patienten herausfinden, was ihm beim letzten Mal geholfen hat M 25: Falls möglich, dies umsetzen M 25: Patienten daran erinnern, dass auch beim letzten Mal eine Zustandsverbesserung eintrat M 25: Zuversicht vermitteln, dass es dem Patienten auch dieses Mal in absehbarer Zeit wieder besser gehen wird M 25: Patienten dazu motivieren, etwas Gutes für sich zu tun (Entspannungsbad, Spaziergang etc.) M 25: Patienten dazu motivieren, sich am Stationsgeschehen zu beteiligen M 25: Gemeinsam mit dem Patienten eine geregelte Tagesstruktur erarbeiten M 25: Dabei vor allem auch Dinge/Tätigkeiten berücksichtigen, die dem Patienten Freude bereiten könnten M 25: Patienten ermutigen, sich im Bedarfsfall jederzeit an die Pflege zu wenden
P: Patient leidet an depressivem Stupor		
	Z 26: Beendigung des stuporösen Zustands	M 26: Ärztin alarmieren M 26: Gabe von Notfallmedikation nach AVO M 26: Medikamenteneinnahme überwachen M 26: Nachkontrollen auf Wirksamkeit

◻ Tab. 8.5   Fortsetzung

Probleme *(P)* und Ressourcen *(R)*	Pflegeziel *(Z)*	Pflegemaßnahmen *(M)*
P: Patient leidet an Halluzinationen (z. B. sieht schwarze Vögel auf dem Dach sitzen)		
	Z 27: Patient kann sich von Wahnvorstellungen distanzieren	M 27: Erleben des Patienten ernstnehmen M 27: Patienten ablenken, etwa durch Gespräche über »unverfängliche« Themen, wie Hobbys/Interessen des Patienten M 27: Sicherheit vermitteln M 27: Patienten nicht alleine lassen, insbesondere bei Angstzuständen unterstützend begleiten und beruhigen M 27: Alltagsaktivitäten anbieten und den Patienten ggf. dabei begleiten M 27: Patienten in Stationsalltag einbinden M 27: Offene Gesprächsatmosphäre auf der Station schaffen M 27: Gespräche über Wahnvorstellungen anbieten M 27: Gezielte Nachfragen zu Inhalten und Auslösern M 27: Wenn möglich, den Patienten über realen Sachverhalt aufklären, dabei das Gespräch stets auf Augenhöhe halten, keine belehrende Überheblichkeit M 27: Wenn möglich, Realitätsorientierung durchführen M 27: Medikamentöse Therapie nach AVO M 27: Medikamenteneinnahme überwachen M 27: Nachkontrollen auf Wirksamkeit M 27: Patienten ermutigen, sich im Bedarfsfall jederzeit an die Pflege zu wenden
Patient leidet an einer manischen Phase:		
P: Patient ist übermäßig aktiv und unruhig		
R: Patient ist kognitiv nicht eingeschränkt R: Patient ist in der Lage, eigene Bedürfnisse und Vorstellungen zu äußern	Z 28: Aktivitätsniveau des Patienten ist angemessen	M 28: Verhalten des Patienten beobachten und dokumentieren M 28: Patienten bei allen Aktivitäten anleiten und ggf. begrenzen M 28: Patienten immer wieder darüber informieren, welche Schäden sein Verhalten verursacht M 28: Darauf achten, dass der Patient sich nicht überfordert M 28: Vitalzeichenkontrolle bei Verdacht der Überforderung M 28: Patienten ggf. zu Ruhepausen auffordern M 28: Gemeinsam mit dem Patienten ein strukturiertes Tagesprogramm erarbeiten M 28: Beschäftigungstherapie oder sportliche Aktivitäten anbieten M 28: Patienten im Rahmen seiner Möglichkeiten in den Stationsalltag einbinden M 28: Patienten nach erledigten Aufgaben dazu auffordern, eine seiner Neigung entsprechende ruhige Tätigkeit aufzunehmen M 28: Alle Aktivitäten des Patienten protokollieren M 28: Gemeinsam mit dem Patienten das so entstandene Protokoll reflektieren, sofern möglich M 28: Auf übermäßigen Zigarettenkonsum oder Konsum von Süßigkeiten etc. achten, den Patienten ggf. darauf hinweisen M 28: Wenn nötig, Zigaretten etc. rationieren

◘ **Tab. 8.5** Fortsetzung

Probleme (P) und Ressourcen (R)	Pflegeziel (Z)	Pflegemaßnahmen (M)
R: Patient hat Hobbys und Interessen	Z 29: Aktivitäten des Patienten können in sozial verträgliche Bahnen gelenkt werden	M 29: Interessen und persönlichen Neigungen des Patienten erfragen M 29: Bisherige Hobbys und Gewohnheiten erfragen M 29: Gemeinsam mit dem Patienten überlegen, welche Aktivitäten sich auf der Station umsetzen lassen M 29: Sozial verträgliche Eigenschaften und Interessen des Patienten fördern M 29: Patienten zur Übernahme stationsinterner Dienste anregen M 29: Patienten auch für kleine Fortschritte loben M 29: Regelmäßige unverbindliche Gesprächstermine vereinbaren M 29: Eigene Vorschläge und Vorstellungen des Patienten berücksichtigen M 29: Auf regelmäßige Medikamenteneinnahme achten M 29: Patienten ermutigen, sich im Bedarfsfall jederzeit an die Pflege zu wenden

P: Patient ist euphorisch und überschätzt sich selbst

Cave: Selbst- oder Fremdgefährdungstendenzen!	Z 30: Verhinderung von Selbst- oder Fremdgefährdung	M 30: Krankenbeobachtung M 30: Ärztin informieren M 30: Beobachtung und Dokumentation der Verhaltensweisen des Patienten M 30: Engmaschige, ggf. lückenlose Überwachung des Patienten M 30: Gefährliche Gegenstände aus der Reichweite des Patienten entfernen M 30: Mögliche Suizidalität abklären M 30: Patienten ggf. von Mitpatientinnen isolieren (Einzelzimmer) M 30: Patienten im Gespräch beruhigen M 30: Ggf. Bedarfs- bzw. Notfallmedikation nach AVO verabreichen M 30: Medikamenteneinnahme überwachen M 30: Nachkontrollen auf Wirksamkeit M 30: Im äußersten Notfall Patienten fixieren nach AVO und ggf. rechtliche Betreuerin informieren
R: Patient ist kognitiv nicht eingeschränkt	Z 31: Patient kann seine Fähigkeiten adäquat einschätzen	M 31: Gemeinsam mit dem Patienten Aktivitäten besprechen, welche er im Verlauf des Tages bzw. im Verlauf der Woche durchführen möchte M 31: Gemeinsam mit dem Patienten Kriterien erarbeiten, anhand derer sich eine potenzielle Überforderung erkennen lassen M 31: Patienten ermutigen, die eigenen Grenzen auszuloten und zu respektieren M 31: Patienten dazu anregen, Anzeichen für eine Überforderung rechtzeitig zu erkennen M 31: Regelmäßige unverbindliche Gesprächstermine vereinbaren M 31: Patienten im Gespräch dazu auffordern, eigene Vorstellungen und Bedürfnisse zu äußern M 31: Aufbau einer tragfähigen Vertrauensbeziehung M 31: Gemeinsam mit dem Patienten strukturierten Tagesablauf erarbeiten M 31: Ergotherapie anbieten M 31: Sportliche Aktivitäten anbieten M 31: Auf regelmäßige Medikamenteneinnahme achten M 31: Patienten ein Protokoll der täglichen Aktivitäten führen lassen M 31: Patienten ermutigen, sich im Bedarfsfall jederzeit an die Pflege zu wenden

▣ Tab. 8.5   Fortsetzung

Probleme *(P)* und Ressourcen *(R)*	Pflegeziel *(Z)*	Pflegemaßnahmen *(M)*
P: Patient hat keine Krankheitseinsicht		
R: Patient ist kognitiv nicht eingeschränkt	Z 32: Patient kann erkennen, dass er krank ist, und kann die Therapieangebote annehmen	M 32: Bezugspflege M 32: Aufbau einer tragfähigen Vertrauensbeziehung M 32: Dem Patienten mit uneingeschränkter Wertschätzung begegnen, auch wenn sein Verhalten Ärger auslöst M 32: Gemeinsam mit dem Patienten dessen Verhaltensweisen und Stimmungslage besprechen M 32: Sachliche Darstellung der Merkmale einer manischen Episode M 32: Dem Patienten Anzeichen und Merkmale seiner Erkrankung aufzeigen M 32: Gemeinsam mit dem Patienten dessen Abwehrmechanismen erarbeiten und besprechen M 32: Vorhandene Ängste des Patienten erfragen und ernst nehmen M 32: Dem Patienten Pflegemaßnahmen erklären und ihn, soweit möglich, an deren Auswahl beteiligen M 32: Regelmäßige und verbindliche Gesprächstermine vereinbaren M 32: Dem Patienten gesundheitliche Auswirkungen seiner Erkrankung aufzeigen M 32: Dem Patienten soziale, familiäre und berufliche Auswirkungen seiner Erkrankung aufzeigen, ggf. finanzielle Probleme/Verluste ansprechen M 32: Dem Patienten therapeutische Möglichkeiten aufzeigen und Therapieabläufe erläutern M 32: Gemeinsam mit dem Patienten für ihn in Frage kommende Behandlungsmöglichkeiten besprechen M 32: Kontinuierliche Gesprächsangebote M 32: Patienten ermutigen, sich bei Bedarf jederzeit an die Pflege zu wenden
P: Patient schläft nicht/kaum		
	Z 33: Patient bekommt ausreichend Schlaf	M 33: Krankenbeobachtung M 33: Vitalzeichenkontrolle M 33: Schlafgewohnheiten des Patienten beobachten und Schlafmangel dokumentieren M 33: Patienten auf Schlafmangel ansprechen M 33: Schlafprotokoll führen lassen M 33: Für Nachtruhe und Rückzugsmöglichkeiten sorgen M 33: Gemeinsam mit dem Patienten Einschlafrituale erarbeiten M 33: Entspannungstechniken anbieten M 33: Sportliche Aktivitäten anbieten M 33: Gemeinsam mit dem Patienten einen geregelten Tagesablauf planen M 33: Ggf. Nachtmedikation nach AVO M 33: Nachkontrolle auf Wirksamkeit M 33: Den Patienten ermutigen, sich im Bedarfsfall jederzeit an die Pflege zu wenden

◻ **Tab. 8.5** Fortsetzung

Probleme *(P)* und Ressourcen *(R)*	Pflegeziel *(Z)*	Pflegemaßnahmen *(M)*
P: Patient hält sich nicht an die Stationsordnung		
R: Patient ist kognitiv nicht eingeschränkt	Z 34: Patient akzeptiert die Notwendigkeit der Stationsordnung	M 34: Dem Patienten mit Geduld und Verständnis begegnen M 34: Patienten immer wieder auf seine Erkrankung hinweisen M 34: Patienten darauf hinweisen, wie sein Verhalten auf die Mitpatienten wirkt M 34: Ggf. in der Gruppentherapie problematische Verhaltensweisen des Patienten ansprechen M 34: Gemeinsam mit dem Patienten die Notwendigkeit von Regeln erörtern M 34: Gemeinsam mit dem Patienten die Stationsordnung lesen M 34: Dem Patienten die Stationsordnung erläutern und ihn darauf hinweisen, dass die Einhaltung der Stationsordnung Voraussetzung für den weiteren Verbleib auf der Station ist
R: Patient möchte auf der Station verbleiben	Z 35: Patient befolgt die Stationsordnung und die Anweisungen des Pflegeteams	M 35: Patienten auch für kleinere Fortschritte loben M 35: Patienten in die Tagesabläufe der Station einbinden M 35: Vorschläge des Patienten berücksichtigen, sofern praktikabel M 35: Regelmäßige Medikamenteneinnahme überwachen M 35: Nachkontrollen auf Wirksamkeit M 35: Patienten zur Übernahme von Stationsdiensten motivieren M 35: Patienten zur Teilnahme an stationsinternen Gruppen motivieren M 35: Patienten ermutigen, sich im Bedarfsfall jederzeit an die Pflege zu wenden
P: Patient ist distanzlos und zeigt keinerlei Schamgefühl		
R: Patient kann sich auf Gespräche einlassen	Z 36: Patient kann Nähe und Distanz angemessen einschätzen	M 36: Im Umgang mit dem Patienten auf die Wahrung der professionellen Distanz achten M 36: Dem Patienten immer wieder die unerwünschten Verhaltensweisen vor Augen führen M 36: Gemeinsam mit dem Patienten Handlungs- und Verhaltensalternativen entwickeln M 36: Patienten auch bei kleineren Fortschritten loben M 36: Patienten ggf. zurechtweisen und ihm verständlich machen, dass er sein Verhalten zu verändern hat, um auf Station bleiben zu können M 36: Ggf. Mitpatienten vor Übergriffen schützen M 36: Ggf. das Verhalten des Patienten in der Gruppentherapie thematisieren M 36: Gemeinsam mit dem Patienten sozial kompatible Verhaltensweisen erarbeiten
	Z 37: Patient verhält sich angemessen und wahrt die Intimsphäre	M 37: Grundzüge der Intimsphäre erläutern M 37: Negative Auswirkungen aufzeigen, die eine Verletzung der Intimsphäre mit sich bringen M 37: Dem Patienten vor Augen führen, welche Auswirkungen sein Verhalten auf die Mitpatienten haben M 37: Sozial kompatible Eigenschaften des Patienten fördern M 37: Patienten in den Stationsalltag einbinden M 37: Auf angemessene Kleidung achten M 37: Auf regelmäßige Medikamenteneinnahme achten M 37: Nachkontrollen auf Wirksamkeit

◨ **Tab. 8.5**   Fortsetzung

Probleme (P) und Ressourcen (R)	Pflegeziel (Z)	Pflegemaßnahmen (M)
P: Patient ist distanzlos und aggressiv		
Cave: Selbst- oder Fremdgefährdungstendenzen!	Z 38: Verhinderung von Selbst- und Fremdgefährdung	M 38: Krankenbeobachtung M 38: Beobachtung und Dokumentation der Verhaltensweisen der Patientin M 38: Engmaschige, ggf. lückenlose Überwachung des Patienten M 38: Gefährliche Gegenstände aus der Reichweite des Patienten entfernen M 38: Patienten immer wieder darauf hinweisen, dass Aggressionen auf Station nicht geduldet werden M 38: Mögliche Suizidalität abklären M 38: Ggf. Ärztin alarmieren M 38: Auf erhöhte Reizbarkeit des Patienten achten M 38: Sich nicht von dem Patienten provozieren lassen M 38: Patienten ggf. von Mitpatienten isolieren (Einzelzimmer) M 38: Patienten im Gespräch beruhigen, sofern möglich M 38: Ggf. Bedarfs- bzw. Notfallmedikation nach AVO verabreichen M 38: Medikamenteneinnahme überwachen M 38: Nachkontrollen auf Wirksamkeit M 38: Im äußersten Notfall Patienten fixieren nach AVO und ggf. rechtliche Betreuerin informieren
R: Patient kann sich auf Gespräche einlassen	Z 39: Patient kann Nähe und Distanz angemessen einschätzen	M 39: Im Umgang mit dem Patienten auf die Wahrung der professionellen Distanz achten M 39: Dem Patienten immer wieder die unerwünschten Verhaltensweisen vor Augen führen M 39: Gemeinsam mit dem Patienten Handlungs- und Verhaltensalternativen entwickeln M 39: Patienten auch bei kleineren Fortschritten loben M 39: Patienten ggf. zurechtweisen und ihm verständlich machen, dass er sein Verhalten zu verändern hat, um auf Station bleiben zu können M 39: Ggf. Mitpatienten vor Übergriffen schützen M 39: Ggf. das Verhalten des Patienten in der Gruppentherapie thematisieren M 39: Gemeinsam mit dem Patienten sozial kompatible Verhaltensweisen erarbeiten

◻ **Tab. 8.5** Fortsetzung

Probleme (P) und Ressourcen (R)	Pflegeziel (Z)	Pflegemaßnahmen (M)
P: Patient ist in finanziellen Schwierigkeiten, kann nicht verantwortungsbewusst mit Geld umgehen		
R: Patient ist kognitiv nicht eingeschränkt	Z 40: Patient erleidet keine (weiteren) finanziellen Schäden	M 40: Patienten auf Probleme hinweisen, die er im Umgang mit Geld hat M 40: Gemeinsam mit dem Patienten vorliegende Unterlagen und Dokumente sichten und, wenn möglich, eine Einschätzung des bestehenden Schadens vornehmen M 40: Bei Vorliegen einer rechtlichen Betreuung mit der Betreuerin des Patienten zusammenarbeiten M 40: Sofern keine rechtliche Betreuung vorliegt, diese beim zuständigen Gericht anregen M 40: Wenn möglich, Angehörige mit einbeziehen M 40: Gemeinsam mit dem Patienten das verfügbare Geld in kleinere Tages- oder Wochenrationen einteilen (ggf. Rücksprache mit der rechtlichen Betreuerin halten) M 40: Auffällige Geldausgaben dokumentieren und Patienten darauf ansprechen
	Z 41: Vermeidung bzw. Linderung sozialer Folgeschäden	M 41: Auf Station darauf achten, dass der Patient andere Patienten nicht um Geld bittet bzw. sich kein Geld von ihnen leiht M 41: Darauf achten, dass der Patient keine finanziellen Geschäfte auf Station betreibt M 41: Wenn möglich, Angehörige oder sonstige nahestehende Personen über das Krankheitsbild aufklären M 41: Bei Bedarf Angehörigen- oder Familiengespräche führen M 41: Patienten bei der Wiederaufnahme sozialer Kontakte unterstützen, z. B. bei Telefonaten daneben sitzen M 41: Patienten ermutigen, sich im Bedarfsfall jederzeit an die Pflege zu wenden
P: Patient leidet an wahnhaften Ideen		
Cave: Selbst- oder Fremdgefährdungstendenzen! R: Patient ist kognitiv nicht eingeschränkt	Z 42: Verhinderung von Selbst- und Fremdgefährdung	M 42: Krankenbeobachtung M 42: Beobachtung und Dokumentation der Verhaltensweisen der Patientin M 42: Engmaschige, ggf. lückenlose Überwachung des Patienten M 42: Gefährliche Gegenstände aus der Reichweite des Patienten entfernen M 42: Mögliche Suizidalität abklären M 42: Patienten ggf. von Mitpatienten isolieren (Einzelzimmer) M 42: Patienten im Gespräch beruhigen und entlasten M 42: Ärztin alarmieren M 42: Ggf. Bedarfs- bzw. Notfallmedikation nach AVO verabreichen M 42: Medikamenteneinnahme überwachen M 42: Nachkontrollen auf Wirksamkeit M 42: Im äußersten Notfall Patienten fixieren nach AVO und ggf. rechtliche Betreuerin informieren

8

☐ Tab. 8.5 Fortsetzung

Probleme *(P)* und Ressourcen *(R)*	Pflegeziel *(Z)*	Pflegemaßnahmen *(M)*
R: Patient kann sich Hilfe holen	Z 43: Patient kann mit der Pflege über wahnhafte Ideen sprechen	M 43: Erleben des Patienten ernst nehmen M 43: Wahnhafte Ideen zunächst akzeptieren, nicht versuchen, Patienten zu überzeugen M 43: Wahnhafte Ideen dokumentieren M 43: Patienten nicht alleine lassen, insbesondere bei Angstzuständen unterstützend begleiten und beruhigen M 43: Patienten engmaschig überwachen M 43: Bezugspflege M 43: Aufbau einer Vertrauensbasis M 43: Patienten so gut wie möglich auf Station integrieren M 43: Patienten ermutigen, sich im Bedarfsfall jederzeit an die Pflege zu wenden M 43: Gespräche über wahnhafte Ideen anbieten M 43: Wenn möglich, gezielte Nachfragen zu Inhalten M 43: Wenn möglich, Patienten über realen Sachverhalt aufklären, dabei das Gespräch stets auf Augenhöhe halten, keine belehrende Überheblichkeit M 43: Medikamentöse Therapie nach AVO M 43: Auf regelmäßige Medikamenteneinnahme achten M 43: Nachkontrollen auf Wirksamkeit M 43: Patienten ermutigen, sich im Bedarfsfall jederzeit an die Pflege zu wenden
P: Patient vernachlässigt aufgrund von Ungeduld oder Fahrigkeit die Körperpflege		
	Z 44: Verhinderung von körperlichen Schädigungen (Haut)	M 44: Krankenbeobachtung und Beobachtung des Hautzustandes M 44: Regelmäßige körperliche Untersuchungen veranlassen M 44: Ggf. Intertrigo-Prophylaxe M 44: Eventuell auftretende Hautschäden angemessen behandeln M 44: Patienten auf Notwendigkeit der Körperpflege hinweisen M 44: Ggf. Unterstützung bei der Körperpflege anbieten
	Z 45: Patient ist angemessen gepflegt	M 45: Patienten zur Durchführung regelmäßiger Körperpflege anhalten M 45: Patienten ggf. täglich an Körperpflege erinnern M 45: Persönliche Vorlieben des Patienten erfragen, z. B. Pflegelotionen oder Körperpflegeutensilien M 45: Sofern möglich, diese Vorlieben beachten M 45: Auf ausreichende und angemessene Kleidung achten, Patienten ggf. anleiten
P: Patient isst und trinkt zu wenig oder unkontrolliert		
	Z 46: Nahrungs- und Flüssigkeitszufuhr ist angemessen	M 46: Trink- und Essprotokoll führen M 46: Regelmäßige Vitalzeichenkontrolle, auch BZ M 46: Ggf. Ärztin alarmieren M 46: Patienten auf unkontrolliertes Ess- und Trinkverhalten hinweisen M 46: Essprotokoll führen lassen M 46: Ggf. Ernährungsberatung anbieten M 46: Wenn möglich, gemeinsam mit dem Patienten Lösungsmöglichkeiten erarbeiten M 46: Patienten zur Einhaltung geregelter Mahlzeiten motivieren M 46: Patienten zu regelmäßiger Flüssigkeitsaufnahme motivieren M 46: Ggf. Essen und Trinken rationieren M 46: Ggf. Nahrungsmittel und Getränke wegschließen, um unkontrollierten Konsum zu vermeiden

◨ **Tab. 8.5** Fortsetzung

Probleme (P) und Ressourcen (R)	Pflegeziel (Z)	Pflegemaßnahmen (M)
P: Patient ist unkooperativ und nimmt seine Medikation nicht ein		
R: Patient ist kognitiv nicht eingeschränkt	Z 47: Verhinderung von Selbst- und Fremdgefährdung	M 47: Krankenbeobachtung M 47: Beobachtung und Dokumentation der Verhaltensweisen der Patientin M 47: Engmaschige, ggf. lückenlose Überwachung der Patientin M 47: Gefährliche Gegenstände aus der Reichweite des Patienten entfernen M 47: Mögliche Suizidalität abklären M 47: Patienten ggf. von Mitpatienten isolieren (Einzelzimmer) M 47: Ggf. Ärztin alarmieren M 47: Ggf. Bedarfs- bzw. Notfallmedikation nach AVO verabreichen M 47: Medikamenteneinnahme überwachen M 47: Nachkontrollen auf Wirksamkeit M 47: Im äußersten Notfall Patienten fixieren nach AVO und ggf. rechtliche Betreuerin informieren
	Z 48: Regelmäßige Medikamenteneinnahme nach AVO	M 48: Patienten auf Notwendigkeit der Medikamenteneinnahme hinweisen M 48: Patienten auf mögliche Folgen einer unregelmäßigen medikamentösen Therapie hinweisen M 48: Medikamenteneinnahme überwachen M 48: Nachkontrollen auf Wirksamkeit
P: Patient will die Behandlung abbrechen		
Cave: Nicht auf Verhandlungen einlassen, nach dem Motto: »Ich bleibe nur auf Station, wenn ich diese oder jene Vergünstigung erhalte«	Z 49: Patient bleibt auf der Station und kann von der Behandlung profitieren	M 49: Abbruchgedanken des Patienten ernst nehmen M 49: Patienten auf Freiwilligkeit des Aufenthalts hinweisen M 49: Im Gespräch mögliche Ursachen für die Abbruchgedanken des Patienten ermitteln M 49: Patienten darin bestärken, Ängste und Vorbehalte gegenüber dem stationären Aufenthalt zu formulieren, und mit der Realität abgleichen M 49: Patienten dahingehend bestärken, dass er mit der Weiterführung des stationären Aufenthalts einen wichtigen Schritt auf seinem Lebensweg einschlägt M 49: Vorhandene Ängste des Patienten im Gespräch thematisieren und, soweit möglich, abbauen M 49: Maßnahmen erfragen, die im Rahmen der Stationsordnung des Patienten den Aufenthalt auf der Station erleichtern würden M 49: Patienten ermutigen, sich im Bedarfsfall jederzeit an die Pflege zu wenden
P: Patient zeigt übermäßiges sexuelles Interesse an den Mitpatienten und Teammitgliedern		
R: Patient möchte auf der Station verbleiben	Z 50: Patient geht keine sexuellen Beziehungen auf Station ein	M 50: Professionelle Distanz im Umgang mit dem Patienten wahren M 50: Patienten auf Stationsregeln hinweisen M 50: Dem Patienten deutlich machen, dass das Eingehen sexueller Beziehungen auf Station eine disziplinarische Entlassung zur Folge hat M 50: Patienten im Kontakt mit anderen Patienten beobachten M 50: Auf angemessene Kleidung achten M 50: Verbale Übergriffe entsprechend ahnden M 50: Ggf. Mitpatienten schützen M 50: Auf regelmäßige Medikamenteneinnahme achten M 50: Nachkontrollen auf Wirksamkeit M 50: Patienten und Mitpatienten ermutigen, sich im Bedarfsfall jederzeit an die Pflege zu wenden

AVO ärztliche Verordnung, BZ Blutzucker, NGASR Nurses Global Assessment of Suicide Risk.

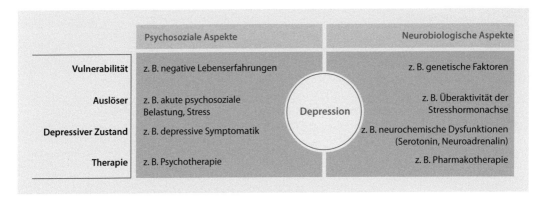

◨ **Abb. 8.1** Mögliche ursächliche Faktoren für das Auftreten einer Depression. (Datenquelle: Robert Koch-Institut 2010, Gesundheitsberichterstattung des Bundes)

8.2.3 Anmerkungen für die ambulante Pflege

Die ambulante pflegerische Versorgung von Menschen mit einer bipolaren Affektstörung ist wie die stationäre Versorgung in erster Linie darauf ausgerichtet, deren Gefühlsleben möglichst stabil zu halten. Um dies zu gewährleisten, sollten Sie vor allem darauf achten, dass der Patient regelmäßig seine Medikamente einnimmt. Außerdem kann es hilfreich sein, dem Patienten ambulante spezialtherapeutische Angebote nahezulegen, ihn zur Teilnahme an sportlichen Aktivitäten zu bewegen und vor allen Dingen gemeinsam mit dem Patienten eine geregelte Tagesstruktur festzulegen. Angehörige, insbesondere dann, wenn sie gemeinsam mit dem Patienten in einer Wohnung leben, sind oftmals von der Erkrankung in erheblichem Maße mitbetroffen. Sie leiden unter den Stimmungsschwankungen und müssen häufig ihr eigenes Leben an die jeweiligen Krankheitsphasen ihrem Partner bzw. Angehörigen anpassen. Hier ist es wichtig, dass Sie den Kontakt zu den Angehörigen suchen, auch zu ihnen ein Vertrauensverhältnis aufbauen und sie ggf. an entsprechende Unterstützungsangebote weiterleiten. Des Weiteren können Sie auch im Rahmen der ambulanten Pflege mit Ihrem Patienten Achtsamkeits- und Entspannungsübungen durchführen und ihn dazu anregen, sich in seinem Alltag genügend Ruhepausen zu gönnen. Gerade bei Patienten, die in ihrer häuslichen Umgebung leben, ist es wichtig, dass sie ein Gefühl für sich und ihre Krankheit entwickeln, um so rechtzeitig und an-

gemessen auf Stimmungsschwankungen reagieren zu können. Hierbei sind natürlich auch die Angehörigen hilfreich, sofern sie über die Krankheit und über die therapeutischen Möglichkeiten adäquat informiert sind. Als Pflegedienstleitung haben Sie dafür Sorge zu tragen, Ihren Mitarbeiterinnen auch im Umgang mit den Angehörigen »den Rücken zu stärken«. Zudem ist eine Vernetzung mit anderen Versorgungseinrichtungen bzw. Anbietern psychosozialer Dienstleistungen von Vorteil.

8.3   Depressive Episode (F32)

8.3.1 Merkmale

Kennzeichnend für eine Depression ist zunächst die sogenannte depressive Triade, bestehend aus negativem Selbstbild, negativem Weltbild und negativen Zukunftserwartungen. Die Patienten erleben subjektiv ein Gefühl völliger Aussichtslosigkeit, und Traurigkeit, aber auch innere Leere und Gefühllosigkeit (vgl. Tölle u. Windgassen 2003, S. 236 ff.). Das Krankheitsbild ist vielschichtig und reicht von der depressiven Episode über das rezidivierende episodenhafte Auftreten bis hin zur chronischen Depression, bei der es zu »Residualsymptomen« und »Charakterstörungen« kommen kann (vgl. Grabenstedt et al. 2008, S. 49). Die Ursachen für das Auftreten einer depressiven Episode sind vielfältig und umfassen sowohl psychosoziale als auch familiäre bzw. genetische Faktoren, wie ◨ Abb. 8.1 verdeutlicht.

☐ **Tab. 8.6** Störungsbereiche und Symptome der depressiven Episode	
Störungsbereiche	**Depressive Episode**
Stimmung	herabgestimmt, niedergeschlagen, mutlos, vermindertes Selbstwertgefühl, vermindertes Selbstbewusstsein
Antrieb	vermindert, antriebslos, interessenlos, Apathie, Passivität
Erleben/Wahrnehmung	Angstzustände bis hin zu Wahnvorstellungen (Verarmungs- oder Schuldwahn)
Leistungs- und Konzentrationsfähigkeit	vermindert, verlangsamtes Denken
Schlafbedürfnis	bei bipolarer Affektstörung erhöht, bei unipolarer Depression vermindert (Schlafstörungen)
Appetit	bei bipolarer Affektstörung gesteigert, bei unipolarer Depression vermindert
Sozial- und Sexualverhalten	Rückzugstendenzen bis zur sozialen Isolation, Libidominderung (auch als Nebenwirkung von Medikamenten)

Eine depressive Episode ist eine

» affektive Störung mit krankhaft niedergedrückter Stimmung, die mit einer Vielzahl psychischer und körperlicher Symptome einhergehen kann. Die Störung ist sehr häufig, schätzungsweise 15% aller Menschen leiden mindestens einmal im Leben an einer behandlungsbedürftigen Depression (Gold et al. 2014, S. 288).

Der Schweregrad eine depressiven Episode wird laut IDC-10 anhand der Anzahl der vorliegenden depressiven Symptome bestimmt: Bei einer leichten Depression müssen 4, bei einer mittleren 6 und bei einer schweren Depression mindestens 8 Symptome vorliegen (vgl. Wolpert 2008, S. 47). Typisch für eine depressive Episode sind Störungen in den Bereichen Stimmung, Antrieb, Erleben/Wahrnehmung, Leistungs- und Konzentrationsfähigkeit, Schlafbedürfnis, Appetit sowie Sexual- und Sozialverhalten (☐ Tab. 8.6).

Die ☐ Abb. 8.2 verdeutlicht noch einmal die unterschiedlichen Verläufe einer depressiven Episode, rezidivierenden depressive Episode, einer Dysthymia (leichte, aber chronisch verlaufende Depression) und einer bipolaren affektiven Störung.

Praxistipp

Im pflegerischen Umgang mit depressiven Patienten sind vor allen Dingen Geduld und Empathie wichtig. Auch wenn es mitunter so scheinen kann, als unternehme der Patient absichtlich keine Anstrengungen, seinen Zustand zu verbessern, sind vermeintlich gut gemeinte Aufmunterungen wie »Nun denken Sie doch mal positiv!« oder: »So schlimm ist das doch gar nicht im Vergleich zu…« ebenso kontraproduktiv wie vermeintlich pädagogische Aufforderungen nach dem Motto: »Nun reißen Sie sich aber mal zusammen!« oder »Lassen Sie sich doch nicht so gehen!«. Bitte bedenken Sie stets, dass sich der Patient mit Sicherheit angemessener verhalten würde, wenn er es nur könnte. Bleiben Sie im Kontakt grundsätzlich freundlich zugewandt und wertschätzend, auch wenn der Patient mitunter nur schwer zu erreichen ist, vermeiden Sie aber jede Art von Überfürsorge und Bevormundung. Auch ein Übermaß an Zuwendung ist nicht angebracht, da sich die Patienten davon oftmals unter Druck gesetzt fühlen und dadurch, dass sie keine entsprechenden Gegenleistungen erbringen können, zusätzliche Schuldgefühle aufbauen. Dennoch ist eine pflegerische Begleitung durch eine feste Bezugsperson sehr von Vorteil, sodass sich Bezugspflege hier als sehr hilfreich erweist.

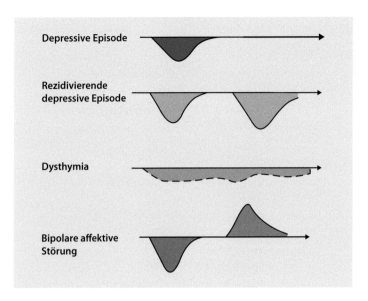

Abb. 8.2   Formen der Depression. (Datenquelle: Stiftung Deutsche Depressionshilfe, ► http://www.deutsche-depressionshilfe.de)

8.3.2   Pflegeplanung depressive Episode

◘ Tab. 8.7

Tab. 8.7 Pflegeplanung depressive Episode		
Probleme *(P)* und Ressourcen *(R)*	Pflegeziel *(Z)*	Pflegemaßnahmen *(M)*
P: Patient ist stark herabgestimmt und leidet an Niedergeschlagenheit, Mut- und Perspektivlosigkeit		
Cave: Es besteht tendenziell Suizidgefahr! **Cave: Bei Verdacht auf akute Suizidalität grundsätzlich Ärztin rufen!**	Z 1: Verhinderung von Selbstgefährdung bzw. Suizid	M 1: Kranken- und Verhaltensbeobachtung M 1: Dokumentation der Stimmungslage des Patienten M 1: Engmaschige, ggf. lückenlose Überwachung des Patienten M 1: Gefährliche Gegenstände aus der Reichweite des Patienten entfernen M 1: Mögliche Suizidalität abklären M 1: Ggf. Suizidrisiko ermitteln mittels NGASR-Skala (► Abschn. 8.5) M 1: Ggf. Ärztin alarmieren M 1: Ggf. Bedarfs- bzw. Notfallmedikation nach AVO verabreichen M 1: Medikamenteneinnahme überwachen M 1: Nachkontrollen auf Wirksamkeit M 1: Bei akuter Selbstgefährdung Verlegung auf eine geschützte Station nach AVO
R: Patient ist kognitiv nicht eingeschränkt R: Patient ist introspektionsfähig	Z 2: Zustand ist für den Patienten erträglich	M 2: Bezugspflege M 2: Stimmungslage des Patienten respektieren M 2: Aufbau einer tragfähigen Vertrauensbeziehung M 2: Regelmäßige und verbindliche Gesprächstermine vereinbaren M 2: Keine Ratschläge geben oder Lösungsmöglichkeiten präsentieren M 2: Erfragen, was dem Patienten nach eigenem Ermessen helfen könnte und dies, sofern möglich, umsetzen M 2: Patienten ermutigen, über seine Gefühle zu sprechen M 2: Patienten ermutigen, sich bei Bedarf an die Pflege zu wenden M 2: Soziale Einbindung des Patienten auf Station fördern

◘ **Tab. 8.7** Fortsetzung

Probleme *(P)* und Ressourcen *(R)*	Pflegeziel *(Z)*	Pflegemaßnahmen *(M)*
P: Patient leidet an Antriebs- und Interessenlosigkeit, ist passiv und apathisch		
R: Patient kann auf frühere Hobbys und Interessen zurückgreifen R: Patient ist kognitiv nicht eingeschränkt	Z 3: Antrieb des Patienten ist angemessen	M 3: Kranken- und Verhaltensbeobachtung und Dokumentation M 3: Biografiearbeit, gemeinsam mit dem Patienten nach früheren Hobbys und Interessen suchen M 3: Freizeitaktivitäten anbieten M 3: Sportliche Aktivitäten anbieten M 3: Vorlieben und Gewohnheiten des Patienten nach Möglichkeit berücksichtigen M 3: Kontakte des Patienten auf der Station beobachten und fördern M 3: Auf regelmäßige Medikamenteneinnahme achten M 3: Nachkontrollen auf Wirksamkeit
	Z 4: Patient nimmt Anteil an seiner Umwelt und zeigt neigungsentsprechendes Interesse	M 4: Patienten in die Stationsgruppen einführen M 4: Patienten zur Mitarbeit bzw. Teilnahme an den Stationsgruppen anregen M 4: Patienten zur Übernahme von Stationsdiensten motivieren M 4: Aktuelle Tagesereignisse besprechen (etwa in der Morgenrunde etc.) M 4: Protokoll über Tagesaktivitäten führen lassen M 4: Auf geregelten Tag- und Nachtrhythmus achten M 4: Patienten zur Erledigung seiner persönlichen Angelegenheiten motivieren (Korrespondenz, Behördengänge) M 4: Patienten im Bedarfsfall dabei unterstützen M 4: Patienten zur Teilnahme an externen Aktivitäten ermutigen (Ausflüge, Ausgänge) M 4: Ggf. verbindliche Belastungsausgänge ansetzen
P: Patient leidet an Angstzuständen		
R: Patient kann sich Hilfe holen, andere um Hilfe bitten R: Patient ist kognitiv nicht eingeschränkt	Z 5: Patient fühlt sich sicher auf der Station	M 5: Sicherheit und Geborgenheit vermitteln M 5: Bei akuter Angst Patienten kontrolliert atmen lassen (z. B. verlängerte Ausatmung), beruhigen und ablenken M 5: Ggf. Bedarfsmedikation nach AVO M 5: Im Kontakt mit dem Patienten Fürsorge zeigen M 5: Bezugspflege M 5: Aufbau einer tragfähigen Vertrauensbeziehung M 5: Regelmäßige entlastende und beruhigende Gespräche führen M 5: Patienten ermutigen, sich im Bedarfsfall jederzeit an die Pflege zu wenden (auch per Klingel)
	Z 6: Gefühlszustand des Patienten ist ausgeglichen	M 6: Kontakt zu Mitpatienten fördern M 6: Gemeinsam mit dem Patienten mögliche Angst auslösende Situationen oder Faktoren ermitteln M 6: Gemeinsam mit dem Patienten eine Tagesstruktur erarbeiten, die Sicherheit und Vertrautheit vermittelt M 6: Regelmäßige und verbindliche Gesprächstermine vereinbaren M 6: Entspannungstechniken anbieten M 6: Atemtechniken anbieten M 6: Medikamenteneinnahme überwachen M 6: Nachkontrollen auf Wirksamkeit

▣ **Tab. 8.7**   Fortsetzung

Probleme *(P)* und Ressourcen *(R)*	Pflegeziel *(Z)*	Pflegemaßnahmen *(M)*
P: Selbstwertgefühl und Selbstbewusstsein des Patienten ist vermindert		
R: Patient ist erreichbar und lässt sich motivieren R: Patient steht Neuem relativ offen gegenüber R: Patient ist introspektionsfähig	Z 7: Patient entwickelt Vertrauen in die eigenen Kompetenzen und Fähigkeiten	M 7: Dem Patienten unterstützend, aber nicht bevormundend begegnen M 7: Sicherheit, Zuversicht und Vertrauen in den Patienten vermitteln M 7: Gemeinsam mit dem Patienten schauen, was er gut kann (ggf. weniger schlecht) M 7: Patienten ermutigen, sich in dem Bereich eine Beschäftigung zu suchen (z. B. Handarbeit, Sport, Musik, Kunst, handwerkliches Gestalten, Schreiben, Basteln etc.) M 7: Patienten auch für kleine Fortschritte, aber nie grundlos loben M 7: Patienten auffordern, Eigenschaften und Fähigkeiten aufzuschreiben, die er an sich mag M 7: Patienten auffordern, Eigenschaften und Fähigkeiten aufzuschreiben, die er an sich verändern möchte M 7: Gemeinsam mit dem Patienten Aufgabenstellung schrittweise erweitern, nach Erfolgen auch auf Bereiche, in denen er nicht so »talentiert« ist
	Z 8: Selbstbewusstsein des Patienten wird gestärkt	M 8: Patienten ermutigen, im Rahmen seiner Fähigkeiten etwas für die Stationsgruppe zu tun (z. B. Kuchen backen, Ausflugsziele recherchieren etc.) M 8: Patienten dazu ermutigen, sich in der Gruppentherapie zu äußern M 8: Patienten dazu ermutigen, seine Meinung zu äußern und zu behaupten M 8: Dies ggf. im Rollenspiel üben M 8: Patienten dazu ermutigen, bei kleineren Anlässen (Morgenrunde) die Moderation zu übernehmen M 8: Patienten dazu ermutigen, die Patenschaft für einen neuen Patienten zu übernehmen M 8: Patienten auffordern, sich kleinere Ziele für die Zukunft zu setzen M 8: Patienten zur Erledigung seiner persönlichen Angelegenheiten motivieren (Korrespondenz, Behördengänge), ggf. Unterstützung anbieten M 8: Patienten zur Übernahme von Stationsdiensten ermutigen M 8: Regelmäßige entlastende und aufbauende Gespräche führen M 8: Patienten ermutigen, sich im Bedarfsfall jederzeit an die Pflege zu wenden

◘ **Tab. 8.7** Fortsetzung

Probleme (P) und Ressourcen (R)	Pflegeziel (Z)	Pflegemaßnahmen (M)
P: Patient leidet an wahnhaftem Erleben (Verarmungswahn, Schuldwahn)		
Cave: Es besteht tendenziell Suizidgefahr!	Z 9: Verhinderung von Selbstgefährdung bzw. Suizid	M 9: Kranken- und Verhaltensbeobachtung M 9: Dokumentation der Stimmungslage des Patienten M 9: Engmaschige, ggf. lückenlose Überwachung des Patienten M 9: Gefährliche Gegenstände aus der Reichweite des Patienten entfernen M 9: Mögliche Suizidalität abklären M 9: Ggf. Ärztin alarmieren M 9: Ggf. Anti-Suizidvertrag abschließen lassen (Ärztin!) M 9: Ggf. Bedarfs- bzw. Notfallmedikation nach AVO verabreichen M 9: Medikamenteneinnahme überwachen M 9: Nachkontrollen auf Wirksamkeit M 9: bei akuter Selbstgefährdung Verlegung auf eine geschützte Station nach AVO
R: Patient ist kognitiv nicht eingeschränkt	Z 10: Patient kann sich von wahnhaftem Erleben distanzieren	M 10: Erleben des Patienten ernst nehmen M 10: Patienten ablenken, etwa durch Gespräche über »unverfängliche« Themen, wie Hobbys/Interessen des Patienten und/oder durch Freizeitaktivitäten (Sport, Gartenarbeit etc.) M 10: Bezugspflege M 10: Aufbau einer Vertrauensbasis M 10: Im Gespräch Inhalte der Wahnvorstellungen thematisieren M 10: Realitätsüberprüfung, ohne jedoch belehrend oder abwertend dem Patienten gegenüber aufzutreten M 10: Patienten so gut wie möglich auf Station integrieren M 10: Patienten ermutigen, sich im Bedarfsfall jederzeit an die Pflege zu wenden M 10: Gemeinsam mit dem Patienten eine geregelte Tagesstruktur erarbeiten M 10: Patienten in Stationsalltag einbinden M 10: Patienten zur Übernahme von Stationsdiensten ermutigen M 10: Ergotherapie anbieten M 10: Freizeitaktivtäten anbieten M 10: Medikamentöse Therapie nach AVO M 10: Nachkontrolle auf Wirksamkeit
P: Patient kann sich nicht konzentrieren		
R: Patient ist kognitiv nicht eingeschränkt	Z 11 : Konzentrationsfähigkeit des Patienten ist verbessert	M 11: Gedankengänge erfragen und dokumentieren M 11: Gespräche in ungestörter Atmosphäre führen, keine Ablenkungen M 11: Im Gespräch nur ein Thema zurzeit verhandeln M 11: Gesprächsführung strukturieren und Gespräch einfacher gestalten (keine komplizierten Satzgefüge verwenden) M 11: Regelmäßige und verbindliche Gesprächstermine vereinbaren M 11: Konzentrations- und Gedächtnisübungen anbieten M 11: Protokoll über Tagesaktivitäten führen lassen M 11: Gemeinsam Zeitung lesen oder Nachrichten hören und Patientin auffordern, den Inhalt wiederzugeben M 11: Aufmerksamkeit des Patienten sicherstellen, ggf. Fragen wiederholen lassen M 11: Ergotherapie anbieten M 11: Medikamenteneinnahme überwachen M 11: Nachkontrollen auf Wirksamkeit

◻ **Tab. 8.7**   Fortsetzung

Probleme (P) und Ressourcen (R)	Pflegeziel (Z)	Pflegemaßnahmen (M)
P: Das Denken des Patienten ist verlangsamt		
R: Patient möchte sein Umfeld und die Abläufe auf Station verstehen und sich mitteilen	Z 12: Patient erfasst die jeweilige Situation und kann sich mitteilen	M 12: Aufmerksamkeit des Patienten sicherstellen, Ablenkung vermeiden M 12: Fragen vor Beantwortung wiederholen lassen M 12: Hinweise und Hilfestellungen im Gespräch geben (»Denkanstöße«) M 12: Dem Patienten anschaulich erläutern, welche Verhaltensweisen von ihm erwartet werden M 12: Patienten nicht unter Zeitdruck setzen M 12: Patienten auch bei kleinen Fortschritten loben M 12: Patienten im Gespräch immer wieder auf das eigentliche Thema lenken M 12: Konzentrations- und Gedächtnisübungen anbieten M 12: Regelmäßige Gesprächstermine vereinbaren M 12: Gemeinsam mit dem Patienten geregelte Tagesstruktur erarbeiten M 12: Patienten in den Stationsalltag integrieren (Dienste auf Station) M 12: Medikamenteneinnahme überwachen M 12: Nachkontrollen auf Wirksamkeit
P: Patient verbringt übermäßig viel Zeit im Bett und hat einen gestörten Tag-Nacht-Rhythmus		
R: Patient ist gewillt, seinen Rhythmus zu ändern	Z 13: Geregelter Tag-Nacht-Rhythmus	M 13: Krankenbeobachtung M 13: Vitalzeichenkontrolle M 13: Schlafgewohnheiten des Patienten beobachten und dokumentieren M 13: Den Patienten auf das Problem ansprechen M 13: Schlafprotokoll führen lassen M 13: Patienten morgens wecken und dafür sorgen, dass er aufsteht und den Tag aktiv beginnt M 13: Entspannungstechniken anbieten M 13: Sportliche Aktivitäten anbieten M 13: Ergotherapie anbieten M 13: Gemeinsam mit dem Patienten einen geregelten Tagesablauf planen M 13: Darauf achten, dass der Patient sich an die Tagesplanung hält M 13: Ausreden nicht gelten lassen M 13: Ggf. Nachtmedikation nach AVO M 13: Nachkontrollen auf Wirksamkeit

◼ **Tab. 8.7** Fortsetzung

Probleme *(P)* und Ressourcen *(R)*	Pflegeziel *(Z)*	Pflegemaßnahmen *(M)*
P: Patient leidet an Schlafstörungen (Einschlaf- und Durchschlafstörungen)		
R: Patient möchte nachts gut schlafen	Z 14: Patient hat einen erholsamen Schlaf	M 14: Schlafgewohnheiten des Patienten beobachten und dokumentieren M 14: Bezugspflege M 14: Aufbau einer tragfähigen Vertrauensbeziehung M 14: Schlafprotokoll führen lassen M 14: Für Nachtruhe und Rückzugsmöglichkeiten sorgen M 14: Gemeinsam mit dem Patienten Einschlafrituale erarbeiten M 14: Gemeinsam mit dem Patienten einen geregelten Tagesablauf planen M 14: Entspannungstechniken anbieten M 14: Sportliche Aktivitäten anbieten M 14: Patienten ermutigen, sich im Bedarfsfall jederzeit an die Pflege zu wenden (auch per Klingel) M 14: Gerade im abendlichen bzw. nächtlichen Kontakt Sicherheit und Geborgenheit vermitteln M 14: Ggf. Nachtmedikation nach AVO M 14: Nachkontrolle auf Wirksamkeit
P: Patient leidet an Appetitlosigkeit oder verweigert die (Flüssigkeits- und) Nahrungsaufnahme		
	Z 15: Patient nimmt ausreichend Nahrung und Flüssigkeit zu sich	M 15: Trink- und Essprotokoll führen M 15: Regelmäßige Vitalzeichenkontrolle, auch BZ M 15: Ggf. Gewichtskontrolle M 15: Ggf. Ärztin alarmieren M 15: Patienten auf gesundheitliche Folgen hinweisen M 15: Ernährungsberatung anbieten M 15: Ernährungsgewohnheiten und Vorlieben des Patienten erfragen M 15: Wenn möglich, Wunschkost anbieten M 15: Besondere Essgewohnheiten des Patienten erfragen (z. B. mag nicht in der Gruppe essen) und ggf. bearbeiten M 15: Patienten zur Einhaltung geregelter Mahlzeiten motivieren M 15: Patienten zu regelmäßiger Flüssigkeitsaufnahme motivieren, auch hier so weit wie möglich auf individuelle Wünsche eingehen M 15: Bei akuter Selbstgefährdung notfalls Flüssigkeitszufuhr i.v. und Ernährung durch nasogastrale Sonde nach AVO
P: Patient verweigert die Medikamenteneinnahme		
R: Patient kann Vertrauen zu anderen Menschen aufbauen	Z 16: Regelmäßige Medikamenteneinnahme nach AVO	M 16: Ärztin informieren M 16: Patienten auf Notwendigkeit der Medikamenteneinnahme hinweisen M 16: Mögliche Ängste in Bezug auf die Einnahme von Psychopharmaka erfragen und ggf. besprechen M 16: Patienten über Wirkung und Nebenwirkungen der Medikation aufklären M 16: Darauf achten, dass der Patient bei der Auswahl der Medikamente so weit wie möglich in die Entscheidung einbezogen wird M 16: Patienten auf mögliche Folgen einer unregelmäßigen medikamentösen Therapie hinweisen M 16: Medikamenteneinnahme überwachen M 16: Nachkontrollen auf Wirksamkeit M 16: Bei akuter Selbstgefährdung notfalls Medikamentengabe i.v. nach AVO

☐ **Tab. 8.7**   Fortsetzung

Probleme *(P)* und Ressourcen *(R)*	Pflegeziel *(Z)*	Pflegemaßnahmen *(M)*
P: Patient vernachlässigt die Körperpflege		
	Z 17: Patient ist angemessen gepflegt	M 17: Patienten auf Notwendigkeit der Körperpflege hinweisen M 17: Patienten zur Durchführung regelmäßiger Körperpflege anhalten M 17: Patienten ggf. täglich an Körperpflege erinnern M 17: Persönliche Vorlieben des Patienten erfragen, z. B. Pflegelotionen oder Körperpflegeutensilien M 17: Sofern möglich, diese Vorlieben beachten M 17: Auf ausreichende und angemessene Kleidung achten, den Patienten ggf. anleiten
P: Patient zeigt soziale Rückzugstendenzen		
Cave: Es besteht tendenziell Suizidgefahr! R: Patient hat den Wunsch, sich in die Stationsgemeinschaft zu integrieren R: Patient kann auf frühere Hobbys und Interessen zurückgreifen	Z 18: Patient nimmt am sozialen Leben auf Station teil	M 18: Stimmungslage des Patienten ernst nehmen M 18: Stimmungslage des Patienten beobachten und dokumentieren M 18: Gespräche anbieten M 18: Bezugspflege M 18: Kontinuierlichen Kontakt zu dem Patienten halten M 18: Ggf. Suizidrisiko ermitteln mittels NGASR-Skala (▶ Abschn. 8.5) M 18: Suizidgefährdung abklären, ggf. Ärztin benachrichtigen M 18: Regelmäßige und verbindliche Gesprächstermine vereinbaren M 18: Auf Rückzugstendenzen achten M 18: Patienten bei Rückzug im Zimmer aufsuchen M 18: Wenn möglich, den Patienten aus dem Zimmer holen und in den Stationsalltag integrieren M 18: Kontakte des Patienten auf der Station beobachten und fördern M 18: Patienten in die Stationsgruppen einführen M 18: Patienten zur Mitarbeit bzw. Teilnahme anregen M 18: Protokoll über Tagesaktivitäten führen lassen M 18: Auf geregelten Tag- und Nachtrhythmus achten M 18: Patienten in Stationsarbeiten einbinden (z. B. Küchendienst) M 18: Gemeinsam mit dem Patienten geregelte Tagesstruktur erarbeiten M 18: Ergotherapie anbieten M 18: Sportliche Aktivitäten anbieten M 18: Freizeitaktivitäten anbieten M 18: Medikamenteneinnahme überwachen M 18: Nachkontrollen auf Wirksamkeit M 18: Patienten ermutigen, sich bei Bedarf an die Pflege zu wenden

◙ **Tab. 8.7** Fortsetzung

Probleme *(P)* und Ressourcen *(R)*	Pflegeziel *(Z)*	Pflegemaßnahmen *(M)*
P: Patient leidet an sozialer Isolation		
R: Patient verfügt über soziale Kontakte außerhalb der Klinik, die reaktiviert werden können	Z 19: Kontakt zu Angehörigen, Freunden etc. aufnehmen und halten	M 19: Kontaktpersonen des Patienten erfragen und dokumentieren M 19: Kontaktwünsche des Patienten erfragen und dokumentieren M 19: Patienten auf Kontaktaufnahme vorbereiten M 19: Kontakt zu Angehörigen aufnehmen und nach Möglichkeit aufrechterhalten M 19: Patienten dazu anregen, Kontakte selbstständig aufrechtzuerhalten M 19: Patienten bei Kontaktaufnahme zu Angehörigen, Freunden etc. unterstützen M 19: Ggf. Familiengespräche anbieten M 19: Patienten ggf. auf Familiengespräche vorbereiten M 19: Medikamenteneinnahme überwachen M 19: Nachkontrollen auf Wirksamkeit M 19: Patienten ermutigen, sich bei Bedarf jederzeit an die Pflege zu wenden
P: Patient leidet an verminderter Libido		
R: Patient lebt in einer Partnerschaft	Z 20: Patient ist über mögliche Nebenwirkung der Medikamente aufgeklärt	M 20: Patienten behutsam und taktvoll nach früherem Liebesleben fragen (wenn möglich) M 20: Gemeinsam mit dem Patienten klären, inwieweit seine Medikation ursächlich sein kann M 20: Mit dem Patienten die Nebenwirkungen der Medikamente besprechen M 20: Eventuell Medikamentenwechsel mit der Ärztin besprechen
	Z 21: Partner sind informiert und zeigen Verständnis	M 21: Wenn der Patient dies wünscht, Partner mit einbeziehen und über die Erkrankung und die Medikation aufklären M 21: Wenn Patient dies wünscht, Gespräche unter Beteiligung des Partners führen M 21: Ggf. vermittelnde Rolle einnehmen
P: Patient leidet an Freud- und Hoffnungslosigkeit oder innerer Leere		
	Z 22: Patient begreift, dass sein Zustand vorübergehend ist	M 22: Patienten in seinem Erleben ernst nehmen M 22: Kontinuierlich Gespräche anbieten M 22: Aufbau einer tragfähigen Vertrauensbeziehung M 22: Erfragen, wann sich der Patient das letzte Mal so gefühlt hat M 22: Gemeinsam mit dem Patienten herausfinden, was ihm beim letzten Mal geholfen hat M 22: Falls möglich, dies umsetzen M 22: Patienten daran erinnern, dass auch beim letzten Mal eine Zustandsverbesserung eintrat M 22: Zuversicht vermitteln, dass es dem Patienten auch dieses Mal in absehbarer Zeit wieder besser gehen wird M 22: Patienten dazu motivieren, etwas Gutes für sich zu tun (Entspannungsbad, Spaziergang etc.) M 22: Patienten dazu motivieren, sich am Stationsgeschehen zu beteiligen M 22: Gemeinsam mit dem Patienten eine geregelte Tagesstruktur erarbeiten M 22: Dabei vor allem auch Dinge/Tätigkeiten berücksichtigen, die dem Patienten Freude bereiten könnten M 18: Patienten ermutigen, sich bei Bedarf an die Pflege zu wenden

AVO ärztliche Verordnung, *BZ* Blutzucker, *NGASR* Nurses Global Assessment of Suicide Risk.

8.3.3 Anmerkungen für die ambulante Pflege

Die ambulante pflegerische Versorgung von Menschen, die an einer depressiven Episode leiden, ist in erster Linie darauf ausgerichtet, deren Leben in den eigenen vier Wänden möglichst lebenswert zu gestalten. Stellen Sie zunächst sicher, dass der Patient regelmäßig seine Medikamente einnimmt. Außerdem kann es hilfreich sein, dem Patienten ambulante spezialtherapeutische Angebote nahezulegen, ihn zur Teilnahme an sportlichen Aktivitäten zu bewegen und vor allen Dingen gemeinsam mit dem Patienten eine geregelte Tagesstruktur festzulegen. Dabei sollten Sie darauf achten, den Patienten weder zu unter- noch zu überfordern. Gerade für depressive Menschen ist es oft schwierig, morgens aufzustehen und den Tag zu beginnen. Nehmen Sie sich daher ausreichend Zeit, um Ihren Patienten freundlich, aber hartnäckig zum Aufstehen veranlassen zu können. Wichtig ist, dass der Patient so viel wie möglich selbst erledigt und nur bei den Dingen, die er zurzeit nicht schafft, Ihre Unterstützung erhält. Versuchen Sie zudem, den Patienten möglichst zum Verlassen der Wohnung zu motivieren, gehen Sie gemeinsam mit ihm einkaufen oder zu Behörden oder einfach nur spazieren. Darüber hinaus sollten Sie stets die (latente) Suizidgefahr im Auge behalten. Sollte der Patient etwa zum vereinbarten Zeitpunkt die Türe nicht öffnen oder nicht zuhause sein, melden Sie dies umgehend Ihrer Pflegedienstleitung. Sollten Sie Anzeichen suizidaler Tendenzen erkennen, verständigen Sie die zuständige Ärztin.

Als Pflegedienstleitung sollten Sie darauf achten, dass die Pflegekräfte möglichst über einen Wohnungsschlüssel verfügen. Zumindest sollte dem Pflegedienst ein Notschlüssel vorliegen. Bereiten Sie Ihre Mitarbeiterinnen so gut es geht darauf vor, dass es bei der Betreuung eines depressiven Patienten auch vorkommen kann, dass man ihn nach einem Suizidversuch lebensgefährlich verletzt, oder nach einem Suizid tot, in der Wohnung auffindet. Sollte so etwas passieren, haben Sie dafür Sorge zu tragen, dass die betreffende Pflegekraft die notwenige professionelle Unterstützung bekommt!

8.4 Rezidivierende depressive Episoden (F33.0 oder F33.1)

8.4.1 Merkmale

Ein Patient, der an rezidivierenden depressiven Episoden leidet, weist im Verlauf seiner Krankengeschichte immer wiederkehrende depressive Phasen auf, ohne dass es dabei in den Zeiten dazwischen zu manischen oder hypomanischen Zuständen kommt. Allerdings besteht durchaus das Risiko, dass ein Patient mit rezidivierender depressiver Störung eine manische Episode entwickelt, welches niemals vollständig aufgehoben wird, gleichgültig, wie viele depressive Episoden aufgetreten sind (vgl. Hautzinger u. Meyer 2011, S. 16 f.). Bei Auftreten einer manischen Episode ist die Diagnose in bipolare affektive Störung zu ändern. Eine Ersterkrankung ist bei rezidivierenden depressiven Episoden in allen Lebensaltern denkbar. Es kommen sowohl akute als auch schleichende Verläufe vor; die Dauer der einzelnen Episoden reicht von wenigen Wochen bis zu vielen Monaten (vgl. Tölle u. Windgassen 2003, S. 243).

⬛ **Tab. 8.8** Schweregrad und Kennzeichen rezidivierender depressiver Episoden	
Schweregrad der gegenwärtigen Episode	**Kennzeichen**
Leichte Episode	Wiederholte depressive Episode mit 2–3 depressiven Symptomen und ohne Manie in der Anamnese
Mittelgradige Episode	Wiederholte depressive Episode mit 4 oder mehr depressiven Symptomen und ohne Manie in der Anamnese
Schwere Episode ohne psychotische Symptome	Wiederholte depressive Episode mit mehreren depressiven Symptomen, vor allem Verlust des Selbstwertgefühls, Gefühlen der Wertlosigkeit und Schuld, Suizidgedanken und suizidalen Handlungen sowie einigen somatischen Symptomen, ohne Manie in der Anamnese
Schwere Episode mit psychotischen Symptomen	Kennzeichen wie bei der schweren Episode sowie zusätzlich Halluzinationen, Wahnideen, psychomotorische Hemmung oder Stupor, zum Teil von derart gravierender Ausprägung, dass alltägliche soziale Aktivitäten unmöglich sind. Cave: Suizidgefahr und mangelhafte Flüssigkeits- und Nahrungsaufnahme

Die Schweregrade und die entsprechenden Kennzeichen rezividierender depressiver Episoden sind in ⬛ Tab. 8.8 dargestellt.

Praxistipp

Im pflegerischen Umgang mit diesen Patienten sind neben Geduld und Empathie vor allem Zuversicht und Vertrauen in deren Fähigkeiten wichtig. Auch wenn es etwa aufgrund wiederholter Klinikaufenthalte so scheinen kann, als unternehme der Patient keine sonderlichen Anstrengungen, seinen Zustand nachhaltig zu verbessern, sollten Sie stets daran denken, dass sich der Patient mit Sicherheit vorteilhafter verhalten würde, wenn er es nur könnte. Bleiben Sie im Kontakt grundsätzlich freundlich zugewandt und wertschätzend, auch wenn der Patient mitunter nur schwer zu erreichen ist, vermeiden Sie aber jede Art von Überfürsorge und Bevormundung. Auch ein Übermaß an Zuwendung ist nicht angebracht, da sich die Patienten davon oftmals unter Druck gesetzt fühlen und dadurch, dass sie keine entsprechenden Gegenleistungen erbringen können, zusätzliche Schuldgefühle aufbauen. Es sollte eine konstante pflegerische Begleitung durch eine feste Bezugsperson erfolgen. Lassen Sie sich auf gar keinen Fall von der Mut- und Aussichtlosigkeit des Patienten anstecken, sondern vermitteln Sie ihm, dass Sie ihm perspektivisch eine Verbesserung seiner Lebensqualität durchaus zutrauen, und fordern Sie Ihren Patienten entsprechend ihren Fähigkeiten in angemessener Weise (weder Unter- noch Überforderung!). Auf jeden Fall sollten Sie den Patienten an der Pflegeplanung so weit wie möglich beteiligen.

8.4.2 Pflegeplanung rezidivierende depressive Episode

■ Tab. 8.9

■ Tab. 8.9 Pflegeplanung rezidivierende depressive Episode		
Probleme (P) und Ressourcen (R)	**Pflegeziel (Z)**	**Pflegemaßnahmen (M)**
P: Patient leidet an einer depressiven Episode		
	Z: siehe auch Pflegeziele »depressive Episode« (■ Tab. 8.7)	M: siehe auch Pflegemaßnahmen »depressive Episode« (■ Tab. 8.7)
P: Patient ist stark herabgestimmt und leidet an Niedergeschlagenheit, Mut- und Perspektivlosigkeit		
Cave: Es besteht tendenziell Suizidgefahr! **Cave: Bei Verdacht auf akute Suizidalität grundsätzlich Ärztin rufen!**	Z 1: Verhinderung von Selbstgefährdung bzw. Suizid	M 1: Kranken- und Verhaltensbeobachtung M 1: Dokumentation der Stimmungslage des Patienten M 1: Engmaschige, ggf. lückenlose Überwachung des Patienten M 1: Gefährliche Gegenstände aus der Reichweite des Patienten entfernen M 1: Mögliche Suizidalität abklären M 1: Ggf. Suizidrisiko ermitteln mittels NGASR-Skala (▶ Abschn. 8.5) M 1: Ggf. Ärztin alarmieren M 1: Ggf. Bedarfs- bzw. Notfallmedikation nach AVO verabreichen M 1: Medikamenteneinnahme überwachen M 1: Nachkontrollen auf Wirksamkeit M 1: Bei akuter Selbstgefährdung Verlegung auf eine geschützte Station nach AVO
R: Patient ist kognitiv nicht eingeschränkt R: Patient ist introspektionsfähig	Z 2: Zustand ist für den Patienten erträglich	M 2: Bezugspflege M 2: Stimmungslage des Patienten respektieren M 2: Aufbau einer tragfähigen Vertrauensbeziehung M 2: Regelmäßige und verbindliche Gesprächstermine vereinbaren M 2: Keine Ratschläge geben oder Lösungsmöglichkeiten präsentieren M 2: Erfragen, was dem Patienten nach eigenem Ermessen helfen könnte und dies, sofern möglich, umsetzen M 2: Patienten ermutigen, über seine Gefühle zu sprechen M 2: Patienten ermutigen, sich bei Bedarf an die Pflege zu wenden M 2: Soziale Einbindung des Patienten auf Station fördern

◘ Tab. 8.9 Fortsetzung

Probleme (P) und Ressourcen (R)	Pflegeziel (Z)	Pflegemaßnahmen (M)
P: Patient leidet an Antriebs- und Interessenlosigkeit, ist passiv und apathisch		
R: Patient kann auf frühere Hobbys und Interessen zurückgreifen R: Patient ist kognitiv nicht eingeschränkt	Z 3: Antrieb des Patienten ist angemessen	M 3: Kranken- und Verhaltensbeobachtung und Dokumentation M 3: Biografiearbeit, gemeinsam mit dem Patienten nach früheren Hobbys und Interessen suchen M 3: Freizeitaktivitäten anbieten M 3: Sportliche Aktivitäten anbieten M 3: Vorlieben und Gewohnheiten des Patienten nach Möglichkeit berücksichtigen M 3: Kontakte des Patienten auf der Station beobachten und fördern M 3: Auf regelmäßige Medikamenteneinnahme achten M 3: Nachkontrolle auf Wirksamkeit
	Z 4: Patient nimmt Anteil an ihrer Umwelt und zeigt neigungsentsprechende Interessen	M 4: Patienten in die Stationsgruppen einführen M 4: Patienten zur Mitarbeit bzw. Teilnahme an den Stationsgruppen anregen M 4: Patienten zur Übernahme von Stationsdiensten motivieren M 4: Aktuelle Tagesereignisse besprechen (etwa in der Morgenrunde etc.) M 4: Protokoll über Tagesaktivitäten führen lassen M 4: Auf geregelten Tag- und Nachtrhythmus achten M 4: Patienten zur Erledigung seiner persönlichen Angelegenheiten motivieren (Korrespondenz, Behördengänge) M 4: Patienten im Bedarfsfall dabei unterstützen M 4: Patienten zur Teilnahme an externen Aktivitäten ermutigen (Ausflüge, Ausgänge) M 4: Ggf. verbindliche Belastungsausgänge ansetzen
P: Patient leidet an Angstzuständen		
R: Patient kann sich Hilfe holen, andere um Hilfe bitten R: Patient ist kognitiv nicht eingeschränkt	Z 5: Patient fühlt sich sicher auf der Station	M 5: Sicherheit und Geborgenheit vermitteln M 5: Bei akuter Angst den Patienten kontrolliert atmen lassen (z. B. verlängerte Ausatmung), beruhigen und ablenken M 5: Ggf. Bedarfsmedikation nach AVO M 5: Im Kontakt mit dem Patienten Fürsorge zeigen M 5: Bezugspflege M 5: Aufbau einer tragfähigen Vertrauensbeziehung M 5: Regelmäßige entlastende und beruhigende Gespräche führen M 5: Patienten ermutigen, sich im Bedarfsfall jederzeit an die Pflege zu wenden (auch per Klingel)
	Z 6: Gefühlszustand des Patienten ist ausgeglichen	M 6: Kontakt zu Mitpatienten fördern M 6: Gemeinsam mit dem Patienten mögliche Angst auslösende Situationen oder Faktoren ermitteln M 6: Gemeinsam mit dem Patienten eine Tagesstruktur erarbeiten, die Sicherheit und Vertrautheit vermittelt M 6: Regelmäßige und verbindliche Gesprächstermine vereinbaren M 6: Entspannungstechniken anbieten M 6: Atemtechniken anbieten M 6: Medikamenteneinnahme überwachen M 6: Nachkontrollen auf Wirksamkeit

◻ Tab. 8.9 Fortsetzung

Probleme (P) und Ressourcen (R)	Pflegeziel (Z)	Pflegemaßnahmen (M)
P: Selbstwertgefühl und Selbstbewusstsein des Patienten ist vermindert		
R: Patient ist erreichbar und lässt sich motivieren R: Patient steht Neuem relativ offen gegenüber R: Patient ist introspektionsfähig	Z 7: Patient entwickelt Vertrauen in die eigenen Kompetenzen und Fähigkeiten	M 7: Dem Patienten unterstützend, aber nicht bevormundend begegnen M 7: Sicherheit, Zuversicht und Vertrauen in den Patienten vermitteln M 7: Gemeinsam mit dem Patienten schauen, was er gut kann (ggf. weniger schlecht) M 7: Patienten ermutigen, sich in dem Bereich eine Beschäftigung zu suchen (z. B. Handarbeit, Sport, Musik, Kunst, handwerkliches Gestalten, Schreiben, Basteln etc.) M 7: Patienten auch für kleine Fortschritte, aber nie grundlos loben M 7: Patienten auffordern, Eigenschaften und Fähigkeiten aufzuschreiben, die er an sich mag M 7: Patienten auffordern, Eigenschaften und Fähigkeiten aufzuschreiben, die er an sich verändern möchte M 7: Gemeinsam mit dem Patienten Aufgabenstellung schrittweise erweitern, nach Erfolgen auch auf Bereiche, in denen er nicht so »talentiert« ist
	Z 8: Selbstbewusstsein des Patienten wird gestärkt	M 8: Patienten ermutigen, im Rahmen seiner Fähigkeiten etwas für die Stationsgruppe zu tun (z. B. Kuchen backen, Ausflugsziele recherchieren etc.) M 8: Patienten dazu ermutigen, sich in der Gruppentherapie zu äußern M 8: Patientin dazu ermutigen, seine Meinung zu äußern und zu behaupten M 8: Dies ggf. im Rollenspiel üben M 8: Patienten dazu ermutigen, bei kleineren Anlässen (Morgenrunde) die Moderation zu übernehmen M 8: Patienten dazu ermutigen, die Patenschaft für einen neuen Patienten zu übernehmen M 8: Patienten auffordern, sich kleinere Ziel für die Zukunft zu setzen M 8: Patienten zur Erledigung seiner persönlichen Angelegenheiten motivieren (Korrespondenz, Behördengänge), ggf. Unterstützung anbieten M 8: Patienten zur Übernahme von Stationsdiensten ermutigen M 8: Regelmäßig entlastende und aufbauende Gespräche führen M 8: Patienten ermutigen, sich im Bedarfsfall jederzeit an die Pflege zu wenden
P: Patient leidet an wahnhaftem Erleben (Verarmungswahn, Schuldwahn)		
Cave: Es besteht tendenziell Suizidgefahr!	Z 9: Verhinderung von Selbstgefährdung bzw. Suizid	M 9: Kranken- und Verhaltensbeobachtung M 9: Dokumentation der Stimmungslage des Patienten M 9: Engmaschige, ggf. lückenlose Überwachung des Patienten M 9: Gefährliche Gegenstände aus der Reichweite des Patienten entfernen M 9: Mögliche Suizidalität abklären M 9: Ggf. Ärztin alarmieren M 9: Ggf. Anti-Suizid-Vertrag abschließen lassen (Ärztin!) M 9: Ggf. Bedarfs- bzw. Notfallmedikation nach AVO verabreichen M 9: Medikamenteneinnahme überwachen M 9: Nachkontrollen auf Wirksamkeit M 9: Bei akuter Selbstgefährdung Verlegung auf eine geschützte Station nach AVO

◘ **Tab. 8.9**   Fortsetzung

Probleme (P) und Ressourcen (R)	Pflegeziel (Z)	Pflegemaßnahmen (M)
R: Patient ist kognitiv nicht eingeschränkt	Z 10: Patient kann sich von wahnhaftem Erleben distanzieren	M 10: Erleben des Patienten ernst nehmen M 10: Patienten ablenken, etwa durch Gespräche über »unverfängliche« Themen, wie Hobbys/Interessen des Patienten und/oder durch Freizeitaktivitäten (Sport, Gartenarbeit etc.) M 10: Bezugspflege M 10: Aufbau einer Vertrauensbasis M 10: Im Gespräch Inhalte der Wahnvorstellungen thematisieren M 10: Realitätsüberprüfung, ohne jedoch belehrend oder abwertend dem Patienten gegenüber aufzutreten M 10: Patienten so gut wie möglich auf Station integrieren M 10: Gemeinsam mit dem Patienten eine geregelte Tagestruktur erarbeiten M 10: Patienten in Stationsalltag einbinden M 10: Patienten zur Übernahme von Stationsdiensten ermutigen M 10: Ergotherapie anbieten M 10: Freizeitaktivtäten anbieten M 10: Medikamentöse Therapie nach AVO M 10: Nachkontrollen auf Wirksamkeit M 10: Patienten ermutigen, sich im Bedarfsfall jederzeit an die Pflege zu wenden
P: Patient leidet an Schlafstörungen (Einschlaf- und Durchschlafstörungen)		
R: Patient möchte nachts gut schlafen	Z 11: Patient hat einen erholsamen Schlaf	M 11: Schlafgewohnheiten des Patienten beobachten und dokumentieren M 11: Bezugspflege M 11: Aufbau einer tragfähigen Vertrauensbeziehung M 11: Schlafprotokoll führen lassen M 11: Für Nachtruhe und Rückzugsmöglichkeiten sorgen M 11: Gemeinsam mit dem Patienten Einschlafrituale erarbeiten M 11: Sportliche Aktivitäten anbieten M 11: Gemeinsam mit dem Patienten einen geregelten Tagesablauf planen M 11: Entspannungstechniken anbieten M 11: Sportliche Aktivitäten anbieten M 11: Gerade im abendlichen bzw. nächtlichen Kontakt Sicherheit und Geborgenheit vermitteln M 11: Ggf. Nachtmedikation nach AVO M 11: Nachkontrollen auf Wirksamkeit M 11: Patienten ermutigen, sich im Bedarfsfall jederzeit an die Pflege zu wenden, auch nachts per Klingel am Bett
P: Patient leidet an Appetitlosigkeit oder verweigert die (Flüssigkeit- und) Nahrungsaufnahme		
	Z 12: Patient nimmt ausreichend Nahrung und Flüssigkeit zu sich	M 12: Trink- und Essprotokoll führen M 12: Regelmäßige Vitalzeichenkontrolle, auch BZ M 12: Ggf. Gewichtskontrolle M 12: Ggf. Ärztin alarmieren M 12: Patienten auf gesundheitliche Folgen hinweisen M 12: Ernährungsgewohnheiten und Vorlieben des Patienten erfragen M 12: Wenn möglich, Wunschkost anbieten M 12: Besondere Essgewohnheiten des Patienten erfragen (z. B. mag nicht in der Gruppe essen) und ggf. bearbeiten M 12: Patienten zur Einhaltung geregelter Mahlzeiten motivieren M 12: Patienten zu regelmäßiger Flüssigkeitsaufnahme motivieren, auch hier so weit wie möglich auf individuelle Wünsche eingehen M 12: Bei akuter Selbstgefährdung notfalls Flüssigkeitszufuhr i.v. und Ernährung durch nasogastrale Sonde nach AVO

◻ **Tab. 8.9** Fortsetzung

Probleme *(P)* und Ressourcen *(R)*	Pflegeziel *(Z)*	Pflegemaßnahmen *(M)*
P: Patient vernachlässigt die Körperpflege		
	Z 13: Patient ist angemessen gepflegt	M 13: Patienten auf Notwendigkeit der Körperpflege hinweisen M 13: Patienten zur Durchführung regelmäßiger Körperpflege anhalten M 13: Patienten ggf. täglich an Körperpflege erinnern M 13: Persönliche Vorlieben des Patienten erfragen, z. B. Pflegelotionen oder Körperpflegeutensilien M 13: Sofern möglich, diese Vorlieben beachten M 13: Auf ausreichende und angemessene Kleidung achten, Patienten ggf. anleiten M 13: Patienten ermutigen, sich im Bedarfsfall jederzeit an die Pflege zu wenden
P: Patient leidet an sozialem Rückzug		
	Z 14: Patient nimmt am Stationsalltag und am sozialen Leben teil	M 14: Stimmungslage des Patienten ernst nehmen M 14: Stimmungslage des Patienten beobachten und dokumentieren M 14: Gespräche anbieten M 14: Bezugspflege M 14: Kontinuierlichen Kontakt zu dem Patienten halten M 14: Suizidgefährdung abklären, ggf. Ärztin benachrichtigen M 14: Aufbau einer tragfähigen Vertrauensbeziehung M 14: Regelmäßige und verbindliche Gesprächstermine vereinbaren M 14: Kontakte des Patienten auf der Station beobachten und fördern M 14: Patienten in die Stationsgruppen einführen M 14: Patienten zur Mitarbeit bzw. Teilnahme anregen M 14: Protokoll über Tagesaktivitäten führen lassen M 14: Auf geregelten Tag- und Nachtrhythmus achten M 14: Patienten in Stationsarbeiten einbinden (z. B. Küchendienst) M 14: Auf Rückzugstendenzen achten M 14: Patienten bei Rückzug im Zimmer aufsuchen M 14: Wenn möglich, Patienten aus dem Zimmer holen und in den Stationsalltag integrieren M 14: Gemeinsam mit dem Patienten geregelte Tagesstruktur erarbeiten M 14: Medikamenteneinnahme überwachen M 14: Nachkontrollen auf Wirksamkeit M 14: Erfragen, was dem Patienten nach eigenem Ermessen helfen könnte und dies, sofern möglich, umsetzen M 14: Patienten ermutigen, über seine Gefühle zu sprechen M 14: Patienten ermutigen, sich im Bedarfsfall jederzeit an die Pflege zu wenden

8

◻ **Tab. 8.9** Fortsetzung

Probleme (P) und Ressourcen (R)	Pflegeziel (Z)	Pflegemaßnahmen (M)
P: Patient verfügt nur über eingeschränkte Krankheitseinsicht und setzt die langfristige Behandlung nach kurzfristiger Zustandsverbesserung eigenständig ab		
R: Patient ist kognitiv nicht eingeschränkt R: Patient möchte ein eigenständiges Leben führen	Z 15: Patient sieht ein, dass eine langfristige Behandlung notwendig ist	M 15: Bezugspflege M 15: Aufbau einer Vertrauensbasis M 15: Gemeinsam mit dem Patienten dessen Verhaltensweisen und Stimmungslage besprechen M 15: Sachliche Darstellung der Merkmale rezidivierender depressiver Episoden M 15: Dem Patienten Anzeichen und Merkmale seiner Erkrankung aufzeigen M 15: gemeinsam mit dem Patienten dessen Abwehrmechanismen gegen eine langfristige Behandlungsstrategie erarbeiten und besprechen M 15: Vorhandene Ängste des Patienten erfragen und ernst nehmen M 15: Gespräch über Krankheit und Verlauf anbieten M 15: Dem Patienten ambulante Therapieangebote erklären und ihn an deren Auswahl beteiligen M 15: Gesundheitliche Auswirkungen eines Therapieabbruchs aufzeigen M 15: Dem Patienten soziale, familiäre und berufliche Auswirkungen seiner Erkrankung aufzeigen, ggf. auf Probleme in Partnerschaft und Familie hinweisen M 15: Vorstellungen und Wünsche des Patienten erfragen und ggf. entsprechend darauf eingehen M 15: Vorschläge und Eigeninitiative des Patienten begrüßen, unterstützen und, sofern möglich, umsetzen M 15: Den Patienten ermutigen, sich im Bedarfsfall jederzeit an die Pflege zu wenden
P: Patient kehrt nach der Entlassung immer wieder zu alten Verhaltensmuster und belastenden Lebensumstände zurück		
R: Patient ist tendenziell offen für Veränderungen	Z 16: Patient zeigt Einsicht in die Problematik und bereitet Veränderungen vor	M 16: Entlassungsmanagement M 16: Sozialberatung anbieten M 16: Soziales Kompetenztraining anbieten M 16: Psychoedukative Maßnahmen anbieten M 16: Patienten zur Selbstreflektion anregen M 16: Patienten auf lebenspraktische Anforderungen des Alltags vorbereiten M 16: Patienten motivieren, seine Angelegenheiten eigenständig zu regeln, ggf. anfangs Unterstützung anbieten M 16: Patienten motivieren, Neues auszuprobieren M 16: Vorschläge und Eigeninitiative des Patienten begrüßen, unterstützen und, sofern möglich, umsetzen M 16: Vertrauen in die Kompetenzen des Patienten vermitteln M 16: Gemeinsam mit dem Patienten alternative Verhaltensmöglichkeiten erarbeiten M 16: Patienten für Zusammenarbeit loben M 16: Patienten ermutigen, an poststationären Behandlungs- bzw. Beratungsangeboten teilzunehmen

◘ Tab. 8.9   Fortsetzung

Probleme (P) und Ressourcen (R)	Pflegeziel (Z)	Pflegemaßnahmen (M)
P: Patient kommt immer wieder zur stationären Aufnahme (»Drehtüreffekt«)		
R: Patient möchte ein eigenständiges Leben führen	Z 17: Vermeidung von Hospitalismus	M 17: Erneute Aufnahme nur im akuten Krisenfall, ansonsten Verweis auf andere Kliniken oder ambulante Hilfsangebote M 17: Aufenthaltsdauer deutlich und konsequent begrenzen M 17: Soziales Kompetenztraining anbieten M 17: Selbstständigkeit des Patienten fördern M 17: Kontaktaufnahme mit therapeutischen Wohngemeinschaften oder betreuten Wohnungen M 17: Patienten bei Suche nach ambulanter psychiatrischer und therapeutischer Versorgung unterstützen
R: Patient ist introspektionsfähig	Z 18: Patient kann mit ambulanter Unterstützung ein selbständiges Leben führen	M 18: Entlassungsmanagement M 18: Sozialberatung anbieten M 18: Soziales Kompetenztraining anbieten M 18: Psychoedukative Maßnahmen anbieten M 18: Patienten auf lebenspraktische Anforderungen des Alltags vorbereiten M 18: Kontaktaufnahme mit therapeutischen Wohngemeinschaften oder betreuten Wohnungen M 18: Patienten bei Suche nach ambulanter psychiatrischer und therapeutischer Versorgung unterstützen M 18: Patienten zur selbstständigen Erledigung seiner Angelegenheiten motivieren M 18: Ggf. Angehörige und soziales Umfeld des Patienten einbeziehen M 18: Patienten über alle infrage kommenden Unterstützungsmöglichkeiten informieren und sicherstellen, dass er weiß, wohin er sich ggf. wenden kann
P: Patient ist psychotisch		
R: Patient ist kognitiv nicht eingeschränkt	Z 19: Verhinderung von Selbst- und Fremdgefährdung	M 19: Krankenbeobachtung M 19: Verhalten des Patienten beobachten und dokumentieren M 19: Engmaschige, ggf. lückenlose Überwachung des Patienten M 19: Gefährliche Gegenstände aus der Reichweite des Patienten entfernen M 19: Ggf. Ärztin alarmieren M 19: Patienten ggf. isolieren zum Schutz der Mitpatienten M 19: Patienten beruhigen M 19: Sicherheit vermitteln M 19: Ggf. Bedarfs- bzw. Notfallmedikation nach AVO verabreichen M 19: Nachkontrollen auf Wirksamkeit M 19: Mögliche Auslöser für Psychose eruieren und diese, wenn möglich, zukünftig vermeiden M 19: Bei akuter Selbst- oder Fremdgefährdung Verlegung auf eine geschützte Station nach AVO

◻ Tab. 8.9   Fortsetzung

Probleme *(P)* und Ressourcen *(R)*	Pflegeziel *(Z)*	Pflegemaßnahmen *(M)*
P: Patient leidet an Freud- und Hoffnungslosigkeit oder innerer Leere		
	Z 20: Patient begreift, dass sein Zustand vorübergehend ist	M 20: Patienten in seinem Erleben ernst nehmen
		M 20: Kontinuierlich Gespräche anbieten
		M 20: Aufbau einer tragfähigen Vertrauensbeziehung
		M 20: Erfragen, wann sich der Patient das letzte Mal so gefühlt hat
		M 20: Gemeinsam mit dem Patienten herausfinden, was ihm beim letzten Mal geholfen hat
		M 20: Falls möglich, dies umsetzen
		M 20: Patienten daran erinnern, dass auch beim letzten Mal eine Zustandsverbesserung eintrat
		M 20: Zuversicht vermitteln, dass es dem Patienten auch dieses Mal in absehbarer Zeit wieder besser gehen wird
		M 20: Patienten dazu motivieren, etwas Gutes für sich zu tun (Entspannungsbad, Spaziergang etc.)
		M 20: Patienten dazu motivieren, sich am Stationsgeschehen zu beteiligen
		M 20: Gemeinsam mit dem Patienten eine geregelte Tagesstruktur erarbeiten
		M 20: Dabei vor allem auch Dinge/Tätigkeiten berücksichtigen, die dem Patienten Freude bereiten könnten
		M 20: Patienten ermutigen, sich im Bedarfsfall jederzeit an die Pflege zu wenden

AVO ärztliche Verordnung, *BZ* Blutzucker, *NGASR* Nurses Global Assessment of Suicide Risk.

8.4.3 Anmerkungen für die ambulante Pflege

Die ambulante pflegerische Versorgung von Menschen, die an rezidivierenden depressiven Episoden leiden, ist in erster Linie darauf ausgerichtet, deren Leben in den eigenen vier Wänden möglichst lebenswert zu gestalten und weitere Klinikaufenthalte nach Möglichkeit zu umgehen. Stellen Sie zunächst sicher, dass der Patient regelmäßig seine Medikamente einnimmt. Außerdem kann es hilfreich sein, dem Patienten ambulante spezialtherapeutische Angebote nahezulegen, ihn zur Teilnahme an sportlichen Aktivitäten zu bewegen und vor allen Dingen gemeinsam mit dem Patienten eine geregelte Tagesstruktur festzulegen. Dabei sollten Sie darauf achten, den Patienten weder zu unter- noch zu überfordern. Gerade für depressive Menschen ist es oft schwierig, morgens aufzustehen und den Tag zu beginnen. Nehmen Sie sich daher ausreichend Zeit, um Ihren Patienten freundlich, aber hartnäckig zum Aufstehen veranlassen zu können. Wichtig ist, dass der Patient so viel wie möglich selbst erledigt und nur bei den Dingen, die er zurzeit nicht schafft, Ihre Unterstützung erhält. Versuchen Sie zudem, den Patienten möglichst zum Verlassen der Wohnung zu motivieren, gehen Sie gemeinsam mit ihm einkaufen oder zu Behörden oder einfach nur spazieren. Darüber hinaus sollten Sie stets die (latente) Suizidgefahr im Auge behalten. Sollte der Patient etwa zum vereinbarten Zeitpunkt die Türe nicht öffnen oder nicht zuhause sein, melden Sie dies umgehend Ihrer Pflegedienstleitung. Sollten Sie Anzeichen suizidaler Tendenzen erkennen, verständigen Sie die zuständige Ärztin. Sollte sich der Zustand der Patientin verschlechtern, veranlassen Sie möglichst mit deren Einverständnis eine Krankenhauseinweisung. Sollte die Patientin in dem Falle nicht zustimmen, so verständigen Sie Ihre Pflegedienstleitung und veranlassen Sie bei akuter Selbstgefährdung eine Zwangseinweisung.

Als Pflegedienstleitung sollten Sie darauf achten, dass die Pflegekräfte möglichst über einen Wohnungsschlüssel verfügen. Zumindest sollte dem Pflegedienst ein Notschlüssel vorliegen. Bereiten Sie Ihre Mitarbeiterinnen so gut es geht darauf vor, dass es bei der Betreuung eines depressiven Patienten auch vorkommen kann, dass man ihn nach einem Suizidversuch lebensgefährlich verletzt, oder nach einem Suizid tot, in der Wohnung auffindet. Sollte so etwas passieren, haben Sie dafür Sorge zu tragen, dass die betreffende Pflegekraft die notwenige professionelle Unterstützung bekommt!

8.5   Exkurs: Pflege bei Suizidalität

> **Definition**
>
> Suizidalität lässt sich definieren als »Summe aller Denk- und Verhaltensweisen von Menschen oder Gruppen von Menschen, die in Gedanken, durch aktives Handeln, Handelnlassen oder passives Unterlassen den eigenen Tod anstreben bzw. als mögliches Ergebnis einer Handlung in Kauf nehmen« (Wolfersdorf u. Kaschka 2013, S. 4). Allerdings ist hier hinzuzufügen, dass der aktuelle wissenschaftliche Diskurs den Suizid bzw. den Suizidversuch durch die Betonung der Vorsätzlichkeit der Handlung von risikobehafteten Verhaltensweisen, etwa riskanten Freizeitaktivitäten, abgrenzt (Wolfersdorf u. Kaschka 2013, S. 5).

In Deutschland sterben mehr Menschen durch Suizid als durch Verkehrsunfälle, den Konsum illegaler Drogen und Tötungsdelikte zusammen; die Suizidrate lag 2010 bei 12,3%, in absoluten Zahlen ausgedrückt, haben sich im Jahr 2010 in Deutschland 7465 Männer und 2556 Frauen suizidiert (vgl. Teismann u. Dorrmann 2014, S. 6). Ausschlaggebend für das Auftreten einer suizidalen Krise bzw. einer suizidalen Handlung sind verschiedene Faktoren, wie etwa eine genetische Disposition, individuelle Persönlichkeitsmerkmale (z. B. lebensgeschichtlicher Hintergrund, Strategien der Konfliktlösung), eine bestehende Grunderkrankung (z. B. depressive

Episode), bestehende Risikofaktoren (z. B. soziale Isolation, Wahrnehmungsstörungen), bestimmte Auslöser (z. B. traumatisches Ereignis) und protektive Faktoren (z. B. soziale Einbindung, Lebenszufriedenheit) (vgl. Schlimme 2007, S. 25–26).

Die Patienten durchleben vor der eigentlichen Suizidhandlung ein sogenanntes präsuizidales Syndrom, welches durch eine zunehmende gedankliche Einengung, einen Aufstau von Aggressionen und deren Wendung gegen die eigene Person sowie mehr oder weniger konkrete Suizidfantasien gekennzeichnet ist (vgl. Machleidt 2004, S. 245). Nachstehende Übersicht verdeutlicht die Merkmale eines präsuizidalen Syndroms:

> **Präsuizidales Syndrom (nach Bayrische Landesärztekammer 20112)**
> I.   Zunehmende Einengung
>   – Situative Einengung
>   – Dynamische Einengung (einseitige Ausrichung von Apperzeption, Assoziationen, Verhaltensmustern und Abwehrmechanismen)
>   – Einengung der zwischenmenschlichen Beziehungen
>   – Einengung der Wertewelt
> II. Aggressionsstauung und Aggressionsumkehr
>   – Fehlende Aggressionsabfuhr und Wendung der Aggressionen gegen die eigene Person
> III. Suizidfantasien
>   – Aktiv intendiert
>   – Passiv sich aufdrängend

Die Schweregrade suizidaler Krisen lassen sich differenzieren wie folgt (vgl. Teismann u. Dorrmann 2014, S. 40):

- **Leichte suizidale Krise:** Häufigkeit, Dauer und Intensität der Suizidgedanken sind gering, es liegen weder Planung noch Absicht vor, die Symptombelastung des Patienten ist gering, seine Fähigkeit zur Selbstkontrolle ist intakt, es liegen nur wenige Risikofaktoren vor, protektive Faktoren sind vorhanden.

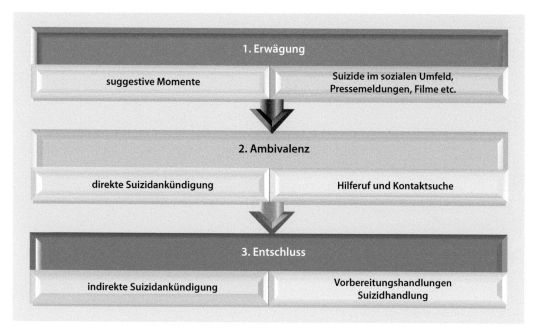

Abb. 8.3   Phasen einer suizidalen Krise

- **Moderate suizidale Krise:** Suizidgedanken sind regelmäßig, aber von geringer Intensität, die Planung ist gering, eine Intention nicht vorhanden, der Patient verfügt über eine gute Selbstkontrolle und es liegen protektive Faktoren vor.
- **Starke suizidale Krise:** Der Patient hat regelmäßige, lang andauernde und intensive Suizidgedanken, Planung und Absichtsbildung liegen vor, die Symptombelastung ist hoch bei eingeschränkter Fähigkeit zur Selbstkontrolle, Risikofaktoren sind erhöht und protektive Faktoren sind nicht bzw. kaum vorhanden.
- **Extreme suizidale Krise:** Der Patient hat regelmäßige, lang andauernde und intensive Suizidgedanken, konkrete Planung und subjektive Absicht liegen vor, die Symptombelastung ist sehr hoch bei deutlich eingeschränkter Fähigkeit zur Selbstkontrolle, Risikofaktoren sind erhöht und protektive Faktoren sind nicht vorhanden.

Im Rahmen einer suizidalen Krise lassen sich in aller Regel verschiedene Phasen beobachten (vgl. Machleidt 2004, S. 244): Auf die Phase der Erwä-

gung folgt eine Zeit der Ambivalenz, die wiederum in die Entschlussphase mündet (◨ Abb. 8.3).

Hierbei ist besonders zu beachten, dass die Patienten in der Entschlussphase nach außen hin ruhig und gefasst wirken (Ruhe vor dem Sturm), sodass leicht der Eindruck entstehen kann, sie hätten sich wieder gefangen.

Grundsätzlich gilt, dass es keine absolut verlässlichen Methoden oder Verfahren gibt, um das Vorliegen von Suizidalität zu bestätigen oder auszuschließen; vielmehr lassen sich im Gespräch bestimmte Faktoren und Risiken ermitteln – etwa subjektiv wahrgenommene Sinn- und Hoffnungslosigkeit, Todesphantasien, Vereinsamung, Selbsttötungsgedanken oder konkrete Selbsttötungspläne, körperliche bzw. psychische Erkrankungen, Suizidversuche in der Vorgeschichte, problematisches familiäres bzw. soziales Umfeld, Aggressionshemmungen, genetische Disposition etc. (vgl. Machleidt 2004, S. 244). Zudem sollte Suizidalität stets offen angesprochen und weder verharmlost noch dramatisiert werden. Um Menschen in suizidalen Krisen optimal beistehen zu können, ist das korrekte Erkennen des Schweregrades der Krise von erheblicher Bedeutung. Die

◻ Tab. 8.10 Deutsche Version der NGASR-Skala. (Aus Kozel et al. 2007)

Risikofaktoren		Punkte
1.	Vorhandensein/Einfluss von Hoffnungslosigkeit	3
2.	Kürzliche, mit Stress verbundene Lebensereignisse, z. B. Verlust der Arbeit, finanzielle Sorgen, schwebende Gerichtsverfahren	1
3.	Deutlicher Hinweis auf Stimmenhören/Verfolgungsideen	1
4.	Deutlicher Hinweis auf Depression, Verlust an Interesse oder Verlust an Freude	3
5.	Deutlicher Hinweis auf sozialen Rückzug	1
6.	Äußerung von Suizidabsichten	1
7.	Deutlicher Hinweis auf einen Plan zur Suizidausführung	3
8.	Familiengeschichte von ernsthaften psychiatrischen Problemen oder Suizid	1
9.	Kürzlicher Verlust einer nahestehenden Person oder Bruch einer Beziehung	3
10.	Vorliegen einer psychotischen Störung	1
11.	Witwe/Witwer	1
12.	Frühere Suizidversuche	3
13.	Vorliegen schlechter sozioökonomischer Verhältnisse, z. B. schlechte Wohnverhältnisse, Arbeitslosigkeit, Armut	1
14.	Vorlieben von Alkohol- oder anderem Substanzmissbrauch	1
15.	Bestehen einer terminalen Krankheit	1
16.	Mehrere psychiatrische Hospitalisationen in den letzten Jahren, Wiederaufnahme kurz nach der letzten Entlassung[a]	1

[a] Ergänzung für deutschsprachige Fassung.
NGASR Nurses Global Assessment of Suicide Risk

Suizidprävention umfasst im Wesentlichen die Bereiche:
- Aufbau einer tragfähigen Beziehung,
- gesicherte und präzise Diagnose,
- Sicherung der medikamentösen und therapeutischen Grundbehandlung,
- Kommunikation und Fürsorge,
- medikamentöse und therapeutische Krisenintervention,
- Kenntnis der protektiven Faktoren,
- Kenntnis der Risikofaktoren (vgl. Schlimme 2007, S. 24).

Es gibt für die Pflege verschiedene Möglichkeiten zur Einschätzung des Suizidrisikos. Das bekannteste Instrument ist die sogenannte NGASR-Skala (Nurse Global Assessment of Suicide Risk), die in ◻ Tab. 8.10 dargestellt ist.

Bei Anwendung der NGASR-Skala ergibt sich folgende Bewertung des Suizidrisikos (vgl. Kozel et al. 2007):

0–5 Punkte	geringes Risiko
6–8 Punkte	mäßiges Risiko
9–11 Punkte	hohes Risiko
12 und mehr Punkte	sehr hohes Risiko

Abschließend bleibt jedoch festzuhalten: Bei Verdacht auf Suizidalität ist immer eine Ärztin zu rufen! Gerade bei suizidalen Patienten müssen Sie sich als Pflegekraft entsprechend absichern, und indem Sie die diensthabende Ärztin hinzuziehen, geben Sie Verantwortung ab, die Sie weder tragen können noch tragen müssen.

8.5.1 Pflegeplanung Suizidalität

☑ Tab. 8.11

☑ **Tab. 8.11** Pflegeplanung Suizidalität		
Probleme (P) und Ressourcen (R)	**Pflegeziel (Z)**	**Pflegemaßnahmen (M)**
P: Patient ist latent suizidal, aber absprachefähig		
	Z 1: Patient meldet sich bei suizidalen Gedanken bzw. bei Suizidabsichten	M 1: Ärztin informieren M 1: Stimmungslage des Patienten ernst nehmen M 1: Aufbau einer tragfähigen Vertrauensbeziehung M 1: Kontinuierlich Gespräche anbieten M 1: Offenen Rahmen für die Auseinandersetzung mit Suizidalität schaffen M 1: Ggf. Suizidrisiko ermitteln mittels NGASR-Skala M 1: Anti-Suizid-Vertrag abschließen (Ärztin!) M 1: Vertrag mit dem Patienten besprechen M 1: Gemeinsam mit dem Patienten überlegen, wodurch es ihm leichter fallen würde, sich im Bedarfsfall rechtzeitig zu melden M 1: Regelmäßige Kurzkontakte mit der Pflege vereinbaren (1-mal pro Schicht) M 1: Protektive Faktoren fördern M 1: Risikofaktoren minimieren
P: Patient ist latent suizidal und nicht absprachefähig		
R: Patient ist kognitiv nicht eingeschränkt	Z 2: Verhinderung eines Suizids bzw. eines Suizidversuchs	M 2: Ärztin alarmieren M 2: Beobachtung und Dokumentation der Verhaltensweisen der Patientin M 2: Engmaschige, ggf. lückenlose Überwachung des Patienten M 2: Gefährliche Gegenstände aus der Reichweite des Patienten entfernen M 2: Protektive Faktoren fördern M 2: Risikofaktoren minimieren M 2: Bedarfs- bzw. Notfallmedikation nach AVO verabreichen (Direktmedikation) M 2: Nachkontrollen auf Wirksamkeit M 2: Den Patienten auf eine geschützte Station verlegen (AVO) und ggf. rechtliche Betreuerin informieren
	Z 3: Verhinderung von Selbstschädigung durch suizidale Impulsdurchbrüche	M 3: Stimmungslage des Patienten beobachten und dokumentieren M 3: Gefährliche Gegenstände aus der Reichweite des Patienten entfernen M 3: Patienten im Gespräch beruhigen und entlasten M 3: Protektive Faktoren fördern M 3: Risikofaktoren minimieren M 3: Bedarfs- bzw. Notfallmedikation nach AVO verabreichen (Direktmedikation) M 3: Nachkontrollen auf Wirksamkeit M 3: Im äußersten Notfall Patienten fixieren nach AVO und ggf. rechtliche Betreuerin informieren

■ **Tab. 8.11** Fortsetzung

Probleme *(P)* und Ressourcen *(R)*	Pflegeziel *(Z)*	Pflegemaßnahmen *(M)*
P: Patient äußert konkrete Suizidabsichten bzw. -pläne, ist aber absprachefähig		
	Z 4: Patient hält sich an die Absprachen	M 4: Stimmungslage des Patienten ernst nehmen M 4: Stimmungslage des Patienten beobachten und dokumentieren M 4: Kontinuierlichen Kontakt zu dem Patienten halten M 4: Regelmäßige und verbindliche Gesprächstermine vereinbaren M 4: Ärztin informieren, um Suizidgefährdung einzuschätzen und ggf. Anti-Suizid-Vertrag zu erneuern M 4: Patienten für seine Kooperation loben M 4: Protektive Faktoren fördern M 4: Risikofaktoren minimieren M 4: Patienten auffordern, sich bei Bedarf bei der Pflege zu melden M 4: Patienten auffordern, im Notfall den Notruf zu betätigen M 4: Gemeinsam mit dem Patienten überlegen, wodurch es ihm leichter fallen würde, sich im Bedarfsfall rechtzeitig zu melden M 4: Regelmäßige Kurzkontakte mit der Pflege vereinbaren (1-mal pro Schicht)
P: Patient ist akut suizidal und nicht absprachefähig		
R: Patient ist kognitiv nicht eingeschränkt	Z 5: Verhinderung eines Suizids bzw. eines Suizidversuchs	M 5: Ärztin alarmieren M 5: Beobachtung und Dokumentation der Verhaltensweisen des Patienten M 5: Engmaschige, ggf. lückenlose Überwachung des Patienten M 5: Gefährliche Gegenstände aus der Reichweite des Patienten entfernen M 5: Protektive Faktoren fördern M 5: Risikofaktoren minimieren M 5: Bedarfs- bzw. Notfallmedikation nach AVO verabreichen (Direktmedikation) M 5: Nachkontrollen auf Wirksamkeit M 5: Patienten ggf. auf eine geschützte Station verlegen (AVO) und rechtliche Betreuerin informieren

◼ **Tab. 8.11** Fortsetzung

Probleme (P) und Ressourcen (R)	Pflegeziel (Z)	Pflegemaßnahmen (M)
P: Verhaltensweisen des Patienten lassen auf Suizidabsicht schließen		
R: Patient ist introspektionsfähig	Z 6: Verhinderung eines Suizids bzw. eines Suizidversuchs	M 6: Ärztin alarmieren M 6: Beobachtung und Dokumentation der Verhaltensweisen des Patienten M 6: Engmaschige, ggf. lückenlose Überwachung des Patienten M 6: Stimmungslage des Patienten erfragen M 6: Patienten auffordern, sich bei Bedarf bei der Pflege zu melden M 6: Patienten auffordern, im Notfall der Notruf zu betätigen M 6: Patienten im Gespräch beruhigen und entlasten M 6: Bedarfs- bzw. Notfallmedikation nach AVO verabreichen (Direktmedikation) M 6: Nachkontrollen auf Wirksamkeit M 6: Patienten ggf. auf eine geschützte Station verlegen (AVO) und rechtliche Betreuerin informieren
	Z 7: Patient kann seine suizidalen Absichten ansprechen	M 7: Stimmungslage des Patienten ernst nehmen M 7: Aufbau einer tragfähigen Vertrauensbeziehung M 7: Kontinuierlich Gespräche anbieten M 7 : Offenen Rahmen für die Auseinandersetzung mit Suizidalität schaffen M 7: Patienten dazu ermutigen, sich an die Pflege zu wenden M 7: Patienten dazu ermutigen, über seine Gefühle zu sprechen M 7: Patienten nicht überfordern M 7: Patienten nicht unter Zeitdruck setzen M 7: Gemeinsam mit dem Patienten überlegen, wodurch es ihm leichter fallen würde, sich im Bedarfsfall rechtzeitig zu melden M 7: Regelmäßige Kurzkontakte mit der Pflege vereinbaren (1-mal pro Schicht)
P: Patient unternimmt einen Suizidversuch		
R: Patient ist kognitiv nicht eingeschränkt	Z 8: Patient überlebt den Suizidversuch	M 8: Ärztin alarmieren M 8: Lebensrettende Maßnahmen einleiten M 8: Vitalfunktionen des Patienten stabilisieren M 8: Vitalzeichenkontrolle und Dokumentation M 8: Ggf. Verlegung auf eine intensivmedizinische Station nach AVO M 8: Ggf. Verlegung auf eine internistische Station nach AVO M 8: Auf neurologische Ausfälle achten, ggf. dokumentieren M 8: Weitere Folgeschäden vermeiden M 8: Vorfall zeitnah und genau dokumentieren
	Z 9: Verhinderung eines weiteren Suizidversuchs	M 9: Krankenbeobachtung und Dokumentation M 9: Verhaltensbeobachtung und Dokumentation M 9: Engmaschige, ggf. lückenlose Überwachung der Patientin M 9: Gefährliche Gegenstände aus der Reichweite des Patienten entfernen M 9: Patienten im Gespräch beruhigen und entlasten M 9: Stabilisierung des Patienten M 9: Protektive Faktoren fördern M 9: Risikofaktoren minimieren M 9: Bedarfs- bzw. Notfallmedikation nach AVO verabreichen (Direktmedikation) M 9: Nachkontrollen auf Wirksamkeit M 9: Patienten ggf. auf eine geschützte Station verlegen (AVO) und rechtliche Betreuerin informieren

⊡ Tab. 8.11   Fortsetzung

Probleme (P) und Ressourcen (R)	Pflegeziel (Z)	Pflegemaßnahmen (M)
P: Patient agiert mit Suizidalität		
R: Patient ist kognitiv nicht eingeschränkt	Z 10: Verhinderung eines Suizids bzw. eines Suizidversuchs	M 10: Ärztin alarmieren M 10: Beobachtung und Dokumentation der Verhaltensweisen des Patienten M 10: Engmaschige, ggf. lückenlose Überwachung des Patienten M 10: Gefährliche Gegenstände aus der Reichweite des Patienten entfernen M 10: Patienten im Gespräch beruhigen und entlasten M 10: Bedarfs- bzw. Notfallmedikation nach AVO verabreichen (Direktmedikation) M 10: Nachkontrollen auf Wirksamkeit M 10: Patienten ggf. auf eine geschützte Station verlegen (AVO) und rechtliche Betreuerin informieren
R: Patient ist introspektionsfähig	Z 11: Patient kann sein Verhalten erkennen und ändern	M 11: Aufbau einer tragfähigen Vertrauensbeziehung M 11: Kontinuierlich Gespräche anbieten M 11: Offenen Rahmen für die Auseinandersetzung mit Suizidalität schaffen M 11: Dem Patienten mit Wertschätzung, aber auch mit Konsequenz begegnen M 11: Dem Patienten deutlich machen, dass er bei akuter Suizidalität auf eine beschützte Station verlegt wird M 11: Dies ggf. auch umsetzen M 11: Dem Patienten deutlich machen, dass sein Verbleib auf Station an bestimmte Voraussetzungen und Regeln gebunden ist M 11: Patienten dazu ermutigen, sich an die Pflege zu wenden M 11: Regelmäßige Kurzkontakte mit der Pflege vereinbaren (1-mal pro Schicht)

AVO ärztliche Verordnung, *NGASR* Nurses Global Assessment of Suicide Risk.

Literatur

Bayrische Landesärztekammer (2002) Suizidalität erkennen und behandeln: eine Herausforderung für den Allgemeinarzt. ▸ http://www.klinikum.uni-muenchen.de/Klinik-und-Poliklinik-fuer-Psychiatrie-und-Psychotherapie/download/inhalt/aktuelles/0240_i.pdf. Zugegriffen: 25. April 2015

Gold K, Schlegel Y, Stein K-P (Hrsg) (2014) Pflege konkret: Neurologie- Psychiatrie. Lehrbuch für Pflegeberufe, 5. Aufl. Urban & Fischer, München

Grabenstedt Y, Banck G, Will H, Volkl G (2008) Depression: Psychodynamik und Therapie, 3. Aufl. Kohlhammer, Stuttgart

Hautzinger M, Meyer TD (2011) Bipolare affektive Störungen (Fortschritte in der Psychotherapie, Bd 43). Hogrefe, Göttingen

Holnburger M (2004) Pflegestandards in der Psychiatrie, 3. Aufl. Elsevier, München

Kozel B, Grieser M, Rieder P et al. (2007) Nurses' Global Assessment of Suicide Risk – Skala (NGASR): Die Interrater-Reliabilität eines Instrumentes zur systematisierten pflegerischen Einschätzung der Suizidalität. Z Pflegewiss Psych Gesundheit 1(1): 17–26

Machleidt, Wielant et al. (2004) Psychiatrie, Psychosomatik und Psychotherapie, 7. Aufl. Thieme, Stuttgart

Schlimme JE (2007) Unentschiedenheit und Selbsttötung: Vergewisserungen der Suizidalität. Vandenhoeck & Ruprecht, Göttingen

Stiftung Deutsche Depressionshilfe: Depressionen erkennen. ▸ http://www.deutsche-depressionshilfe.de/stiftung/depression-erkennen.php. Zugegriffen: 23. April 2015

Robert Koch-Institut (Hrsg) (2010) Depressive Erkrankungen. Gesundheitsberichterstattung des Bundes 51 (Themenheft)

Teismann T, Dorrmann W (2014) Suizidalität (Fortschritte in der Psychotherapie, Bd 54). Hogrefe, Göttingen

Thiel H, Jensen M, Traxler S (2004) Klinikleitfaden Psychiatrische Pflege. Elsevier, München

Tölle R, Windgassen K (2003) Psychiatrie – einschließlich
Psychotherapie, 13. Aufl. Springer, Berlin

Wolfersdorf M, Kaschka W (Hrsg) (2013) Suizidalität: Die biologische Dimension. Springer, Berlin

Wolpert L (2008) Anatomie der Schwermut: über die Krankheit Depression. Beck, München

Neurotische Störungen, Belastungsstörung und somatoforme Störungen (F40–F48)

Heike Ulatowski

H. Ulatowski, *Pflegeplanung in der Psychiatrie,*
DOI 10.1007/978-3-662-48546-0_9, © Springer-Verlag Berlin Heidelberg 2016

Das kennzeichnende Merkmal einer neurotischen Störung besteht in der gestörten Verarbeitung von Erlebnissen und Konflikten. Die Ursachen für das Auftreten einer neurotischen Störung sind meist in der Kindheit des Patienten zu finden, sie beinhalten schädigende Umwelteinflüsse durch familiäre Belastungen in der Ursprungsfamilie und soziale Belastungen, etwa im Freundeskreis, in der Schule oder im Berufsleben (vgl. Thiel et al. 2004, S. 277). Im Falle der Belastungs- sowie der Anpassungsstörung können in der Regel konkrete Ereignisse als Auslöser identifiziert werden. Bei den Anpassungsstörungen sind etwa der plötzliche Tod eines nahestehenden Menschen oder Trennungen zu nennen, Ursachen für (posttraumatische) Belastungsstörungen können z. B. Naturkatastrophen, Folter, Vergewaltigung oder sexueller Missbrauch in der Kindheit sein (vgl. Thiel et al. 2004, S. 271–277). Nach Erläuterung der jeweils relevanten Krankheitsmerkmale sind in diesem Kapitel modellhafte Pflegeplanungen für Angst- und Zwangsstörungen, die posttraumatische Belastungsstörung und die dissoziative Identitätsstörung zusammengestellt. Darüber hinaus enthält es praxisnahe Hinweise für den pflegerischen Umgang mit diesen Patienten und einen Exkurs zur pflegegeleiteten Angstexposition (▶ Abschn. 9.5).

9.1   Angststörungen (F41)

9.1.1   Merkmale

Angst ist an sich ein durchaus »gesundes« Gefühl, das als Alarmzeichen vor drohender oder potenzieller Gefahr schützt. Das wesentliche Kennzeichen einer Angststörung ist der Umstand, dass der Patient seine Angst nicht mehr kontrollieren kann und ihr gewissermaßen hilflos ausgeliefert ist. Hinzu kommt, dass der Auslöser für die Angst objektiv gesehen (aber oft auch aus subjektiver Sicht des Patienten) in keinem nachvollziehbaren Verhältnis zu dem Ausmaß der Angst steht. Es ist davon auszugehen, dass ca. 25% aller Menschen im Verlauf ihres Lebens an einer Angststörung erkranken, wobei davon »6% eine Agoraphobie, 3% eine Panikstörung, 5% eine generalisierte Angststörung, 11% eine spezifische Phobie, 13% eine soziale Phobie (…)« entwickeln (Morschitzky 2013, S. 130). Der sogenannte Teufelskreis der Angst bewirkt, dass diese immer weiter zunimmt, da der Betroffene den Angstauslöser in seiner Wahrnehmung und in seiner Gedankenwelt verstärkt und die Angst zudem durch auftretende körperliche Symptome – etwa Herzrasen oder Schweißausbrüche – und deren Wahrnehmung zunehmend intensiver wird (vgl. Gold et al. 2014, S. 319). In ◘ Abb. 9.1 ist der Teufelskreis der Angst grafisch dargestellt.

Eine Angststörung liegt dann vor, wenn die Ängste:

- ohne Vorliegen einer objektiven Bedrohung auftreten,
- übermäßig lange andauern,
- übermäßig häufig und übermäßig intensiv auftreten,
- nach dem Verschwinden einer Bedrohungssituation weiter bestehen,
- mit physischen Symptomen einhergehen,
- mit Kontrollverlust hinsichtlich Auftreten und Dauer einhergehen,
- mit Erwartungsängsten (Angst vor der Angst) einhergehen,
- zu Einschränkungen der Lebensqualität und der Aktivitäten des alltäglichen Lebens führen,
- ein Vermeidungsverhalten nach sich ziehen,
- mit einem erheblichen Leidensdruck verbunden sind (vgl. Morschitzky 2009, S. 21).

Als mögliche Ursachen für das Auftreten eine Angststörung kommen verschiedene Faktoren in Betracht: So gehen multifaktorielle Modelle zur Krankheitsentstehung davon aus, dass neben einer genetischen Disposition und individuellen lebensgeschichtlichen Einflüssen auch Umweltfaktoren und konkrete auslösende Faktoren dafür ausschlaggebend dafür sind, ob eine Person eine Angststörung entwickelt oder nicht (vgl. Gold et al. 2014, S. 318). Die körperlichen und die psychischen Symptome einer Angststörung (vgl. Holnburger 2004, S. 158 f.) sind in ◘ Tab. 9.1 aufgeführt.

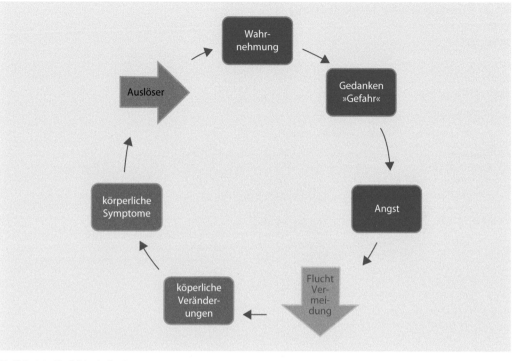

Abb. 9.1 Teufelskreis der Angst

Tab. 9.1 Symptome einer Angststörung

Körperliche Symptome	Psychische Symptome
Erhöhte Herzfrequenz	Panikattacken
Zittern (Hände, Körper)	Angst vor bestimmten Orten, Ereignissen oder Personen (z. B. Höhenangst)
Durchfälle	Phobische Störungen (z. B. Agoraphobie, soziale Phobien)
Vermehrter Harndrang	Spezifisch isolierte Phobien (z. B. Tierphobien, Klaustrophobie)
Kaltschweißigkeit	Unwohlsein bei bestimmten Situationen
Motorische Unruhe	Vermeidungsverhalten (bis zum sozialen Rückzug)
Mundtrockenheit	Regressive Verhaltensweisen
»Zugeschnürte« Kehle	Geringes Selbstwertgefühl

Praxistipp

Im pflegerischen Umgang mit Patienten, die an einer Angststörung leiden, ist es zunächst einmal wichtig, dass Sie als Pflegekraft Sicherheit, Halt und Geborgenheit vermitteln. Sorgen Sie dafür, dass die Station für den Patienten einen sicheren Rahmen darstellt, in dem er sich gut aufgehoben und verstanden fühlt. Außerdem sollten Sie grundsätzlich das Erleben des Patienten ernst nehmen und ihm mit Empathie und Zuwendung begegnen. Allerdings ist es auch wichtig, dass Sie etwaigen regressiven Tendenzen entgegenwirken – keine »Überfürsorge«! Erarbeiten Sie gemeinsam mit dem Patienten eine sinnvolle Tagesstruktur und regen Sie ihn zur Übernahme von Stationsdiensten und gut zu bewältigenden Aufgaben an. Fördern und fordern Sie grundsätzlich ein Höchstmaß an Eigenständigkeit und Eigenverantwortung. Bieten Sie Ihrem Patienten schließlich ausreichend Raum, um sich im Gespräch zu entlasten und so mögliche Ängste vor der Therapie insgesamt oder vor einigen therapeutischen Maßnahmen (z. B. Angstexpositionstraining) besprechen und abbauen zu können.

9.1.2 Pflegeplanung Angststörung

◘ Tab. 9.2

◘ **Tab. 9.2** Pflegeplanung Angststörung		
Probleme *(P)* und **Ressourcen** *(R)*	**Pflegeziel** *(Z)*	**Pflegemaßnahmen** *(M)*
P: Patient leidet an plötzlich auftretenden Panikattacken		
Cave: Darauf achten, dass sich die Panik nicht auf andere Patienten der Station überträgt!	Z 1: Selbstgefährdung verhindern	M 1: Krankenbeobachtung M 1: Beobachtung und Dokumentation der Verhaltensweisen des Patienten M 1: Engmaschige, ggf. lückenlose Überwachung des Patienten M 1: Gefährliche Gegenstände aus der Reichweite des Patienten entfernen M 1: Patienten im Gespräch beruhigen und entlasten M 1: Ggf. Ärztin alarmieren M 1: Ggf. Bedarfs- bzw. Notfallmedikation nach AVO verabreichen M 1: Medikamenteneinnahme überwachen M 1: Nachkontrollen auf Wirksamkeit
	Z 2: Panikattacke klingt ab	M 2: Ruhe bewahren M 2: Sicherheit vermitteln M 2: Patienten nicht alleine lassen M 2: Patienten namentlich ansprechen M 2: Augenkontakt aufnehmen M 2: Patienten hinsetzen lassen, beide Füße fest auf den Boden und Rücken an die Stuhllehne etc. M 2: Wenn möglich, Patienten berühren (an die Hand nehmen, Hand auf die Schulter etc.) M 2: Patienten ruhig und regelmäßig ein- und ausatmen lassen M 2: Patienten langsam ein Glas Wasser trinken lassen M 2: Dem Patienten einfache Fragen stellen und/oder ihn rückwärts von 20 bis 1 zählen lassen M 2: Ggf. Bedarfsmedikation nach AVO M 2: Nachkontrollen auf Wirksamkeit M 2: Patienten ablenken, etwa durch Gespräche über »unverfängliche« Themen, wie Hobbys/Interessen des Patienten und/oder durch Freizeitaktivitäten (Sport, Gartenarbeit etc.) M 2: Patienten im Gespräch beruhigen M 2: Patienten durch motorische Aktivitäten ablenken M 2: Patienten dazu ermutigen, sich bei Bedarf jederzeit an die Pflege zu wenden M 2: Patienten dazu ermutigen, im Notfall die Klingel am Bett zu betätigen

□ Tab. 9.2 Fortsetzung

Probleme (P) und Ressourcen (R)	Pflegeziel (Z)	Pflegemaßnahmen (M)
R: Patient kann Hilfe annehmen	Z 3: Patient fühlt sich auf der Station sicher	M 3: Sicherheit vermitteln M 3: Bezugspflege M 3: Regelmäßige und verbindliche Gesprächstermine vereinbaren M 3: Medikamentöse Therapie nach AVO M 3: Alltagsaktivitäten anbieten und ggf. Patienten dabei begleiten M 3: Patienten in Stationsalltag einbinden M 3: Patienten zur Übernahme von Stationsdiensten ermutigen M 3: Patienten zur Selbstbeobachtung anleiten (Auslöser, Anzeichen von Panik) M 3: Gemeinsam mit dem Patienten einen »Notfallplan« aufstellen, wie er sich bei aufkommender Panik rechtzeitig Hilfe holen kann M 3: Gemeinsam mit dem Patienten Maßnahmen zur eigenständigen Realitätsorientierung erarbeiten M 3: Patienten beim Training der Maßnahmen unterstützen M 3: Patienten ermutigen, sich im Bedarfsfall jederzeit an die Pflege zu wenden M 3: Patienten dazu ermutigen, im Notfall die Klingel am Bett zu betätigen

P: Patient leidet an Angst vor bestimmten alltäglichen Situationen

Probleme (P) und Ressourcen (R)	Pflegeziel (Z)	Pflegemaßnahmen (M)
R: Patient ist kognitiv nicht eingeschränkt R: Patient zeigt Kommunikations- und Kooperationsbereitschaft	Z 4: Patient kann seine Ängste im Gespräch benennen und reflektieren	M 4: Bezugspflege M 4: Aufbau einer tragfähigen Vertrauensbeziehung M 4: Erleben des Patienten ernst nehmen und dokumentieren M 4: Regelmäßige und verbindliche Gesprächstermine vereinbaren M 4: Darüber hinaus kontinuierlich Gesprächsbereitschaft signalisieren M 4: Fürsorge, Hilfsbereitschaft und Unterstützung anbieten M 4: Dafür sorgen, dass der Patient die Station als sicheren Rahmen erleben kann M 4: Patienten nicht unter Zeitdruck setzen M 4: Wünsche und Vorstellungen des Patienten erfragen und so weit wie möglich berücksichtigen M 4: Offenen Rahmen für Gespräche über Ängste und Angststörungen schaffen M 4: Patienten über Krankheitsbild und Therapiemöglichkeiten informieren M 4: Psychoedukative Maßnahmen anbieten M 4: Patienten für Gesprächsbereitschaft loben M 4: Patienten zur Selbstreflexion anregen M 4: Wenn nötig, Gespräch strukturieren, ohne aber den Patienten zu beeinflussen oder zu bevormunden M 4: Patienten ermutigen, sich im Bedarfsfall jederzeit an die Pflege zu wenden

◘ Tab. 9.2   Fortsetzung

Probleme *(P)* und Ressourcen *(R)*	Pflegeziel *(Z)*	Pflegemaßnahmen *(M)*
	Z 5: Patient kann in den angstbesetzten Situationen seine Angst kontrollieren	M 5: Gemeinsam mit dem Patienten immer wieder Maßnahmen zur eigenständigen Realitätsorientierung trainieren M 5: Patienten auch für kleine Fortschritte loben M 5: Vertrauen in die Fähigkeiten des Patienten vermitteln M 5: Mögliche Auslöser erfragen und dokumentieren M 5: Gemeinsam mit dem Patienten vergangene Angstzustände besprechen M 5: Atemübungen anbieten M 5: Entspannungsübungen anbieten M 5: Vorgehensweise des Angsttrainings mit dem Patienten besprechen M 5: Angsttraining anbieten, ggf. dafür sorgen, dass der Patient sich dort anmeldet M 5: Psychoedukative Maßnahmen anbieten M 5: Patienten für seine Mitarbeit und seinen Willen zur Veränderung loben M 5: Patienten zur Selbstreflexion anregen M 5: Patienten ermutigen, sich im Bedarfsfall jederzeit an die Pflege zu wenden M 5: Ggf. Notfallmedikament zur eigenständigen Einnahme aushändigen (nur wenn kein Verdacht auf Abusus besteht!) M 5: Ggf. regelmäßige Medikamentengabe sicherstellen M 5: Nachkontrollen auf Wirksamkeit M 5: Glauben des Patienten in die eigene Selbstwirksamkeit fördern M 5: Selbstvertrauen des Patienten stärken M 5: Patienten ermutigen, sich im Bedarfsfall jederzeit an die Pflege zu wenden
P: Patient leidet an phobischen Störungen		
R: Compliance R: Patient ist bereit, an sich zu arbeiten	Z 6: Patient kann sich auf die Therapie einlassen	M 6: Bezugspflege M 6: Aufbau einer tragfähigen Vertrauensbeziehung M 6: Fragen und Zweifel des Patienten ernst nehmen und besprechen M 6: Patienten über Krankheitsbild und therapeutische Behandlung informieren M 6: Ggf. einzelne therapeutische Maßnahmen erläutern M 6: Etwaige Ängste vor der Therapie oder vor einzelnen Maßnahme erfragen und im Gespräch abbauen M 6: Regelmäßiger Austausch mit den Therapeutinnen M 6: Regelmäßige und verbindliche Gesprächstermine mit dem Patienten vereinbaren M 6: Darüber hinaus kontinuierlich Gesprächsbereitschaft signalisieren M 6: Patienten für Gesprächsbereitschaft loben M 6: Patienten zur Selbstreflexion anregen M 6: Zuversicht und Vertrauen in die Fähigkeiten des Patienten vermitteln M 6: Zuversicht und Vertrauen in den Therapieerfolg vermitteln M 6: Patienten ermutigen, sich im Bedarfsfall jederzeit an die Pflege zu wenden

■ Tab. 9.2 Fortsetzung

Probleme (P) und Ressourcen (R)	Pflegeziel (Z)	Pflegemaßnahmen (M)
R: Patient ist intro-spektionsfähig	Z 7: Patient kann in den angstbesetzten Situationen seine Angst kontrollieren	M 7: Gemeinsam mit dem Patienten immer wieder Maßnahmen zur eigenständigen Realitätsorientierung trainieren M 7: Patienten auch für kleine Fortschritte loben M 7: Vertrauen in die Fähigkeiten des Patienten vermitteln M 7: Mögliche Auslöser erfragen und dokumentieren M 7: Gemeinsam mit dem Patienten vergangene Angstzustände besprechen M 7: Atemübungen anbieten M 7: Entspannungsübungen anbieten M 7: Psychoedukative Maßnahmen anbieten M 7: Soziales Kompetenztraining anbieten M 7: Vorgehensweise des Angsttrainings mit dem Patienten besprechen M 7: Patienten zur Teilnahme an pflegegeleiteter Gruppe motivieren (▶ Abschn. 9.5) M 7: Gemeinsam mit dem Patienten dessen Teilnahme am Angstexpositionstraining vorbereiten M 7: Patienten zur Teilnahme am Stationsleben motivieren M 7: Patienten langsam an angstbesetzte Situationen heranführen M 7: Beobachtung des Patienten, ggf. RR- und Pulskontrolle M 7: Gemeinsam mit dem Patienten externe Unternehmungen planen und durchführen (z. B. Bus- oder Bahnfahrten) M 7: Nachbesprechung der externen Aktivität M 7: Patienten für seine Mitarbeit und seinen Willen zur Veränderung loben M 7: Patienten ermutigen, sich im Bedarfsfall jederzeit an die Pflege zu wenden M 7: Ggf. Notfallmedikament zur eigenständigen Einnahme aushändigen (nur wenn kein Verdacht auf Abusus besteht!) M 7: Ggf. regelmäßige Medikamentengabe sicherstellen M 7: Nachkontrollen auf Wirksamkeit M 7: Glauben des Patienten in die eigene Selbstwirksamkeit fördern M 7: Selbstvertrauen des Patienten stärken M 7: Patienten ermutigen, regelmäßig am Angstexpositionstraining teilzunehmen

P: Patient leidet an spezifisch isolierten Phobien

R: Compliance R: Patient ist bereit, an sich zu arbeiten	Z 8: Patient kann sich auf die Therapie einlassen	M 8: Bezugspflege M 8: Aufbau einer tragfähigen Vertrauensbeziehung M 8: Fragen und Zweifel des Patienten ernst nehmen und besprechen M 8: Patienten über Krankheitsbild und therapeutische Behandlung informieren M 8: Ggf. einzelne therapeutische Maßnahmen erläutern M 8: Etwaige Ängste vor der Therapie oder vor einzelnen Maßnahme erfragen und im Gespräch abbauen M 8: Regelmäßiger Austausch mit den Therapeutinnen M 8: Regelmäßige und verbindliche Gesprächstermine mit dem Patienten vereinbaren M 8: Darüber hinaus kontinuierlich Gesprächsbereitschaft signalisieren M 8: Patienten für Gesprächsbereitschaft loben M 8: Patienten zur Selbstreflexion anregen M 8: Zuversicht und Vertrauen in die Fähigkeiten des Patienten vermitteln M 8: Zuversicht und Vertrauen in den Therapieerfolg vermitteln M 8: Patienten ermutigen, sich im Bedarfsfall jederzeit an die Pflege zu wenden

□ Tab. 9.2   Fortsetzung

Probleme (P) und Ressourcen (R)	Pflegeziel (Z)	Pflegemaßnahmen (M)
R: Patient ist introspektionsfähig R: Patient kann Hilfe annehmen	Z 9: Patient kann in den angstbesetzten Situationen seine Angst kontrollieren	M 9: Gemeinsam mit dem Patienten immer wieder Maßnahmen zur eigenständigen Realitätsorientierung trainieren M 9: Patienten auch für kleine Fortschritte loben M 9: Vertrauen in die Fähigkeiten des Patienten vermitteln M 9: Mögliche Auslöser erfragen und dokumentieren M 9: Gemeinsam mit dem Patienten vergangene Angstzustände besprechen M 9: Atemübungen anbieten M 9: Entspannungsübungen anbieten M 9: Psychoedukative Maßnahmen anbieten M 9: Vorgehensweise des Angsttrainings mit dem Patienten besprechen M 9: Patienten zur Teilnahme an pflegegeleiteter Gruppe motivieren (▶ Abschn. 9.5) M 9: Expositionstraining (Flooding, graduierte Exposition, Exposition in vivo) vorbereiten und ggf. durchführen M 9: Nachbereitung der Exposition M 9: Patienten für seine Mitarbeit und seinen Willen zur Veränderung loben M 9: Ggf. Notfallmedikament zur eigenständigen Einnahme aushändigen (nur wenn kein Verdacht auf Abusus besteht!) M 9: Ggf. regelmäßige Medikamentengabe sicherstellen M 9: Nachkontrollen auf Wirksamkeit M 9: Glauben des Patienten in die eigene Selbstwirksamkeit fördern M 9: Selbstvertrauen des Patienten stärken M 9: Patienten ermutigen, sich im Bedarfsfall jederzeit an die Pflege zu wenden M 9: Patienten ermutigen, regelmäßig am Angstexpositionstraining teilzunehmen
P: Patient zeigt starke körperliche Symptome (z. B. Herzrasen, Zittern, motorische Unruhe, Durchfall)		
Cave: Das Auftreten körperlicher Symptome kann die Angstsymptomatik zusätzlich verstärken!	Z 10: Symptome lassen sich reduzieren	M 10: Vitalzeichenkontrolle und Dokumentation M 10: Ggf. Ärztin informieren M 10: Ggf. Bedarfsmedikation nach AVO verabreichen M 10: Patienten im Gespräch beruhigen M 10: Bei motorischer Unruhe Patienten mit gezielter motorischer Aktivität ablenken M 10: Patienten ablenken, etwa durch Gespräche über »unverfängliche« Themen, wie Hobbys/Interessen des Patienten und/oder durch Freizeitaktivitäten (Sport, Gartenarbeit etc.) M 10: Bei Durchfall auf ausreichende Flüssigkeitszufuhr achten M 10: Patienten dazu ermutigen, im Notfall die Klingel am Bett zu betätigen

■ Tab. 9.2 Fortsetzung

Probleme (P) und Ressourcen (R)	Pflegeziel (Z)	Pflegemaßnahmen (M)
R: Patient ist kognitiv nicht eingeschränkt	Z 11: Zustand ist für den Patienten erträglich	M 11: Bezugspflege M 11: Aufbau einer tragfähigen Vertrauensbeziehung M 11: Offenen Rahmen für Gespräche über Ängste und Angststörungen schaffen M 11: Fragen und Ängste des Patienten bezüglich der körperlichen Symptome ernst nehmen und besprechen M 11: Patienten über Krankheitsbild und therapeutische Behandlung informieren M 11: Fürsorge, Hilfsbereitschaft und Unterstützung anbieten M 11: Dafür sorgen, dass der Patient die Station als sicheren Rahmen erleben kann M 11: Patienten nicht unter Zeitdruck setzen M 11: Gemeinsam mit dem Patienten eine geregelte Tagesstruktur erarbeiten M 11: Wünsche und Vorstellungen des Patienten erfragen und so weit wie möglich berücksichtigen M 11: Freizeitaktivitäten und Sport anbieten M 11: Patienten zur Teilnahme an Stationsgruppen motivieren M 11: Patienten ermutigen, sich im Bedarfsfall jederzeit an die Pflege zu wenden
P: Vermeidungsverhalten – Patient versucht die angstbesetzte Situation zu vermeiden		
Cave: Das Vermeidungsverhalten steht einer Therapie kontraproduktiv im Wege und kann die Angstsymptomatik zusätzlich verstärken! R: Compliance	Z 12: Patient kann Vermeidungsverhalten erkennen und reflektieren	M 12: Bezugspflege M 12: Aufbau einer tragfähigen Vertrauensbeziehung M 12: Patienten über Krankheitsbild und therapeutische Behandlung informieren M 12: Patienten über Merkmale des Vermeidungsverhaltens informieren M 12: Gemeinsam mit dem Patienten herausfinden, welche konkreten Verhaltensweisen bei ihm zu finden sind M 12: Patienten zur Selbstreflexion anregen M 12: Dafür sorgen, dass der Patient die Station als sicheren Rahmen erleben kann M 12: Zuversicht und Vertrauen in die Fähigkeiten des Patienten vermitteln M 12: Regelmäßige und verbindliche Gesprächstermine mit dem Patienten vereinbaren M 12: Darüber hinaus kontinuierlich Gesprächsbereitschaft signalisieren M 12: Patienten ermutigen, sich im Bedarfsfall jederzeit an die Pflege zu wenden

◻ **Tab. 9.2**   Fortsetzung

Probleme (P) und Ressourcen (R)	Pflegeziel (Z)	Pflegemaßnahmen (M)
R: Patient ist bereit, an sich zu arbeiten R: Patient ist introspektionsfähig	Z 13: Patient kann Vermeidungsverhalten abstellen	M 13: Gemeinsam mit dem Patienten seine Vermeidungsstrategien analysieren M 13: Erfragen, welche Unterstützung sich der Patient von der Pflege wünscht M 13: Wünsche und Vorstellungen des Patienten, sofern machbar, umsetzen M 13: Gemeinsam mit dem Patienten konkrete Handlungsalternativen erarbeiten M 13: Handlungsalternativen von dem Patienten schriftlich festhalten lassen M 13: Patienten für seine Mitarbeit und seinen Willen zur Veränderung loben M 13: Patienten auch für kleine Fortschritte loben M 13: Fortschritte von dem Patienten schriftlich festhalten lassen M 13: Atemübungen anbieten M 13: Entspannungsübungen anbieten M 13: Gemeinsam mit dem Patienten eine geregelte Tagesstruktur erarbeiten M 13: Wünsche und Vorstellungen des Patienten erfragen und so weit wie möglich berücksichtigen M 13: Freizeitaktivitäten und Sport anbieten M 13: Patienten zur Teilnahme an Stationsgruppen motivieren M 3: Patienten ermutigen, sich im Bedarfsfall jederzeit an die Pflege zu wenden
P: Patient leidet an Erwartungsangst		
Cave: Erwartungsangst, also die Angst vor der Angst, kann die Angstsymptomatik zusätzlich verstärken! R: Compliance R: Patient ist bereit, an sich zu arbeiten R: Patient ist introspektionsfähig	Z 14: Patient kann Erwartungsangst angemessen einordnen	M 14: Bezugspflege M 14: Aufbau einer tragfähigen Vertrauensbeziehung M 14: Patienten über Krankheitsbild und therapeutische Behandlung informieren M 14: Patienten über Merkmale und Bedeutung der Erwartungsangst informieren (»Angst vor der Angst«) M 14: Gemeinsam mit dem Patienten eruieren, wie sich die Erwartungsängste bei ihm äußern M 14: Patienten zur Selbstreflexion anregen M 14: Dafür sorgen, dass der Patient die Station als sicheren Rahmen erleben kann M 14: Gemeinsam mit dem Patienten erarbeiten, warum es wichtig für ihn ist, die Erwartungsangst zu überwinden M 14: Gemeinsam mit dem Patienten immer wieder Maßnahmen zur eigenständigen Realitätsorientierung trainieren M 14: Ggf. Notfallmedikament zur eigenständigen Einnahme aushändigen (nur wenn kein Verdacht auf Abusus besteht!) M 14: Zuversicht und Vertrauen in die Fähigkeiten des Patienten vermitteln M 14: Regelmäßige und verbindliche Gesprächstermine mit dem Patienten vereinbaren M 14: Darüber hinaus kontinuierlich Gesprächsbereitschaft signalisieren M 14: Patienten ermutigen, sich im Bedarfsfall jederzeit an die Pflege zu wenden M 14: Patienten ermutigen, im Notfall die Klingel am Bett zu betätigen

□ Tab. 9.2 Fortsetzung

Probleme *(P)* und Ressourcen *(R)*	Pflegeziel *(Z)*	Pflegemaßnahmen *(M)*
	Z 15: Patient ist frei von Erwartungsangst	M 15: Gemeinsam mit dem Patienten seine Erwartungsangst analysieren M 15: Erfragen, welche Unterstützung sich der Patient von der Pflege wünscht M 15: Wünsche und Vorstellungen des Patienten, sofern machbar, umsetzen M 15: Patienten für seine Mitarbeit und seinen Willen zur Veränderung loben M 15: Gemeinsam mit dem Patienten einen konstruktiven Umgang mit der Erwartungsangst erarbeiten M 15: Patienten auch für kleine Fortschritte loben M 15: Fortschritte von dem Patienten schriftlich festhalten lassen M 15: Atemübungen anbieten M 15: Entspannungsübungen anbieten M 15: Gemeinsam mit dem Patienten eine geregelte Tagesstruktur erarbeiten M 15: Wünsche und Vorstellungen des Patienten erfragen und so weit wie möglich berücksichtigen M 15: Freizeitaktivitäten und Sport anbieten M 15: Patienten zur Teilnahme an Stationsgruppen motivieren M 15: Patienten ermutigen, sich im Bedarfsfall jederzeit an die Pflege zu wenden
P: Patient hat Angst vor dem Alleinsein und »klammert« im Kontakt		
R: Patient ist kognitiv nicht eingeschränkt R: Patient ist introspektionsfähig	Z 16: Patient kann Verhalten erkennen und reflektieren	M 16: Bezugspflege M 16: Aufbau einer tragfähigen Vertrauensbeziehung M 16: Patienten auf sein »klammerndes Verhalten« hinweisen M 16: Klare Absprachen treffen, wann Sie Zeit für den Patienten haben und wann nicht (z. B. Übergabe) M 16: Gemeinsam mit dem Patienten herausfinden, welche »klammernden« Verhaltensweisen bei ihm zu finden sind M 16: Patienten zur Selbstreflexion anregen M 16: Gemeinsam mit dem Patienten angemessene Verhaltensweisen besprechen M 16: Dafür sorgen, dass der Patient die Station als sicheren Rahmen erleben kann M 16: Zuversicht und Vertrauen in die Fähigkeiten des Patienten vermitteln M 16: Regelmäßige und verbindliche Gesprächstermine mit dem Patienten vereinbaren M 16: Klare Zeitangaben für die Dauer der Gespräche vorgeben M 16: Patienten ggf. im Gespräch begrenzen M 16: Soziales Kompetenztraining anbieten M 16: Patienten ermutigen, sich im Notfall an die Pflege zu wenden

□ Tab. 9.2 Fortsetzung

Probleme (P) und Ressourcen (R)	Pflegeziel (Z)	Pflegemaßnahmen (M)
R: Patient ist bereit, sein Verhalten zu ändern	Z 17: Patient kann das Alleinsein aushalten (auch nachts)	M 17: Abendliche Kurzkontakte bei der Pflege ansetzen M 17: Nachtmodalitäten und nächtliche Erreichbarkeit der Pflege besprechen M 17: Eigenständige Anteile des Patienten fördern M 17: Atemübungen anbieten M 17: Entspannungsübungen anbieten M 17: Beschäftigungstherapie anbieten M 17: Gemeinsam mit dem Patienten eine geregelte Tagesstruktur erarbeiten und auch Phasen, in denen der Patient alleine ist, mit sinnvollen und angenehmen Beschäftigungen ausfüllen M 17: Wünsche und Vorstellungen des Patienten erfragen und so weit wie möglich berücksichtigen M 17: Patienten nicht unter Zeitdruck setzen M 17: Freizeitaktivitäten und Sport anbieten M 17: Patienten zur Teilnahme an Stationsgruppen motivieren M 17: Auf regelmäßige Medikamenteneinnahme achten M 17: Ggf. Bedarfsmedikation nach AVO verabreichen M 17: Nachkontrollen auf Wirksamkeit M 17: Schrittweise vorgehen, Patienten nicht überfordern M 17: Dem Patienten versichern, dass er sich im Notfall Hilfe und Unterstützung holen kann
P: Missbrauch oder Abhängigkeit von Alkohol und/oder Benzodiazepinen		
R: Patient ist kognitiv nicht eingeschränkt R: Patient ist introspektionsfähig	Z 18: Patient kann Missbrauch bzw. Abhängigkeit erkennen	M 18: Konsum des Patienten genau beobachten und dokumentieren M 18: Gemeinsam mit dem Patienten dessen tatsächlichen Konsum benennen M 18: Sachliche Darstellung der Merkmale eines schädlichem Gebrauchs/Missbrauchs M 18: Dem Patienten Anzeichen und Merkmale seines Alkohol- oder Benzodiazepinmissbrauchs aufzeigen M 18: Gemeinsam mit dem Patienten dessen Abwehrmechanismen erarbeiten und besprechen M 18: Kontinuierliche Gesprächsangebote M 18: Kontinuierliche Vitalzeichenkontrolle (RR!)
	Z 19: Patient erkennt die Notwendigkeit einer Verhaltensänderung und ggf. einer therapeutischen Intervention	M 19: Gesundheitliche Auswirkungen aufzeigen, eventuell psychiatrische und somatische Befunde hinzuziehen M 19: Mögliche soziale, familiäre und berufliche Auswirkungen aufzeigen M 19: Therapeutische Möglichkeiten aufzeigen und Therapieabläufe erläutern M 19: Gemeinsam mit dem Patienten für ihn in Frage kommende Behandlungsmöglichkeiten besprechen M 19: Bei Vorliegen einer Abhängigkeitserkrankung ggf. Verlegung auf eine Suchtstation nach AVO

■ **Tab. 9.2** Fortsetzung

Probleme *(P)* und Ressourcen *(R)*	Pflegeziel *(Z)*	Pflegemaßnahmen *(M)*
P: Patient zeigt regressive Tendenzen		
R: Patient ist kognitiv nicht eingeschränkt R: Patient ist introspektionsfähig	Z 20: Patient kann als Erwachsener eigenverantwortlich handeln und entscheiden	M 20: Bezugspflege M 20: Aufbau einer tragfähigen Vertrauensbeziehung M 20: Patienten auf sein Verhalten hinweisen M 20: Nur auf Fragen und Anliegen eingehen, die in angemessener »erwachsener« Form vorgebracht werden M 20: Übernahme von Eigenverantwortung von dem Patienten einfordern M 20: Patienten zur Selbstreflexion anregen M 20: Zuversicht und Vertrauen in die Fähigkeiten des Patienten vermitteln M 20: Regelmäßige und verbindliche Gesprächstermine mit dem Patienten vereinbaren M 20: Klare Zeitabsprachen treffen und einhalten M 20: Patienten zur Einhaltung von Absprachen anhalten M 20: Bei Nichteinhaltung disziplinarische Maßnahmen androhen und auch durchsetzen M 20 Selbstvertrauen des Patienten stärken M 20: Patienten in den Stationsalltag integrieren M 20: Patienten zur Übernahme von Stationsdiensten motivieren M 20: Patienten mit der Patenschaft für neue Patienten beauftragen M 20: Patienten dazu anregen, seine Angelegenheiten eigenständig zu regeln M 20: Ggf. am Anfang Unterstützung anbieten M 20: Soziales Kompetenztraining anbieten M 20: Patienten ermutigen, sich im Notfall an die Pflege zu wenden
P: Patient leidet an einem geringen Selbstwertgefühl		
R: Patient kann Hilfe annehmen	Z 21: Patient gewinnt Vertrauen in sich und in seine Fähigkeiten	M 21: Bezugspflege M 21: Aufbau einer tragfähigen Vertrauensbeziehung M 21: Gemeinsam mit dem Patienten eine geregelte Tagesstruktur erarbeiten M 21: Wünsche und Vorstellungen des Patienten erfragen und so weit wie möglich berücksichtigen M 21: Freizeitaktivitäten und Sport anbieten M 21: Dafür sorgen, dass der Patient die Station als sicheren Rahmen erleben kann M 21: Soziales Kompetenztraining anbieten M 21: Patienten in den Stationsalltag integrieren M 21: Patienten zur Übernahme von Stationsdiensten motivieren M 21: Patienten mit der Patenschaft für neue Patienten beauftragen M 21: Patienten mit kleineren Aufgaben betrauen M 21: Patienten nicht unter Zeitdruck setzen M 21: Patienten auch für kleinere Fortschritte loben M 21: Patienten dazu anregen, seine Angelegenheiten eigenständig zu regeln M 21: Ggf. am Anfang Unterstützung anbieten M 21: Zuversicht und Vertrauen in die Fähigkeiten des Patienten vermitteln M 21: Patienten bitten, Dinge und Fähigkeiten aufzuschreiben, die er an sich mag

◻ Tab. 9.2 Fortsetzung

Probleme *(P)* und Ressourcen *(R)*	Pflegeziel *(Z)*	Pflegemaßnahmen *(M)*
P: Alltägliche Aktivitäten des Patienten sind durch die Ängste eingeschränkt		
R: Patient möchte seinen Zustand verbessern	Z 22: Zustand ist für den Patienten erträglich	M 22: Bezugspflege M 22: Aufbau einer tragfähigen Vertrauensbeziehung M 22: Offenen Rahmen für Gespräche über Ängste und Angststörungen schaffen M 22: Fragen und Ängste des Patienten bezüglich der körperlichen Symptome ernst nehmen und besprechen M 22: Patienten über Krankheitsbild und therapeutische Behandlung informieren M 22: Fürsorge, Hilfsbereitschaft und Unterstützung anbieten M 22: Dafür sorgen, dass der Patient die Station als sicheren Rahmen erleben kann M 22: Patienten nicht unter Zeitdruck setzen M 22: Freizeitaktivitäten und Sport anbieten M 22: Patienten zur Teilnahme an Stationsgruppen motivieren M 22: Patienten ermutigen, sich im Bedarfsfall jederzeit an die Pflege zu wenden
	Z 23: Patient hat im alltäglichen Leben keine angstbedingten Einschränkungen	M 23: Gemeinsam mit dem Patienten eine geregelte Tagesstruktur erarbeiten M 23: Wünsche und Vorstellungen des Patienten erfragen und so weit wie möglich berücksichtigen M 23: Übernahme von Eigenverantwortung von dem Patienten einfordern M 23: Soziales Kompetenztraining anbieten M 23: Patienten zur Selbstreflexion anregen M 23: Zuversicht und Vertrauen in die Fähigkeiten des Patienten vermitteln M 23: Patienten dazu anregen, seine Angelegenheiten eigenständig zu regeln M 23: Ggf. am Anfang Unterstützung anbieten M 23: Patienten zur regelmäßigen Teilnahme am Angsttraining anhalten M 23: Patienten ggf. zur regelmäßigen Medikamenteneinnahme anhalten

AVO ärztliche Verordnung, *RR* Blutdruck.

9.1.3 Anmerkungen für die ambulante Pflege

Die ambulante pflegerische Betreuung von Patienten mit einer Angststörung stellt in erster Linie darauf ab, den Patienten eine möglichst normale Teilhabe am sozialen Leben zu ermöglichen. Von daher ist es besonders wichtig, dass Sie darauf achten, dass der betreffende Patient nach Möglichkeit alle erforderlichen außerhäuslichen Aktivitäten, wenn nötig mit Ihrer Unterstützung, erledigt. Motivieren Sie den Patienten dazu, schrittweise die angstbesetzten Situationen auszuhalten. Begegnen Sie dem Patienten mit Zuwendung und Empathie, doch vermeiden Sie auf jeden Fall jede Art von überfürsorglichem Verhalten.

Bieten Sie die Durchführung von Angstexpositionstraining an, entweder führen Sie dieses selbst durch – sofern Sie dazu befähigt sind – oder Sie vermitteln den Patienten an einen ambulanten Therapeuten. Sorgen Sie dafür, dass der Patient alle therapeutisch und medizinisch notwendigen Termine einhält. Bitten Sie auch Angehörige, Nachbarn und Bekannte, nicht auf die Ängste des Patienten einzugehen bzw. keine übermäßige Rücksichtnahme an den Tag zu legen, da sie sonst so dessen Vermeidungsverhalten verstärken. Besprechen Sie mit dem Patienten Symptomatik und Therapiemöglichkeiten von Angststörungen. Wichtig ist zudem, dass Sie auf eine geregelte Tagesstruktur achten, und ggf. gemeinsam mit den Patienten Pläne für einen Tagesablauf entwickeln. Motivieren Sie den Patienten zur Teilnahme an Freizeitaktivitäten und sportlichen Aktivitäten. Setzen Sie den Patienten nicht unter Zeitdruck und nicht unter Erwartungsdruck, sondern loben Sie ihn auch für kleinere Fortschritte.

Achten Sie als Pflegedienstleitung darauf, dass ein Patient mit einer Angststörung grundsätzlich von einer Bezugspflegerin betreut werden kann. Nur so kann sichergestellt werden, dass sich zwischen Pflegekraft und Patient eine tragfähige Vertrauensbeziehung entwickeln kann. Diese ist wiederum notwendig dafür, dass die Pflegekraft dem Patienten ein Gefühl von Sicherheit vermitteln kann, um ihn so bei der Bewältigung seines Alltags optimal unterstützen zu können. Sorgen Sie dafür, dass Ihre Mitarbeiterinnen adäquat geschult sind, um die für eine Angststörung typischen Verhaltensweisen richtig deuten zu können, als da wären:

◻ **Tab. 9.3** Symptombereiche von Zwangsstörungen

Gedankliche Ebene	Handlungsebene
Zwangsvorstellungen	Zwangsrituale
Zwangsideen	Stereotypien
Grübelzwang	Zwangsimpulse

Erwartungsangst (also Angst vor der Angst) und Vermeidungsverhalten, aber auch Tendenzen zum sozialen Rückzug.

9.2 Zwangsstörungen (F42)

9.2.1 Merkmale

Zwangsstörungen lassen sich als eine multikonditionale Erkrankung mit einer breit gefächerten Symptomatik begreifen, deren Ursachen sowohl in gegenwärtigen oder zurückliegenden belastenden Lebensereignissen, in den jeweiligen Erziehungsstilen (bezogen auf die Primär- und die Sekundärsozialisation) und genetischen bzw. hirnorganischen Faktoren (vgl. Hand et al. 2013, S. 161) zu suchen sind. Das Vorliegen einer Zwangsstörung ist gekennzeichnet durch das wiederholte Auftreten bzw. Durchführen von Zwangsgedanken bzw. Zwangshandlungen, wobei unter Zwangsgedanken Vorstellungen und Gedanken fallen, die zwanghaft immer wiederkehren, gegen deren Auftreten sich der Patient nicht wehren kann und durch die eine starke Anspannung entsteht, welche der Patient entweder gedanklich (Gedankenzwänge, z. B. Zählzwang) oder aber durch ritualisierte Handlungen (Zwangshandlungen) zu lösen bzw. abzubauen versucht (vgl. Zaudig 2002, S. 1 f.). Die Symptome können hierbei vielfältig sein, besonders charakteristisch sind sowohl formale und inhaltliche Denkstörungen, die sich etwa in Grübelzwang, gedanklicher Einengung und der ständigen Wiederholung stereotyper Abläufe äußern, als auch motorische Verlangsamung, Unruhe und Anspannung sowie Angst, Verzweiflung und eine depressive Symptomatik (vgl. Zaudig 2002, S. 3–4). Zwangsstörungen können somit eine gedankliche Ebene und eine Handlungsebene umfassen (vgl. Gold et al. 2014, S. 323), wie ◻ Tab. 9.3 veranschaulicht.

> **Praxistipp**
>
> Im pflegerischen Umgang mit Patienten, die eine Zwangsstörung aufweisen, ist es zunächst wichtig, dass Sie deren zwanghafte Handlungsweisen bzw. Zwangsgedanken genau beobachten und dokumentieren. Beachten Sie bitte, dass ein stationärer Aufenthalt für einen Menschen mit einer Zwangsstörung eine massive Einschränkung darstellt. So wird beispielsweise die Ausübung eines Waschzwangs durch die gemeinsame Nutzung der Waschräume erheblich erschwert. Für die Patienten bedeutet dies, dass sie zunächst in hohem Maße angespannt sind und Probleme damit haben, sich auf das stationäre Setting und die Therapie einlassen zu können. Daher ist es
>
> ganz besonders wichtig, dass Sie den Patienten entsprechende Entlastungsmöglichkeiten anbieten, entweder in Form von Freizeitaktivitäten oder sonstigen Ablenkungen oder aber durch entlastende Gespräche. Insbesondere bei Patienten mit Zwangsgedanken es ist von erheblicher Bedeutung, dass Sie die Gespräche entsprechend lenken bzw. steuern, und die Patienten dazu anleiten, sich in der Gesprächssituation nicht von ihren Zwangsgedanken dominieren zu lassen. Dies bedeutet jedoch nicht, dass Sie den Patienten nicht ausreichend Raum geben sollten, um über ihre Zwangsgedanken zu sprechen; vielmehr schaffen Sie so einen Raum, in dem die Patienten nicht von ihren Zwangsgedanken beherrscht werden.

9.2.2 Pflegeplanung Zwangsstörung

◻ Tab. 9.4

◻ Tab. 9.4 Pflegeplanung Zwangsstörung

Probleme (P) und Ressourcen (R)	Pflegeziel (Z)	Pflegemaßnahmen (M)
P: Patient leidet unter immer wiederkehrenden Zwangsgedanken		
R: Patient ist sich bewusst, dass Zwangsgedanken irrational sind	Z 1: Patient kann sich mitteilen und seine Zwangsgedanken reden	M 1: Bezugspflege M 1: Aufbau einer tragfähigen Vertrauensbeziehung M 1: Offenen Rahmen für Gespräche über Zwangsgedanken und Zwangsstörungen schaffen M 1: Patienten ernstnehmen und Zwangsgedanken nicht belächeln M 1: Patienten über Krankheitsbild und therapeutische Behandlung informieren M 1: Fürsorge, Hilfsbereitschaft und Unterstützung anbieten M 1: Erfragen, welche Unterstützung der Patient sich von der Pflege wünscht M 1: Dafür sorgen, dass der Patient die Station als sicheren Rahmen erleben kann M 1: Patienten nicht unter Zeitdruck setzen M 1: Patienten ermutigen, über Zwangsgedanken zu sprechen M 1: Patienten ermutigen, sich bei Bedarf jederzeit an die Pflege zu wenden

Tab. 9.4 Fortsetzung

Probleme (P) und Ressourcen (R)	Pflegeziel (Z)	Pflegemaßnahmen (M)
R: Patient ist kooperativ	Z 2: Patient kann Zwangsgedanken einschränken oder abstellen	M 2: Zwangsgedanken des Patienten genau dokumentieren M 2: Gemeinsam mit dem Patienten Inhalt, Auftreten und Häufigkeit der Zwangsgedanken besprechen M 2: Ggf. gemeinsam mit dem Patienten mögliche Auslöser für Zwangsgedanken identifizieren M 2: Ggf. gemeinsam mit dem Patienten erarbeiten, ob Zwangsgedanken zu bestimmten Zeiten besonders häufig auftreten (z. B. abends im Bett) M 2: Gemeinsam mit dem Patienten eruieren, welche Tätigkeit oder Beschäftigung für ihn besonders entspannend ist M 2: Sofern machbar, Patienten dazu anregen, dieser Tätigkeit oder Beschäftigung dann nachzugehen, wenn Auftreten von Zwangsgedanken zu erwarten ist M 2: Gemeinsam mit dem Patienten Strategien zur Unterbrechung der Zwangsgedanken erarbeiten (z. B. Gedankenstopp) M 2: Gemeinsam mit dem Patienten Möglichkeiten der Ablenkung erarbeiten M 2: Freizeitaktivitäten und Sport anbieten M 2: Entspannungstechniken anbieten M 2: Patienten zur Teilnahme an Stationsgruppen motivieren M 2: Patienten ermutigen, sich im Bedarfsfall jederzeit an die Pflege zu wenden M 2: Auf regelmäßige Medikamenteneinnahme achten
P: Patient befürchtet, dass er den Zwangsgedanken nachgeben wird		
R: Patient ist kognitiv nicht eingeschränkt	Z 3: Verhinderung von Selbst- oder Fremdgefährdung	M 3: Krankenbeobachtung M 3: Beobachtung und Dokumentation der Verhaltensweisen des Patienten M 3: Engmaschige, ggf. lückenlose Überwachung des Patienten M 3: Gefährliche Gegenstände aus der Reichweite des Patienten entfernen M 3: Patienten ggf. von Mitpatienten isolieren (Einzelzimmer) M 3: Patienten im Gespräch beruhigen M 3: Patienten ablenken, etwa durch Gespräche über »unverfängliche« Themen, wie Hobbys/Interessen des Patienten und/oder durch Freizeitaktivitäten (Sport, Gartenarbeit etc.) M 3: Patienten durch motorische Beschäftigung ablenken M 3: Ggf. Ärztin alarmieren M 3: Ggf. Bedarfs- bzw. Notfallmedikation nach AVO verabreichen M 3: Medikamenteneinnahme überwachen M 3: Nachkontrollen auf Wirksamkeit

◻ Tab. 9.2 Fortsetzung

Probleme *(P)* und Ressourcen *(R)*	Pflegeziel *(Z)*	Pflegemaßnahmen *(M)*
R: Patient ist introspektionsfähig	Z 4: Patient kann seine Zwangsgedanken kontrollieren	M 4: Zwangsgedanken des Patienten genau dokumentieren M 4: Gemeinsam mit dem Patienten Inhalt, Auftreten und Häufigkeit der Zwangsgedanken besprechen M 4: Ggf. gemeinsam mit dem Patienten mögliche Auslöser für Zwangsgedanken identifizieren M 4: Ggf. gemeinsam mit dem Patienten erarbeiten, ob Zwangsgedanken zu bestimmten Zeiten besonders häufig auftreten (z. B. abends im Bett) M 4: Gemeinsam mit dem Patienten eruieren, welche Tätigkeit oder Beschäftigung für ihn besonders entspannend ist M 4: Sofern machbar, Patienten dazu anregen, dieser Tätigkeit oder Beschäftigung dann nachzugehen, wenn Auftreten von Zwangsgedanken zu erwarten ist M 4: Gemeinsam mit dem Patienten Strategien zur Unterbrechung der Zwangsgedanken erarbeiten (z. B. Gedankenstopp) M 4: Patienten auch bei kleinen Fortschritten loben M 4: Patienten nicht unter Zeitdruck setzen M 4: Gemeinsam mit dem Patienten Möglichkeiten der Ablenkung erarbeiten M 4: Freizeitaktivitäten und Sport anbieten M 4: Entspannungstechniken anbieten M 4: Patienten zur Teilnahme an Stationsgruppen motivieren M 4: Selbstvertrauen des Patienten stärken M 4: Zuversicht in die Kompetenzen des Patienten vermitteln M 4: Patienten ermutigen, sich im Bedarfsfall jederzeit an die Pflege zu wenden M 4: Auf regelmäßige Medikamenteneinnahme achten
P: Patient leidet an Grübelzwängen, vor allem abends/nachts		
R: Patient kann sich mitteilen	Z 5: Patient kann sich von den Grübelzwängen distanzieren	M 5: Bezugspflege M 5: Aufbau einer tragfähigen Vertrauensbeziehung M 5: Patienten ermutigen, über Grübelzwänge zu sprechen M 5: Gemeinsam mit dem Patienten Realitätsgehalt der Grübelzwänge überprüfen M 5: Grübelzwänge gegen angemessene Sorge abgrenzen M 5: Gemeinsam mit dem Patienten Strategien zur Unterbrechung der Grübelzwänge erarbeiten (z. B. Gedankenstopp) M 5: Gemeinsam mit dem Patienten Inhalt, Auftreten und Häufigkeit der Grübelzwänge besprechen M 5: Ggf. gemeinsam mit dem Patienten mögliche Auslöser für Grübelzwänge identifizieren M 5: Ggf. gemeinsam mit dem Patienten erarbeiten, ob Grübelzwänge zu bestimmten Zeiten oder in bestimmten Situationen besonders häufig auftreten (z. B. nach bestimmten Telefonaten) M 5: Gemeinsam mit dem Patienten Möglichkeiten der Ablenkung erarbeiten M 5: Freizeitaktivitäten und Sport anbieten M 5: Entspannungstechniken anbieten M 5: Selbstvertrauen des Patienten stärken M 5: Zuversicht in die Kompetenzen des Patienten vermitteln M 5: Patienten ermutigen, sich im Bedarfsfall jederzeit an die Pflege zu wenden M 5: Auf regelmäßige Medikamenteneinnahme achten

◨ **Tab. 9.2** Fortsetzung

Probleme *(P)* und Ressourcen *(R)*	Pflegeziel *(Z)*	Pflegemaßnahmen *(M)*
	Z 6: Patient hat einen erholsamen Schlaf	M 6: Auf geregelten Tag-Nacht-Rhythmus achten M 6: Gemeinsam mit dem Patienten einen geregelten Tagesablauf erstellen M 6: Schlafprotokoll führen lassen M 6: Gemeinsam mit dem Patienten Einschlafrituale entwickeln M 6: Entspannungstechniken anbieten M 6: Ggf. Nachtmedikation nach AVO verabreichen M 6: Patienten ermutigen, sich im Notfall nachts per Klingel zu melden
P: Patient leidet an Zwangshandlungen (z. B. Waschzwang)		
R: Patient ist kooperativ	Z 7: Patient trägt keine körperlichen Schäden davon (Hautschäden)	M 7: Verhaltensbeobachtung und Dokumentation M 7: Hautbeobachtung und Dokumentation M 7: Patienten auf Gefahr der Hautschädigung hinwiesen M 7: Patienten zur Hautpflege motivieren M 7: Besonders hautfreundliche Waschutensilien auswählen M 7: Häufigkeit und Dauer der Duschzeiten reglementieren M 7: Ggf. Einhaltung überwachen M 7: Auf regelmäßige Medikamenteneinnahme achten
R: Patient kann sich mitteilen	Z 8: Patient kann über seine Zwangshandlungen reden	M 8: Bezugspflege M 8: Aufbau einer tragfähigen Vertrauensbeziehung M 8: Offenen Rahmen für Gespräche über Zwangshandlungen und Zwangsstörungen schaffen M 8: Patienten ernst nehmen M 8: Patienten über Krankheitsbild und therapeutische Behandlung informieren M 8: Fürsorge, Hilfsbereitschaft und Unterstützung anbieten M 8: Erfragen, welche Unterstützung der Patient sich von der Pflege wünscht M 8: Patienten ermutigen, über Zwangshandlungen zu sprechen M 8: Regelmäßige und verbindliche Gesprächstermine vereinbaren M 8: Kontinuierliche Gesprächsbereitschaft signalisieren M 8: Patienten für Kooperationswillen loben M 8: Patienten ermutigen, sich im Bedarfsfall jederzeit an die Pflege zu wenden

■ **Tab. 9.2**   Fortsetzung

Probleme (P) und Ressourcen (R)	Pflegeziel (Z)	Pflegemaßnahmen (M)
R: Patient kann Hilfe annehmen	Z 9: Patient kann die Zwangshandlungen kontrollieren (ggf. abstellen)	M 9: Zwangshandlungen des Patienten genau dokumentieren M 9: Gemeinsam mit dem Patienten Inhalt, Auftreten und Häufigkeit der Zwangshandlungen besprechen M 9: Ggf. gemeinsam mit dem Patienten mögliche Auslöser für Zwangshandlungen identifizieren M 9: Ggf. gemeinsam mit dem Patienten erarbeiten, ob Zwangshandlungen zu bestimmten Zeiten besonders häufig auftreten (z. B. in Stresssituationen) M 9: Selbstvertrauen des Patienten stärken M 9: Zuversicht in die Kompetenzen des Patienten vermitteln M 9: Gemeinsam mit dem Patienten Strategien zur Unterbrechung der Zwangshandlung erarbeiten (z. B. aus dem Zimmer gehen, Atemübungen) M 9: Atemübungen anbieten M 9: Patienten auch bei kleinen Fortschritten loben M 9: Patienten nicht unter Zeitdruck setzen M 9: Gemeinsam mit dem Patienten Möglichkeiten der Ablenkung erarbeiten M 9: Freizeitaktivitäten und Sport anbieten M 9: Entspannungstechniken anbieten M 9: Patienten zur Teilnahme an Stationsgruppen motivieren M 9: Patienten ermutigen, sich im Bedarfsfall jederzeit an die Pflege zu wenden M 9: Regelmäßige Kurzkontakte mit der Pflege vereinbaren M 9: Auf regelmäßige Medikamenteneinnahme achten

P: Patient wird von den Zwangshandlungen derart dominiert, dass er den Anforderungen des täglichen Lebens nicht mehr nachkommen kann

Probleme (P) und Ressourcen (R)	Pflegeziel (Z)	Pflegemaßnahmen (M)
R: Patient kann sich mitteilen	Z 10: Vermeidung von sozialen bzw. wirtschaftlichen Folgeschäden	M 10: Bezugspflege M 10: Aufbau einer tragfähigen Vertrauensbeziehung M 10: Gemeinsam mit dem Patienten Bestandsaufnahme vornehmen: Sind bereits Schäden entstanden und wenn ja, welche? (Arbeitsplatzverlust, soziale Isolation etc.) M 10: Ggf. Patienten bei der Kontaktaufnahme zu Angehörigen unterstützen M 10: Angehörigengespräche anbieten M 10: Sofern Patient einverstanden ist, Angehörige über Krankheitsbild aufklären M 10: Ggf. Kontakt zu externen Stellen aufnehmen (z. B. Behörden bei Arbeitsplatzverlust) M 10: Auf regelmäßige Medikamenteneinnahme achten

◼ **Tab. 9.2**   Fortsetzung

Probleme (P) und Ressourcen (R)	Pflegeziel (Z)	Pflegemaßnahmen (M)
R: Patient möchte ein »normales« Leben führen	Z 11: Patient kann über etwaige Folgen der Zwangshandlungen reden	M 11: Bezugspflege M 11: Aufbau einer tragfähigen Vertrauensbeziehung M 11: Patienten nicht stigmatisieren M11: Offene Gesprächsatmosphäre schaffen M 11: Verhaltensweisen des Patienten nicht stigmatisieren M 11: Patienten über Krankheitsbild und Therapiemöglichkeiten aufklären M 11: Patienten ermutigen, etwaige Folgen im Gespräch offen zu thematisieren und zu besprechen M 11: Regelmäßige und verbindliche Gesprächstermine vereinbaren M 11: Auch darüber hinaus Gesprächsbereitschaft signalisieren M 11: Möglichkeiten der »Schadensregulierung« bzw. »Schadensbegrenzung« aufzeigen M 11: Gemeinsam mit dem Patienten Lösungsstrategien entwickeln M 11: Praktische Unterstützung bei der Lösung anbieten M11: Ggf. Kooperation mit externen Stellen M 11: Patienten ermutigen, sich im Bedarfsfall jederzeit an die Pflege zu wenden
	Z 12: Patient ist in der Lage, den Anforderungen des Alltags nachzukommen	M 12: Patienten zur Selbstreflexion anregen M 12: Zuversicht und Vertrauen in die Fähigkeiten des Patienten vermitteln M 12: Patienten dazu anregen, seine Angelegenheiten eigenständig zu regeln M 12: Soziales Kompetenztraining anbieten M 12: Entspannungstechniken anbieten M 12: Auf regelmäßige Teilnahme an den Therapieangeboten achten M 12: Auf geregelte Tagesstruktur achten M 12: Ggf. am Anfang Unterstützung anbieten M 12: Patienten zu regelmäßiger Medikamenteneinnahme motivieren

AVO ärztliche Verordnung.

9.2.3 Anmerkungen für die ambulante Pflege

Die ambulante pflegerische Betreuung von Patienten mit einer Zwangsstörung stellt in erster Linie darauf ab, den Patienten eine möglichst normale Teilhabe am sozialen Leben zu ermöglichen. Von daher ist es besonders wichtig, dass Sie darauf achten, dass der Patient nach Möglichkeit alle erforderlichen außerhäuslichen Aktivitäten, wenn nötig mit Ihrer Unterstützung, erledigt. Begegnen Sie dem Patienten mit Zuwendung und Empathie, doch vermeiden Sie auf jeden Fall jede Art von überfürsorglichem Verhalten.

Bieten Sie Entspannungstechniken an, entweder führen Sie diese selbst durch – sofern Sie dazu befähigt sind – oder Sie vermitteln den Patienten an eine ambulante Therapeutin. Motivieren Sie den Patienten dazu, alle therapeutisch und medizinisch notwendigen Termine einzuhalten, und besprechen Sie mit ihm Symptomatik und Therapiemöglichkeiten von Zwangsstörungen. Erarbeiten Sie gemeinsam mit dem Patienten Verhaltensalternativen und Möglichkeiten zum Spannungsabbau – etwa sportliche Aktivitäten oder Ablenkung durch entsprechende Freizeitaktivitäten. Beziehen Sie nach Rücksprache mit dem Patienten auch Angehörige, Nachbarn und Bekannte mit ein. Wichtig

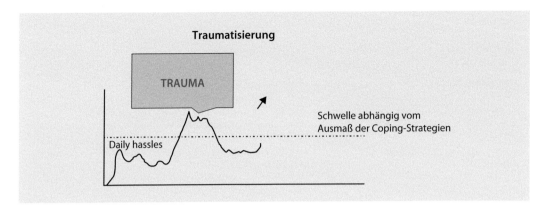

□ Abb. 9.2   Traumatisierung. (Aus Sendera u. Sendera 2007)

ist zudem, dass Sie auf eine geregelte Tagesstruk-
tur achten und ggf. gemeinsam mit dem Patienten
Pläne für einen Tagesablauf entwickeln. Motivieren
Sie den Patienten zur Teilnahme an Freizeitaktivi-
täten und sportlichen Aktivitäten. Setzen Sie den
Patienten nicht unter Zeitdruck und nicht unter
Erwartungsdruck, sondern loben Sie ihn auch für
kleinere Fortschritte.

Achten Sie als Pflegedienstleitung darauf, dass
ein Patient mit einer Zwangsstörung grundsätzlich
von einer Bezugspflegerin betreut werden kann.
Nur so kann sichergestellt werden, dass sich zwischen Pflegekraft und Patient eine tragfähige Vertrauensbeziehung entwickeln kann. Sorgen Sie
dafür, dass Ihre Mitarbeiterinnen adäquat geschult
sind, um die für eine Zwangsstörung typischen
Verhaltensweisen richtig deuten und in angemessener Weise reagieren können.

9.3   Posttraumatische Belastungsstörung (F43.1)

9.3.1   Merkmale

Eine posttraumatische Belastungsstörung (PTBS)
bezeichnet eine verlangsamte und/oder verzögerte
Reaktion eines Menschen auf ein durchlebtes kur-
zes oder lang anhaltendes belastendes Ereignis bzw.
eine kurze oder lang anhaltende belastende Situation mit extrem bedrohlichem bzw. katastrophalem

Charakter (vgl. Reddemann u. Dehner-Rau 2008,
S. 50). Hierunter fallen etwa Naturkatastrophen,
Kampfhandlungen, Vergewaltigung, Folter oder
sonstige traumatische Erlebnisse. Ein Trauma kann
entstehen durch Beobachtung von, Erleben von
oder Konfrontation mit einem oder mehreren Er-
eignissen, in denen der Patient von Tod, schwerer
Verletzung oder Gefährdung der psychischen und/
oder physischen Unversehrtheit bedroht oder diesem ausgesetzt gewesen ist. Das heißt, der Patient
kann sowohl selbst Opfer oder auch Zeuge gewesen sein. Maßgeblich ist, dass er »in der Situation
subjektiv davon überzeugt war, in Lebensgefahr
zu sein – auch wenn sich diese später als weniger
gefährlich herausstellte« (Thiel et al. 2004, S. 272).
Die Entstehung eines Traumas ist also zunächst abhängig von Ausmaß und Intensität der Belastungs-
situation, die in erheblichem Maße über alltägliche
Stresssituationen (»daily hassles«) hinausgehen,
und von den Fähigkeiten und Strategien des Betroffenen, diese Belastungen zu kompensieren bzw.
zu verarbeiten (Coping-Strategien), wie □ Abb. 9.2
verdeutlicht.

Eine PTBS entwickelt sich häufig mit einer
zeitlichen Verzögerung, d. h., die betreffende Person erkrankt unter Umständen erst »Wochen bis
Monate nach dem belastenden Ereignis« (Gold
et al. 2014, S. 325). Allerdings erkrankt nicht jeder
Mensch, der ein traumatisches Ereignis durchlebt
hat, an einer PTBS. Für das Auftreten einer PTBS
lassen sich folgende Risikofaktoren benennen:

Risikofaktoren für das Auftreten einer posttraumatischen Belastungsstörung
(vgl. Reddemann u. Dehner-Rau 2008, S. 62–63)

- Objektive Risikofaktoren:
  - Art, Dauer und Intensität des traumatischen Ereignisses
  - Wiederholung des Ereignisses
  - Art und Umfang der erlittenen physischen Verletzungen
  - Art und Umfang der materiellen Schädigung
  - Verursachung durch Menschen
  - Vorsätzlichkeit der Verursachung
  - Erleiden eines nicht wieder gut zu machenden Verlustes
  - Häufigkeit der Auslöser bzw. Trigger im alltäglichen Leben
- Subjektive Risikofaktoren:
  - Plötzlicher und unerwarteter Eintritt des Ereignisses
  - Keine oder geringe Möglichkeit der Einflussnahme auf das Geschehen
  - Schuldgefühle
  - Keine Hilfe von anderen
- Individuelle Risikofaktoren:
  - Geringes oder hohes Lebensalter
  - Soziale Randgruppe
  - Sozioökonomische Deprivation
  - Keine Unterstützung im sozialen und/oder familiären Umfeld
  - Psychische oder physische Vorerkrankungen
  - Familiäre Vorbelastung

Die PTBS ist eine der häufigsten psychischen Erkrankungen im stationären Behandlungskontext und lässt sich mit psychotherapeutischen und medikamentösen Therapieangeboten gut und erfolgreich behandeln (vgl. König et al. 2012, S. 13). Die körperlichen und die psychischen Symptome einer PTBS (vgl. Reddemann u. Dehner-Rau 2008, S. 53–56) sind in ◘ Tab. 9.5 dargestellt.

◘ Tab. 9.5 Symptome einer posttraumatischen Belastungsstörung

Körperliche Symptome	Psychische Symptome
Vegetative Übererregung	Erhöhte Reizbarkeit und Schreckhaftigkeit
Motorische Unruhe	Schwierigkeiten bei der Affektregulation
Schmerzen	Depressionen
Schlafstörungen	Angst- und Panikstörungen
Essstörungen	Albträume und Flashbacks

Praxistipp

Im pflegerischen Umgang mit Patienten, die an einer PTBS leiden, ist es besonders wichtig, dass Sie als Pflegekraft Sicherheit und Verlässlichkeit vermitteln. Die Patienten brauchen einen sicheren Ort, an dem sie sich geborgen und angenommen fühlen. Wichtig ist, dass Sie die Patienten empathisch begleiten und ihnen die Möglichkeit geben, sich im Gespräch über das Erlebte zu entlasten. Achten Sie dabei jedoch stets darauf, dass Sie weder sich noch den Patienten überfordern und dass Sie nicht in eine semitherapeutische Rolle hineingedrängt werden. Menschen, die an einer PTBS erkrankt sind, neigen oftmals dazu, zumindest kurzzeitig den Bezug zur Realität zu verlieren – sei es durch Flashbacks oder durch Dissoziieren. Als Pflegekraft ist es Ihre Aufgabe, hier im Sinne einer Krisenintervention in angemessener Weise eine Lösung des Patienten von dem Wiedererleben der schmerzlichem/belastenden Situation zu erreichen. Hierbei kann neben der Anleitung des Patienten zur bewussten Wahrnehmung der aktuellen Situation (räumliche, zeitliche, personelle Orientierung) auch das Anbieten starker Reize, beispielsweise durch ein Coolpack, ein Ammoniak-Riechfläschen oder ein Chili-Weingummi, hilfreich sein.

9.3.2 Pflegeplanung posttraumatische Belastungsstörung

◻ Tab. 9.6

◻ **Tab. 9.6** Pflegeplanung posttraumatische Belastungsstörung		
Probleme (P) und Ressourcen (R)	**Pflegeziel (Z)**	**Pflegemaßnahmen (M)**
P: Patient leidet an vegetative Übererregung		
	Z 1: Zustand des Patienten ist ausgeglichen	M 1: Krankenbeobachtung M 1: Ggf. Vitalzeichenkotrolle M 1: Ggf. Ärztin informieren M 1: Beobachtung und Dokumentation der Verhaltensweisen des Patienten M 1: Aufbau einer tragfähigen Vertrauensbeziehung M 1: Im Kontakt mit dem Patienten Ruhe und Gelassenheit vermitteln M 1: Patienten im Gespräch beruhigen und entlasten M 1: Dafür sorgen, dass der Patient Rückzugsmöglichkeiten auf der Station hat M 1: Ggf. auf Reizüberflutung achten (Lärm, TV etc.) M 1: Entspannungstechniken anbieten, etwa autogenes Training oder progressive Muskelentspannung M 1: Ggf. Bedarfsmedikation nach AVO anbieten M 1: Nachkontrollen auf Wirksamkeit M 1: Patienten ermutigen, sich im Bedarfsfall jederzeit an die Pflege zu wenden
P: Patient ist motorisch unruhig		
	Z 2: Patient kann zur Ruhe kommen	M 2: Bezugspflege M 2: Im Kontakt mit dem Patienten Ruhe und Gelassenheit vermitteln M 2: Für ungestörte Gesprächsatmosphäre sorgen M 2: Patienten im Gespräch beruhigen und entlasten M 2: Patienten mit gezielter motorischer Aktivität ablenken M 2: Ggf. Ärztin informieren M 2: Entspannungstechniken anbieten, etwa autogenes Training oder progressive Muskelentspannung M 2: Freizeitaktivitäten und Ablenkung anbieten, je nach Neigung und Interesse des Patienten (Sport) M 2: Gemeinsam mit dem Patienten individuelle Strategien zur Entspannung und Beruhigung erarbeiten M 2: Beruhigungstees anbieten M 2: Ggf. Bedarfsmedikation nach AVO anbieten M 2: Nachkontrollen auf Wirksamkeit M 2: Patienten ermutigen, sich im Bedarfsfall jederzeit an die Pflege zu wenden

◻ **Tab. 9.6** Fortsetzung

Probleme *(P)* und Ressourcen *(R)*	Pflegeziel *(Z)*	Pflegemaßnahmen *(M)*
P: Patient hat Schwierigkeiten bei der Affektregulation		
R: Patient kann Hilfe annehmen	Z 3: Vermeidung von Selbst- und Fremd-gefährdung	M 3: Krankenbeobachtung M 3: Beobachtung und Dokumentation der Verhaltensweisen des Patienten M 3: Engmaschige, ggf. lückenlose Überwachung des Patienten M 3: Gefährliche Gegenstände aus der Reichweite des Patienten entfernen M 3: Mögliche Suizidalität abklären M 3: Patienten ggf. von Mitpatienten isolieren (Einzelzimmer) M 3: Patienten im Gespräch beruhigen und entlasten M 3: Ggf. Ärztin alarmieren M 3: Ggf. Anti-Suizid-Vertrag abschließen lassen (Ärztin!) M 3: Ggf. Bedarfs- bzw. Notfallmedikation nach AVO verabreichen M 3: Medikamenteneinnahme überwachen M 3: Nachkontrollen auf Wirksamkeit M 3: Im äußersten Notfall Patienten fixieren nach AVO und ggf. rechtliche Betreuerin informieren M 3: Im Notfall Patienten auf eine geschützte Station verlegen lassen
R: Patient ist intro-spektionsfähig	Z 4: Patient kann eine Affekte regu-lieren	M 4: Verhaltensweisen des Patienten nicht stigmatisieren M 4: Gefühlslage des Patienten erfragen und dokumentieren M 4: Gemeinsam mit dem Patienten dessen Probleme bei der Affektregulierung benennen M 4: Patienten Gefühlstagebuch führen lassen M 4: Gemeinsam mit dem Patienten dessen Verhaltensweisen ana-lysieren (Funktion etc.) M 4: Skills-Training anbieten M 4: Gemeinsam mit dem Patienten Handlungsalternativen erarbei-ten (z. B. Notfallkoffer) M 4: Gemeinsam mit dem Patienten deren Umsetzung trainieren M 4: Patienten nicht unter Zeitdruck setzen M 4: Patienten nicht unter Erfolgsdruck setzen M 4: Patienten das bisher Erreichte vor Augen führen und ihn dafür loben M 4: Patienten zur Selbstreflexion motivieren M 4: Soziales Kompetenztraining anbieten M 4: Entspannungstechniken anbieten M 4: Patienten zur Übernahme von Eigenverantwortung motivieren M 4: Zuversicht in die Kompetenzen des Patienten vermitteln M 4: Patienten ermutigen, sich im Bedarfsfall jederzeit an die Pflege zu wenden

◘ Tab. 9.6   Fortsetzung

Probleme *(P)* und Ressourcen *(R)*	Pflegeziel *(Z)*	Pflegemaßnahmen *(M)*
P: Patient leidet an erhöhter Reizbarkeit und Schreckhaftigkeit		
R: Patienten kann auf seine Fähigkeiten zur Selbstregulation zurückgreifen	Z 5: Patient fühlt sich sicher auf Station	M 5: Bezugspflege M 5: Aufbau einer tragfähigen Vertrauensbeziehung M 5: Im Kontakt Sicherheit und Verlässlichkeit vermitteln M 5: Offenen Rahmen für Gespräche über Symptome der PTBS schaffen M 5: Fragen und Ängste des Patienten bezüglich der körperlichen Symptome ernst nehmen und besprechen M 5: Patienten über Krankheitsbild und therapeutische Behandlung informieren M 5: Fürsorge, Hilfsbereitschaft und Unterstützung anbieten M 5: Dafür sorgen, dass der Patient Rückzugsmöglichkeiten auf der Station hat M 5: Patienten nicht unter Zeitdruck setzen M 5: Freizeitaktivitäten und Sport anbieten M 5: Patienten zur Teilnahme an Stationsgruppen motivieren M 5: Patienten ermutigen, sich im Bedarfsfall jederzeit an die Pflege zu wenden (auch über Klingel am Bett)
	Z 6: Emotionaler Zustand des Patienten ist ausgeglichen	M 6: Bezugspflege M 6: Aufbau einer tragfähigen Vertrauensbeziehung M 6: Gefühlslage des Patienten erfragen und dokumentieren M 6: Regelmäßige und verbindliche Gesprächstermine vereinbaren M 6: Patienten ermutigen, über seine Gefühle zu sprechen M 6: Erfragen, was dem Patienten nach eigenem Ermessen helfen könnte und dies, sofern möglich, umsetzen M 6: Interessen und Hobbys des Patienten erfragen M 6: Entsprechende Freizeitaktivitäten etc. anbieten M 6: Gemeinsam mit dem Patienten eine Tagesstruktur erarbeiten, die Sicherheit und Vertrautheit vermittelt M 6: Entspannungstechniken anbieten M 6: Atemtechniken anbieten M 6: Sportliche Aktivitäten anbieten M 6: Kontakt zu Mitpatienten fördern M 6: Regelmäßige und verbindliche Gesprächstermine vereinbaren M 6: Medikamenteneinnahme überwachen M 6: Nachkontrollen auf Wirksamkeit M 6: Patienten ermutigen, sich bei Bedarf an die Pflege zu wenden

9

□ Tab. 9.6 Fortsetzung

Probleme *(P)* und Ressourcen *(R)*	Pflegeziel *(Z)*	Pflegemaßnahmen *(M)*
P: Patient hat Schmerzen		
R: Compliance R: Patient ist bereit, an sich zu arbeiten R: Patient ist introspektionsfähig	Z 7: Zustand ist für den Patienten erträglich (bei chronischen Schmerzen)	M 7: Professionelles Schmerzmanagement M 7: Psychosomatische Anteile eruieren und dokumentieren M 7: Umstände genau erfragen, bei denen Schmerzen auftreten, und dokumentieren M 7: Medikamentöse Therapie nach AVO durchführen M 7: Nachkontrollen auf Wirksamkeit M 7: Erfragen, was dem Patienten nach eigenem Ermessen helfen könnte, und dies, sofern möglich, umsetzen M 7: Physiotherapie anbieten M 7: Entspannungstechniken anbieten M 7: KBT anbieten M 7: Gemeinsam mit dem Patienten geregelte Tagesstruktur erarbeiten M 7: Hobbys und Interessen des Patienten erfragen M 7: Entsprechende Aktivitäten anbieten M 7: Patienten in die Stationsgruppen einführen M 7: Patienten zur Mitarbeit bzw. Teilnahme anregen M 7: Patienten in Stationsarbeiten einbinden (z. B. Küchendienst) M 7: Patienten ermutigen, sich bei Bedarf an die Pflege zu wenden M 7: Patienten ermutigen, im Notfall die Klingel am Bett zu betätigen
	Z 8: Patient ist schmerzfrei (bei akuten Schmerzen)	M 8: Ärztin informieren M 8: Körperliche Untersuchung veranlassen M 8: Vitalzeichenkontrolle und Dokumentation M 8: Schmerzen des Patienten genau erfragen und dokumentieren M 8: Ggf. Bedarfsmedikation nach AVO verabreichen M 8: Nachkontrollen auf Wirksamkeit M 8: Ggf. fachärztliche Konsile veranlassen M 8: Patienten im Gespräch beruhigen und entlasten M 8: Ggf. Schmerzprotokoll führen lassen und mit dem Patienten besprechen M 8: Bei akutem Schmerz Patienten ablenken, etwa durch Gespräche über »unverfängliche« Themen, wie Hobbys/Interessen des Patienten und/oder durch Freizeitaktivitäten (Sport, Gartenarbeit etc.) M 8: Patienten ermutigen, sich bei Bedarf an die Pflege zu wenden M 8: Patienten dazu ermutigen, im Notfall die Klingel am Bett zu betätigen

◘ Tab. 9.6   Fortsetzung

Probleme *(P)* und Ressourcen *(R)*	Pflegeziel *(Z)*	Pflegemaßnahmen *(M)*
P: Patient leidet an Schlafstörungen		
R: Patient möchte nachts gut schlafen	Z 9: Patient findet ausreichend Schlaf	M 9: Schlafgewohnheiten des Patienten beobachten und dokumentieren M 9: Bezugspflege M 9: Aufbau einer tragfähigen Vertrauensbeziehung M 9: Schlafprotokoll führen lassen M 9: Für Nachtruhe und Rückzugsmöglichkeiten sorgen M 9: Gemeinsam mit dem Patienten Einschlafrituale erarbeiten M 9: Sportliche Aktivitäten anbieten M 9: Gemeinsam mit dem Patienten einen geregelten Tagesablauf planen M 9: Entspannungstechniken anbieten M 9: Sportliche Aktivitäten anbieten M 9: Patienten ermutigen, sich im Bedarfsfall jederzeit an die Pflege zu wenden (auch per Klingel) M 9: Gerade im abendlichen bzw. nächtlichen Kontakt Sicherheit und Geborgenheit vermitteln M 9: Ggf. Nachtmedikation nach AVO M 9: Nachkontrollen auf Wirksamkeit
P: Patient leidet an Essstörungen		
R: Compliance	Z 10: Patient isst und trinkt ausreichend	M 10: Aufbau einer tragfähigen Vertrauensbeziehung M 10: Essverhalten des Patienten nicht stigmatisieren M 10: Flüssigkeit bilanzieren M 10: Nahrungsmenge protokollieren und dokumentieren M 10: Ess- und Trinkprotokoll führen lassen M 10: Patienten zu regelmäßigem Essen und Trinken anhalten M 10: Regelmäßige und verbindliche Kurzkontakte bei der Pflege nach jeder großen Mahlzeit vereinbaren M 10: Ggf. somatische Ursachen ausschließen M 10: Teilnahme an den Mahlzeiten kontrollieren M 10: Patienten zur Kooperation und zur Befolgung ärztlicher und pflegerischer Anweisungen motivieren M 10: Im Notfall nasogastrale Sonde legen und Flüssigkeitszufuhr i.v. M 10: Patienten ermutigen, sich im Bedarfsfall bei der Pflege zu melden M 10: Patienten dazu ermutigen, im Notfall die Klingel am Bett zu betätigen

9

◩ **Tab. 9.6** Fortsetzung

Probleme (P) und Ressourcen (R)	Pflegeziel (Z)	Pflegemaßnahmen (M)
R: Patient ist bereit, an sich zu arbeiten R: Patient ist introspektionsfähig	Z 11: Patient kann sein Essverhalten angemessen kontrollieren	M 11: Bezugspflege M 11: Aufbau einer tragfähigen Vertrauensbeziehung M 11: Kontinuierlichen Kontakt zu dem Patienten halten M 11: Verhalten des Patienten nicht stigmatisieren M 11: Offene Gesprächsatmosphäre auf Station schaffen M 11: Regelmäßige und verbindliche Gesprächstermine vereinbaren M 11: Patienten ggf. zur Teilnahme an therapeutischer Kochgruppe motivieren M 11: Ggf. Ernährungsberatung anbieten M 11: Patienten zur Selbstreflexion und Selbstbeobachtung anregen M 11: Auf regressive Tendenzen achten und Patienten stets auf der Erwachsenebene ansprechen M 11: Patienten nicht unter Erfolgsdruck setzen M 11: Patienten auch für kleine Fortschritte loben M 11: Vertrauen in die Fähigkeiten des Patienten vermitteln M 11: Entspannungstechniken anbieten M 11: Bei Übergewicht sportliche Aktivitäten anbieten M 11: Soziale Einbindung des Patienten auf Station fördern M 11: Patienten ermutigen, sich bei Bedarf an die Pflege zu wenden
	Z 12: Patient ist normalgewichtig	M 12: Bezugspflege M 12: Aufbau einer tragfähigen Vertrauensbeziehung M 12: Regelmäßige Gewichtskontrollen durchführen M 12: Gewicht genau dokumentieren M 12: Patienten auf Zielvereinbarungen (Basisgewicht oder Gewichtsreduktion) hinweisen M 12: Ess- und Trinkprotokoll führen lassen M 12: Bei Untergewicht: Patienten zu regelmäßigem Essen und Trinken anhalten M 12: Bei Übergewicht: Patienten auf gesunde und maßvolle Ernährung hinweisen M 12: Ggf. zur Teilnahme an therapeutischer Kochgruppe motivieren M 12: Ggf. Ernährungsberatung anbieten M 12: Regelmäßige und verbindliche Kurzkontakte bei der Pflege vereinbaren (z. B. 1-mal pro Schicht) M 12: Bei Verdacht auf Laxanzienabusus Zimmerkontrollen im Beisein des Patienten durchführen M 12: Bei Verdacht auf Nahrungsmittelvorrat im Zimmer, Zimmerkontrollen im Beisein des Patienten durchführen M 12: Ggf. Ärztin informieren
P: Patient leidet an Depressionen		
	Z 13: Vermeidung von Selbstgefährdung/ Suizid	M 13: Kranken- und Verhaltensbeobachtung M 13: Dokumentation der Stimmungslage des Patienten M 13: Engmaschige, ggf. lückenlose Überwachung des Patienten M 13: Gefährliche Gegenstände aus der Reichweite des Patienten entfernen M 13: Mögliche Suizidalität abklären M 13: Ggf. Ärztin alarmieren (Suizidabsprache) M 13: Ggf. Bedarfs- bzw. Notfallmedikation nach AVO verabreichen M 13: Medikamenteneinnahme überwachen M 13: Nachkontrollen auf Wirksamkeit M 13: Bei akuter Selbstgefährdung Verlegung auf eine geschützte Station nach AVO

◻ Tab. 9.6 Fortsetzung

Probleme (P) und Ressourcen (R)	Pflegeziel (Z)	Pflegemaßnahmen (M)
R: Patient kann Hilfe annehmen	Z 14: Gefühlszustand des Patienten ist ausgeglichen	M 14: Bezugspflege M 14: Aufbau einer tragfähigen Vertrauensbeziehung M 14: Gefühlslage des Patienten erfragen und dokumentieren M 14: Regelmäßige und verbindliche Gesprächstermine vereinbaren M 14: Patienten ermutigen, über seine Gefühle zu sprechen M 14: Erfragen, was dem Patienten nach eigenem Ermessen helfen könnte, und dies, sofern möglich, umsetzen M 14: Interessen und Hobbys des Patienten erfragen M 14: Entsprechende Freizeitaktivitäten etc. anbieten M 14: Entspannungstechniken anbieten M 14: Sportliche Aktivitäten anbieten M 14: Soziale Einbindung des Patienten auf Station fördern M 14: Patienten ermutigen, sich bei Bedarf an die Pflege zu wenden
R: Patient hat den Wunsch, sich in die Stationsgemeinschaft zu integrieren	Z 15: Patient nimmt am sozialen Leben teil	M 15: Stimmungslage des Patienten ernst nehmen M 15: Stimmungslage des Patienten beobachten und dokumentieren M 15: Gespräche anbieten M 15: Bezugspflege M 15: Aufbau einer tragfähigen Vertrauensbeziehung M 15: Kontinuierlichen Kontakt zu dem Patienten halten M 15: Regelmäßige und verbindliche Gesprächstermine vereinbaren M 15: Suizidgefährdung abklären, ggf. Ärztin benachrichtigen M 15: Regelmäßige und verbindliche Gesprächstermine vereinbaren M 15: Kontakte des Patienten auf der Station beobachten und fördern M 15: Patienten in die Stationsgruppen einführen M 15: Patienten zur Mitarbeit bzw. Teilnahme anregen M 15: Patienten in Stationsarbeiten einbinden (z. B. Küchendienst) M 15: Auf geregelten Tag- und Nachtrhythmus achten M 15: Gemeinsam mit dem Patienten geregelte Tagesstruktur erarbeiten M 15: Auf Rückzugstendenzen achten M 15: Patienten bei Rückzug im Zimmer aufsuchen und, wenn möglich, aus dem Zimmer holen M 15: Bestehende soziale Kontakte des Patienten auf Station fördern M 15: Ggf. Medikamenteneinnahme überwachen M 15: Ggf. Nachkontrollen auf Wirksamkeit M 15: Patienten ermutigen, sich bei Bedarf an die Pflege zu wenden
P: Patient leidet an Angst- und Panikstörungen		
R: Patient ist bereit, an sich zu arbeiten	Z 16: Patient fühlt sich sicher auf Station	M 16: Erleben des Patienten ernst nehmen M 16: Patienten mit Fürsorge und Anteilnahme begegnen, aber kein überfürsorgliches »Bemuttern« M 16: Sicherheit vermitteln M 16: Bezugspflege M 16: Regelmäßige und verbindliche Gesprächstermine vereinbaren M 16: Medikamentöse Therapie nach AVO M 16: Alltagsaktivitäten anbieten und ggf. Patienten dabei begleiten M 16: Patienten in Stationsalltag einbinden M 16: Patienten zur Übernahme von Stationsdiensten ermutigen M 16: Patienten ermutigen, sich im Bedarfsfall jederzeit an die Pflege zu wenden M 16: Patienten dazu ermutigen, im Notfall die Klingel am Bett zu betätigen

◻ **Tab. 9.6** Fortsetzung

Probleme (P) und Ressourcen (R)	Pflegeziel (Z)	Pflegemaßnahmen (M)
R: Patient ist intro-spektionsfähig	Z 17: Patient kann über Ängste/Panik sprechen	M 17: Bezugspflege M 17: Aufbau einer tragfähigen Vertrauensbeziehung M 17: Erleben des Patienten ernst nehmen und dokumentieren M 17: Regelmäßige und verbindliche Gesprächstermine vereinbaren M 17: Darüber hinaus kontinuierlich Gesprächsbereitschaft signalisieren M 17: Fürsorge, Hilfsbereitschaft und Unterstützung anbieten M 17: Dafür sorgen, dass der Patient die Station als sicheren Rahmen erleben kann M 17: Patienten nicht unter Zeitdruck setzen M 17: Wünsche und Vorstellungen des Patienten erfragen und so weit wie möglich berücksichtigen M 17: Offenen Rahmen für Gespräche über Ängste und Angststörungen schaffen M 17: Patienten über Krankheitsbild und Therapiemöglichkeiten informieren M 17: Psychoedukative Maßnahmen anbieten M 17: Patienten für Gesprächsbereitschaft loben M 17: Patienten zur Selbstreflexion anregen M 17: Wenn nötig, Gespräch strukturieren, ohne aber den Patienten zu beeinflussen oder zu bevormunden M 17: Patienten ermutigen, sich im Bedarfsfall jederzeit an die Pflege zu wenden
R: Patient ist an einer Zustands-verbesserung interessiert	Z 18: Patient kann konstruktiv mit Ängsten/Panik umgehen	M 18: Gemeinsam mit dem Patienten immer wieder Maßnahmen zur eigenständigen Realitätsorientierung trainieren M 18: Patienten auch für kleine Fortschritte loben M 18: Vertrauen in die Fähigkeiten des Patienten vermitteln M 18: Mögliche Auslöser erfragen und dokumentieren M 18: Gemeinsam mit dem Patienten vergangene Angstzustände besprechen M 18: Atemübungen anbieten M 18: Entspannungsübungen anbieten M 18: Psychoedukative Maßnahmen anbieten M 18: Soziales Kompetenztraining anbieten M 18: Skills-Training anbieten M 18: Angsttraining anbieten M 18: Jeweilige Vorgehensweisen mit dem Patienten besprechen M 18: Patienten zur Teilnahme an pflegegeleiteter Gruppe motivieren M 18: Ggf. gemeinsam mit dem Patienten dessen Teilnahme daran vorbereiten M 18: Nachbesprechung der externen Aktivität M 18: Patienten für seine Mitarbeit und seinen Willen zur Veränderung loben M 18: Patienten ggf. Notfallmedikament zur eigenständigen Einnahme aushändigen (nur wenn kein Verdacht auf Abusus besteht!) M 18: Ggf. regelmäßige Medikamentengabe sicherstellen M 18: Nachkontrollen auf Wirksamkeit M 18: Patienten zur Teilnahme am Stationsleben motivieren M 18: Glauben des Patienten in die eigene Selbstwirksamkeit fördern M 18: Selbstvertrauen des Patienten stärken M 18: Dem Patienten versichern, dass er sich im Notfall an die Pflege wenden kann

◘ Tab. 9.6 Fortsetzung

Probleme *(P)* und Ressourcen *(R)*	Pflegeziel *(Z)*	Pflegemaßnahmen *(M)*
P: Patient dissoziiert, hat Albträume und Flashbacks		
R: Patient kann Hilfe annehmen	Z 19: Patient kann sich im Notfall an die Pflege wenden	M 19: Dem Patienten zeigen, wie er die Pflege auch im Notfall und/oder nachts erreichen kann M 19: Dies ggf. mit dem Patienten üben M 19: Bei Hemmungen sich zu melden diese besprechen und im Gespräch möglichst abbauen M 19: Offenes Klima für Gespräche über PTBS schaffen M 19: Kontinuierlichen Kontakt zu dem Patienten halten M 19: Sicherheit und Geborgenheit vermitteln M 19: Regelmäßige und verbindliche Gesprächstermine vereinbaren M 19: Auch darüber hinaus Gesprächsbereitschaft signalisieren M 19: Patienten versichern, dass er sich im Notfall an die Pflege wenden kann und dann auch schnell Hilfe bekommt
R: Patient ist bereit, an sich zu arbeiten R: Patient ist introspektionsfähig	Z 20: Unterbrechung des dissoziativen Zustands	M 20: Ruhe bewahren M 20: Patienten deutlich mit Namen ansprechen M 20: Eigenen Namen nennen und Situation klarstellen: »Mein Name ist Frau X und Sie sind im Krankenhaus Y« M 20: Dem Patienten etwas Scharfes zum Lutschen geben, z. B. Chili-Weingummi M 20: Patienten einem intensiven Geruch aussetzen, z. B. Pfeffer M 20: Patienten mit dem Rücken an der Wand oder an der Stuhllehne sitzen lassen M 20: Darauf achten, dass Patient mit beiden Füßen festen Bodenkontakt hat M 20: Wenn möglich, Körperkontakt aufnehmen, den Patienten an der Schulter anfassen oder seine Hand nehmen etc. M 20: Patienten langsam von 10 an abwärts zählen lassen M 20: Einfache Fragen stellen und beantworten lassen M 20: Sicherheit vermitteln M 20: Patienten mit motorischen Aktivtäten ablenken
R: Compliance R: Patient ist bereit, an sich zu arbeiten R: Patient ist introspektionsfähig	Z 21: Patient lernt konstruktiven Umgang mit Flashback	M 21: Gemeinsam mit dem Patienten dessen dissoziative Verhaltensweisen benennen M 21: Gemeinsam mit dem Patienten dessen dissoziative Verhaltensweisen analysieren (Funktion etc.) M 21: Gemeinsam mit dem Patienten Handlungsalternativen erarbeiten M 21: Gemeinsam mit dem Patienten deren Umsetzung trainieren M 21: Patienten zur Selbstbeobachtung anleiten (Auslöser, Trigger) M 21: Gemeinsam mit dem Patienten einen »Notfallplan« aufstellen, wie er sich rechtzeitig Hilfe holen kann, wenn er sich »angetriggert« fühlt M 21: Patienten nicht unter Zeitdruck setzen M 21: Patienten nicht unter Erfolgsdruck setzen M 21: Dem Patienten das bisher Erreichte vor Augen führen und ihn dafür loben M 21: Patienten zur Selbstreflexion motivieren M 21: Psychoedukative Maßnahmen anbieten M 21: Patienten auf die gute Behandlungsprognose der PTBS hinweisen M 21: Patienten zur Übernahme von Eigenverantwortung motivieren M 21: Zuversicht in die Kompetenzen des Patienten vermitteln M 21: Patienten ermutigen, sich im Bedarfsfall jederzeit an die Pflege zu wenden

AVO ärztliche Verordnung, *KBT* konzentrative Bewegungstherapie.

9.3.3 Anmerkungen für die ambulante Pflege

Die Behandlung einer PTBS erfolgt in aller Regel im Rahmen eines stationären Settings (vgl. Gold et al. 2014, S. 325). In der ambulanten pflegerischen Betreuung steht daher die Vorbereitung bzw. die Nachsorge der stationären Therapie im Vordergrund. Wichtig ist hier, dass Sie den Patienten zuverlässig, kompetent und empathisch begleiten – ihn etwa im Vorfeld eines stationären Aufenthaltes bei der Klinikauswahl oder bei organisatorischen Vorbereitungen unterstützen sowie eventuell bestehende Ängste und Befürchtungen abbauen. Hilfreich bei der ambulanten Nachsorge ist, dass Sie als Pflegekraft auf ein bestehendes und verlässliches Netzwerk zugreifen können und Ihren Patienten dadurch gut beraten und ihm mögliche Therapie- und Unterstützungsangebote vermitteln können. Die Zielsetzung besteht hier jedoch vor allem darin, eine weitere Betreuung mittel- bis langfristig überflüssig zu machen und dafür zu sorgen, dass der Patient seine Selbstständigkeit wiedererlangt und in Eigenverantwortung und Eigeninitiative sein Leben selbstbestimmt führen kann.

9.4 Dissoziative Identitätsstörung (F44)

9.4.1 Merkmale

Eine dissoziative Identitätsstörung wird durch lang anhaltende Traumatisierung in der (frühen) Kindheit verursacht. Dissoziation bedeutet Abspaltung, wobei sowohl Bewusstseinsbereiche, Erinnerungen oder Wahrnehmungsbereiche abgespalten werden können. Da das Kind der Situation objektiv nicht entfliehen kann, nutzt es gewissermaßen die Dissoziation, also die Abspaltung des traumischen

◻ Tab. 9.7 Symptome der dissoziativen Identitätsstörung

Körperliche Störungen	Psychische Störungen
Lähmungen	Gedächtnisstörungen bis hin zur dissoziativen Amnesie
Krampfanfälle	Bewusstseinsstörungen
Motorische Unruhe	Flashbacks
Blindheit	Trancezustände
Taubheit	Depersonalisation (= Abspaltung der Selbstwahrnehmung)
Sensibilitätsstörungen	Derealisation (= Abspaltung der Fremdwahrnehmung)
Empfindungsstörungen	Innere Stimmen
Dissoziativer Stupor	Verschiedene Ich-Zustände bis hin zum Identitätswechsel

Erlebens, als einzige »Fluchtmöglichkeit« aus Todesangst oder vor unerträglichen Schmerzen. Die Fähigkeit zur Dissoziation stellt somit zunächst einen Schutzmechanismus dar; sie wird erst dann zur Störung, wenn sie sich nicht mehr steuern bzw. kontrollieren lässt und die betroffene Person durch einen Auslöser oder »Trigger«, etwa ein Geräusch oder einen Geruch, das vergangene traumatische Ereignis erneut durchleidet bzw. eine intensive Erinnerung an das Erlebnis erlebt (vgl. Reddemann u. Dehner-Rau 2008, S. 58–59). Als mögliche traumatische Ereignisse in der Kindheit sind hier wiederholte schwere körperliche und/oder psychische Misshandlung und vor allem sexueller Missbrauch zu nennen (weiter dazu: Enders 1990).

Die körperlichen und psychischen Symptome, die bei einer dissoziativen Identitätsstörung auftreten können, sind in ◻ Tab. 9.7 zusammengestellt.

Praxistipp

Im pflegerischen Umgang mit Patienten, die eine dissoziative Identitätsstörung aufweisen, ist es zum einen wichtig, dass Sie den Patienten, seine Symptome und sein Erleben ernst nehmen. Zum anderen sollten Sie jedoch darauf achten, dass Sie ihm nicht zu viel Aufmerksamkeit und Zuwendung zuteil werden lassen – Stichwort: sekundärer Krankheitsgewinn – und ihn ggf. im Gespräch begrenzen. Hilfreich ist es hier, wenn Sie den Patienten darin bestärken, konstruktiv über seine Gefühle und sein Erleben zu sprechen und sich im Gespräch zu entlasten. Im Falle einer akuten Dissoziation sind Sie als Pflegekraft vor allem für eine professionelle und effektive Krisenintervention zuständig. Versuchen Sie also, in angemessener Weise eine Lösung des Patienten von dem Wiedererleben der schmerzlichem/belastenden Situation zu erreichen. Hierbei kann neben der Anleitung zur bewussten Wahrnehmung der aktuellen Situation (räumliche, zeitliche, personelle Orientierung) auch das Anbieten starker Reize, beispielsweise durch ein Coolpack, ein Ammoniak-Riechfläschchen oder ein Chili-Weingummi, hilfreich sein.

9.4.2 Pflegeplanung dissoziative Identitätsstörung

◻ Tab. 9.8

◻ **Tab. 9.8** Pflegeplanung dissoziative Identitätsstörung

Probleme (P) und Ressourcen (R)	Pflegeziel (Z)	Pflegemaßnahmen (M)
P: Patient dissoziiert in für ihn belastenden oder beängstigenden Situationen (Ausweichverhalten)		
Cave: Bei Auftreten eines dissoziativen Stupors grundsätzlich Ärztin rufen!	Z 1: Verhinderung von Selbst-oder Fremdschädigung	M 1: Krankenbeobachtung M 1: Beobachtung und Dokumentation der Verhaltensweisen des Patienten M 1: Auf eventuelle Trigger achten, ggf. genau dokumentieren M 1: Patienten nicht alleine lassen M 1: Gefährliche Gegenstände aus der Reichweite des Patienten entfernen M 1: Patienten ggf. von Mitpatienten isolieren (Einzelzimmer) M 1: Ggf. Ärztin alarmieren M 1: Ggf. Bedarfs- bzw. Notfallmedikation nach AVO verabreichen M 1: Medikamenteneinnahme überwachen M 1: Nachkontrollen auf Wirksamkeit
R: Compliance	Z 2: Unterbrechung des dissoziativen Zustands	M 2: Ruhe bewahren M 2: Patienten deutlich mit Namen ansprechen M 2: Eigenen Namen nennen und Situation klarstellen:»Mein Name ist Frau X und Sie sind im Krankenhaus Y« M 2: Dem Patienten etwas Scharfes zum Lutschen geben, z. B. Chili-Weingummi M 2: Patienten einem intensiven Geruch aussetzen, z. B. Pfeffer M 2: Patienten mit dem Rücken an der Wand oder an der Stuhllehne sitzen lassen M 2: Darauf achten, dass der Patient mit beiden Füßen festen Bodenkontakt hat M 2: Wenn möglich, Körperkontakt aufnehmen, den Patienten an der Schulter anfassen oder seine Hand nehmen etc. M 2: Patienten langsam von 10 an abwärts zählen lassen M 2: Einfache Fragen stellen und beantworten lassen M 2: Sicherheit vermitteln M 2: Patienten mit motorischen Aktivtäten ablenken

▢ Tab. 9.8　Fortsetzung

Probleme (P) und Ressourcen (R)	Pflegeziel (Z)	Pflegemaßnahmen (M)
R: Patient kann sich rechtzeitig bei der Pflege melden R: Patient kann Hilfe annehmen	Z 3: Patient fühlt sich auf der Station sicher	M 3: Erleben des Patienten ernst nehmen M 3: Dem Patienten mit Fürsorge und Anteilnahme begegnen, aber kein überfürsorgliches »Bemuttern« M 3: Sicherheit vermitteln M 3: Bezugspflege M 3: Regelmäßige und verbindliche Gesprächstermine vereinbaren M 3: Medikamentöse Therapie nach AVO M 3: Alltagsaktivitäten anbieten und ggf. Patienten dabei begleiten M 3: Patienten in Stationsalltag einbinden M 3: Patienten zur Übernahme von Stationsdiensten ermutigen M 3: Patienten ermutigen, sich im Bedarfsfall jederzeit an die Pflege zu wenden M 3: Patienten dazu ermutigen, im Notfall die Klingel am Bett zu betätigen
R: Patient ist introspektionsfähig	Z 4: Patient kann mit der Bezugspflegerin über sein Verhalten sprechen	M 4: Offenes Klima für Gespräche über Dissoziationen schaffen M 4: Verhaltensweisen des Patienten nicht stigmatisieren M 4: Patienten über Krankheitsbild und Therapiemöglichkeiten aufklären M 4: Patienten ermutigen, sein dissoziatives Verhalten im Gespräch zu thematisieren M 4: Regelmäßige und verbindliche Gesprächstermine vereinbaren M 4: Auch darüber hinaus Gesprächsbereitschaft signalisieren M 4: Patienten ermutigen, sich im Bedarfsfall jederzeit an die Pflege zu wenden
	Z 5: Patient kann sein Verhalten reflektieren	M 5: Gemeinsam mit dem Patienten dessen dissoziative Verhaltensweisen benennen M 5: Gemeinsam mit dem Patient n Auslöser ermitteln M 5: Gemeinsam mit dem Patienten Zusammenhang zwischen Auslöser und dissoziativem Verhalten erarbeiten M 5: Gemeinsam mit dem Patienten dessen dissoziative Verhaltensweisen analysieren (Funktion etc.) M 5: Patienten zur Selbstreflexion motivieren M 5: Patienten ermutigen, sich im Bedarfsfall jederzeit an die Pflege zu wenden
	Z 6: Patient kann dissoziatives Verhalten unterbrechen	M 6: Zuversicht in die Fähigkeiten des Patienten vermitteln M 6: Dem Patienten zugestehen, weiterhin im Notfall die Klingel am Bett zu betätigen M 6: Patienten aber auch zur Eigenständigkeit und zur Übernahme von Eigenverantwortung motivieren M 6: Patienten zur Selbstbeobachtung anleiten (Auslöser, Trigger) M 6: Gemeinsam mit dem Patienten einen »Notfallplan« aufstellen, wie er sich rechtzeitig Hilfe holen kann, wenn er sich »angetriggert« fühlt M 6: Gemeinsam mit dem Patienten Maßnahmen zur eigenständigen Realitätsorientierung erarbeiten M 6: Gemeinsam mit dem Patienten Stabilisierungsübungen erarbeiten M 6: Patienten beim Training der Maßnahmen und Übungen unterstützen M 6: Patienten nicht unter Zeitdruck setzen M 6: Patienten auch für kleinere Fortschritte loben

▣ Tab. 9.8 Fortsetzung

Probleme *(P)* und Ressourcen *(R)*	Pflegeziel *(Z)*	Pflegemaßnahmen *(M)*
P: Patient bekommt einen Krampfanfall		
	Z 7: Beendigung des Anfalls	M 7: Notfallmaßnahmen durchführen (Atemwege frei etc.) M 7: Patienten, soweit möglich, von harten oder scharfkantigen Gegenständen fernhalten M 7: Ärztin alarmieren M 7: Genaue Beobachtung und Dokumentation der Anfälle (Dauer, Art, Häufigkeit) M 7: Ggf. Gabe von Notfallmedikation zur Krampfunterbrechung nach AVO M 7: Nachkontrolle auf Wirksamkeit M 7: Krankenbeobachtung und Dokumentation M 7: Patienten ermutigen, sich im Bedarfsfall jederzeit an die Klingel am Bett zu betätigen
R: Dem Patienten ist an Anfallsfreiheit gelegen	Z 8: Verhinderung weiterer Anfälle	M 8: Nach Möglichkeit krampfauslösende oder verstärkende Faktoren identifizieren M 8: Auf ankündige Anzeichen achten (Aura), Patienten dazu befragen M 8: Notfallmedikation schnell erreichbar im Dienstzimmer deponieren M 8: Neurologisches Konsil veranlassen M 8: Ggf. Medikamente zur Anfallsprophylaxe einschleichen nach AVO M 8: Ggf. für regelmäßige Medikamenteneinnahme sorgen M 8: Nachkontrollen auf Wirksamkeit M 8: Patienten ermutigen, sich im Bedarfsfall jederzeit die Klingel am Bett zu betätigen
P: Patient leidet an motorischer Unruhe		
R: Compliance	Z 9: Patient kann zur Ruhe kommen	M 9: Bezugspflege M 9: Im Kontakt mit dem Patienten Ruhe und Gelassenheit vermitteln M 9: Patienten mit gezielter motorischer Aktivität ablenken M 9: Entspannungstechniken anbieten, etwa autogenes Training oder progressive Muskelentspannung M 9: Freizeitaktivitäten und Ablenkung anbieten, je nach Neigung und Interesse des Patienten (Sport) M 9: Gemeinsam mit dem Patienten individuelle Strategien zur Entspannung und Beruhigung erarbeiten M 9: Beruhigungstees anbieten M 9: Ggf. Bedarfsmedikation nach AVO anbieten M 9: Patienten ermutigen, sich im Bedarfsfall jederzeit an die Pflege zu wenden

◨ **Tab. 9.8**   Fortsetzung

Probleme (P) und Ressourcen (R)	Pflegeziel (Z)	Pflegemaßnahmen (M)
P: Patient hört innere Stimmen		
R: Patient ist kognitiv nicht eingeschränkt R: Patient ist introspektionsfähig	Z 10: Patient kann sich von den Stimmen distanzieren	M 10: Erleben des Patienten ernst nehmen M 10: Patienten ablenken, etwa durch Gespräche über »unverfängliche« Themen, wie Hobbys/Interessen des Patienten und/oder durch Freizeitaktivitäten (Sport, Gartenarbeit etc.) M 10: Bezugspflege M 10: Aufbau einer Vertrauensbasis M 10: Im Gespräch Inhalte der Wahnvorstellungen thematisieren M 10: Realitätsüberprüfung, ohne jedoch belehrend oder abwertend dem Patienten gegenüber aufzutreten M 10: Patienten so gut wie möglich auf Station integrieren M 10: Gemeinsam mit dem Patienten eine geregelte Tagestruktur erarbeiten M 10: Patienten in Stationsalltag einbinden M 10: Patienten zur Übernahme von Stationsdiensten ermutigen M 10: Ergotherapie anbieten M 10: Freizeitaktivtäten anbieten M 10: Medikamentöse Therapie nach AVO M 10: Nachkontrollen auf Wirksamkeit M 10: Patienten ermutigen, sich im Bedarfsfall jederzeit an die Pflege zu wenden
P: Patient hat Schwierigkeiten bei der Beziehungsgestaltung und ist misstrauisch der Pflege gegenüber		
R: Patient ist an Zustandsverbesserung interessiert	Z 11: Patient ist bereit, sich auf Bezugspflege einzulassen	M 11: Auf Beziehungskontinuitäten achten M 11: Patienten nicht unter Zeitdruck setzen M 11: Dem Patienten mit unbedingter Wertschätzung begegnen, auch wenn dieser sich zunächst abwehrend oder ablehnend verhält (nicht persönlich nehmen!) M 11: Wünsche und Erwartungen des Patienten erfragen und, wenn möglich, umsetzen M 11: Aufbau einer tragfähigen Vertrauensbeziehung M 11: Im Kontakt mit dem Patienten Verlässlichkeit, Zugewandtheit und Authentizität vermitteln M 11: Ängste des Patienten erfragen und, wenn möglich, besprechen M 11: Patienten auch für kleinere Fortschritte loben M 11: Regelmäßige und verbindliche Gesprächstermine vereinbaren M 11: Auch darüber hinaus Gesprächsbereitschaft signalisieren

☐ **Tab. 9.8**   Fortsetzung

Probleme (P) und Ressourcen (R)	Pflegeziel (Z)	Pflegemaßnahmen (M)
R: Compliance	Z 12: Patient kann angemessene Beziehungen zu Mit-patienten aufbauen	M 12: Patienten zur Übernahme von Stationsdiensten motivieren M 12: Eventuell vorhandene soziale Kontakte des Patienten auf Station fördern M 12: Soziales Kompetenztraining anbieten M 12: Achtsamkeitstraining anbieten M 12: Patienten in die Stationsgemeinschaft integrieren M 12: Regelmäßige Gespräche über Beziehungsgestaltung führen M 12: Wünsche des Patienten erfragen und gemeinsam mit ihm auf Realisierbarkeit prüfen M 12: Sozial kompatible Eigenschaften des Patienten fördern M 12: Gemeinsam mit dem Patienten angemessene Verhaltenswei-sen erarbeiten M 12: Patienten zur Selbstreflexion motivieren M 12: Patienten ermutigen, sich im Bedarfsfall jederzeit an die Pflege zu wenden
P: Patient zeigt keine oder nur eingeschränkte Therapiemotivation bis zu Abbruchgedanken		
R: Patient ist intro-spektionsfähig	Z 13: Patient verbleibt auf Station	M 13: Abbruchgedanken oder mangelnde Motivation des Patienten ernst nehmen M 13: Patienten auf Freiwilligkeit des Aufenthalts hinweisen M 13: Im Gespräch mögliche Ursachen für die Abbruchgedanken oder mangelnde Therapiemotivation des Patienten ermitteln M 13: Patienten darin bestärken, Ängste und Vorbehalte gegenüber dem stationären Aufenthalt zu formulieren, und mit der Realität abgleichen M 13: Patienten dahingehend bestärken, dass er mit der Weiter-führung des stationären Aufenthalts einen wichtigen Schritt auf seinem Lebensweg einschlägt M 13: Vorhandene Ängste des Patienten im Gespräch thematisieren und, soweit möglich, abbauen M 13: Maßnahmen erfragen, die im Rahmen der Stationsordnung des Patienten den Aufenthalt auf der Station erleichtern würden M 13: Patienten ermutigen, sich im Bedarfsfall jederzeit an die Pflege zu wenden
R: Patient kann Hilfe annehmen	Z 14: Patient kann sich auf die thera-peutischen Angebo-te einlassen	M 14 Bezugspflege M 14: Aufbau einer tragfähigen Vertrauensbeziehung M 14: Regelmäßige und verbindliche Gesprächstermine vereinbaren M 14: Auch darüber hinaus Gesprächsbereitschaft signalisieren M 14: Gemeinsam mit dem Patienten Ablauf und Notwendigkeit der Behandlung besprechen M 14: Patienten auf Freiwilligkeit seines Aufenthalts hinweisen M 14: Patienten für bisherige Zusammenarbeit loben M 14: Patienten für seinen Willen zur Veränderung loben M 14: Freiraum für die Thematisierung von Erwartungen, Ängsten und Kritik schaffen M 14: Patienten ermutigen, sich im Bedarfsfall jederzeit an die Pflege zu wenden

◻ Tab. 9.8 Fortsetzung

Probleme (P) und Ressourcen (R)	Pflegeziel (Z)	Pflegemaßnahmen (M)
P: Patient leidet an starken körperlichen Symptomen		
R: Compliance	Z 15: Verhinderung bleibender gesundheitlicher Schäden	M 15: Krankenbeobachtung und Dokumentation M 15: Ärztin informieren M 15: Symptome somatisch abklären lassen M 15: Ggf. Konsile veranlassen (neurologisch, HNO, augenärztlich etc.) M 15: Wenn nötig, somatische Pflege fachgerecht durchführen und dokumentieren M 15: Regelmäßige Medikamenteneinnahme nach AVO sicherstellen M 15: Nachkontrollen auf Wirksamkeit M 15: Patienten ermutigen, sich im Bedarfsfall jederzeit an die Pflege zu wenden M 15: Patienten dazu ermutigen, im Notfall die Klingel am Bett zu betätigen
R: Patient ist introspektionsfähig	Z 16: Abklingen der körperlichen Symptomatik	M 16: Entlastende Gespräche anbieten M 16: Ärztin informieren M 16: Ggf. Bedarfsmedikation nach AVO verabreichen M 16: Ggf. Notfallmedikation nach AVO verabreichen M 16: Regelmäßige Medikamenteneinnahme nach AVO sicherstellen M 16: Nachkontrollen auf Wirksamkeit M 16: Auf regelmäßige medizinische Kontrollen achten M 16: Patienten zur Kooperation und zur Befolgung ärztlicher Anweisungen motivieren M 16: Patienten ermutigen, sich im Bedarfsfall bei der Pflege zu melden
P: Patient leidet an Flashbacks und Albträumen		
R: Patient ist kognitiv nicht eingeschränkt	Z 17: Patient fühlt sich sicher auf Station	M 17: Erleben des Patienten ernst nehmen M 17: Dem Patienten mit Fürsorge und Anteilnahme begegnen, aber kein überfürsorgliches »Bemuttern« M 17: Sicherheit vermitteln M 17: Bezugspflege M 17: Regelmäßige und verbindliche Gesprächstermine vereinbaren M 17: Medikamentöse Therapie nach AVO M 17: Alltagsaktivitäten anbieten und ggf. Patienten dabei begleiten M 17: Patienten in Stationsalltag einbinden M 17: Patienten zur Übernahme von Stationsdiensten ermutigen M 17: Patienten ermutigen, sich im Bedarfsfall jederzeit an die Pflege zu wenden M 17: Patienten dazu ermutigen, im Notfall die Klingel am Bett zu betätigen

Tab. 9.8 Fortsetzung

Probleme (P) und Ressourcen (R)	Pflegeziel (Z)	Pflegemaßnahmen (M)
R: Patient ist intro-spektionsfähig	Z 18: Patient kann sich Hilfe bei der Pflege holen	M 18: Bezugspflege M 18: Aufbau einer tragfähigen Vertrauensbeziehung M 18: Sicherheit vermitteln M 18: Offenes Gesprächsklima auf der Station etablieren M 18: Im Kontakt mit dem Patienten Verlässlichkeit, Zugewandtheit und Authentizität vermitteln M 18: Ängste des Patienten erfragen und, wenn möglich, besprechen M 18: Patienten auch für kleinere Fortschritte loben M 18: Regelmäßige und verbindliche Gesprächstermine vereinbaren M 18: Auch darüber hinaus Gesprächsbereitschaft signalisieren M 18: Patienten ermutigen, sich im Bedarfsfall jederzeit an die Pflege zu wenden M 18: Patienten dazu ermutigen, im Notfall die Klingel am Bett zu betätigen
R: Patient ist bereit, an sich zu arbeiten	Z 19: Patient findet nachts genug und erholsamen Schlaf	M 19: Schlafgewohnheiten des Patienten beobachten und dokumentieren M 19: Bezugspflege M 19: Aufbau einer tragfähigen Vertrauensbeziehung M 19: Schlafprotokoll führen lassen M 19: Für Nachtruhe und Rückzugsmöglichkeiten sorgen M 19: Gemeinsam mit dem Patienten Einschlafrituale erarbeiten M 19: Sportliche Aktivitäten anbieten M 19: Gemeinsam mit dem Patienten einen geregelten Tagesablauf planen M 19: Entspannungstechniken anbieten M 19: Stabilisierungsübungen anbieten M 19: Patienten ermutigen, sich im Bedarfsfall jederzeit an die Pflege zu wenden (auch per Klingel) M 19: Gerade im abendlichen bzw. nächtlichen Kontakt Sicherheit und Geborgenheit vermitteln M 19: Ggf. Nachtmedikation nach AVO M 19: Nachkontrollen auf Wirksamkeit
P: Patient ist durch seine Störung im alltäglichen Leben stark eingeschränkt		
R: Patient ist bereit, an sich zu arbeiten R: Patient ist intro-spektionsfähig und kooperativ	Z 20: Patient erlernt konstruktiven Umgang mit seiner Erkrankung	M 20: Gemeinsam mit dem Patienten dessen dissoziative Verhaltensweisen benennen M 20: Gemeinsam mit dem Patienten dessen dissoziative Verhaltensweisen analysieren (Funktion etc.) M 20: Gemeinsam mit dem Patienten Handlungsalternativen erarbeiten M 20: Gemeinsam mit dem Patienten deren Umsetzung trainieren M 20: Patienten nicht unter Zeitdruck setzen M 20: Dem Patienten das bisher Erreichte vor Augen führen und ihn dafür loben M 20: Patienten zur Selbstreflexion motivieren M 20: Psychoedukative Maßnahmen anbieten M 20: Patienten zur Übernahme von Eigenverantwortung motivieren M 20: Zuversicht in die Kompetenzen des Patienten vermitteln M 20: Patienten ermutigen, sich im Bedarfsfall jederzeit an die Pflege zu wenden

9

◘ Tab. 9.8 Fortsetzung

Probleme (P) und Ressourcen (R)	Pflegeziel (Z)	Pflegemaßnahmen (M)
R: Patient hat sich selbst das Ziel gesetzt, ein möglichst »normales« Leben führen zu können	Z 21: Patient kann ein möglichst selbstbestimmtes Leben führen	M 21: Patienten zur Selbstreflexion anregen M 21: Zuversicht und Vertrauen in die Fähigkeiten des Patienten vermitteln M 21: Patienten dazu anregen, seine Angelegenheiten eigenständig zu regeln M 21: Soziales Kompetenztraining anbieten M 21: Entspannungstechniken anbieten M 21: Freizeitaktivitäten anbieten M 21: Sportliche Aktivitäten anbieten M 21: Auf regelmäßige Teilnahme an den Therapieangeboten achten M 21: Auf geregelte Tagesstruktur achten M 21: Ggf. am Anfang Unterstützung anbieten M 21: Patienten zu regelmäßiger Medikamenteneinnahme motivieren

AVO ärztliche Verordnung.

9.4.3 Anmerkungen für die ambulante Pflege

Die konkrete pflegerische Arbeit besteht vor allen Dingen darin, dem Patienten Halt, Sicherheit und Zuverlässigkeit zu vermitteln und ihm einen möglichst kompetenten Umgang mit seiner Erkrankung zu ermöglichen. Dies setzt unter anderem voraus, dass Sie als Pflegekraft den Patienten zum Selbstmanagement anleiten und ihn in seinen persönlichen Kompetenzen und Fähigkeiten unterstützen. Wichtig ist, dass der Patient grundsätzlich weiß, wo und wann er sich welche Hilfe bzw. Unterstützung holen kann, und dass er gewillt ist, diese Angebote dann auch für sich anzunehmen. Des Weiteren ist seitens der Pflege dafür Sorge zu tragen, dass etwaige gesundheitliche Folgeschäden oder Komplikationen zeitnah erkannt und rechtzeitig behandelt oder aber, im Idealfall, im Vorfeld vermieden werden können. Um eine optimale Betreuung des Patienten in der eigenen Häuslichkeit zu gewährleisten, bauen Sie ein Netzwerk aus ambulanten Hilfsangeboten und professionellen Helfern, Behörden und Institutionen sowie (teil)stationären Versorgungseinrichtungen auf.

9.5 Exkurs: Pflegetherapeutische Gruppen – Angstexpositionstraining

Das Angstexpositionstraining stammt aus dem verhaltenstherapeutischen Kontext und kann durchaus auch von entsprechend geschulten Pflegekräften durchgeführt werden. Es handelt sich hier um Verfahren, bei denen der Patient sich seinen Ängsten aussetzt. Bei diesen sogenannten Konfrontationsverfahren kann die Exposition sowohl Schritt für Schritt erfolgen als auch in Form einer Überflutung (Flooding) mit dem angstauslösenden Reiz, wobei sofort der größtmögliche angstauslösende Reiz gewählt wird. So werden Sie mit einem an Höhenangst leidenden Patienten bei einer schrittweisen Konfrontation zunächst geringe Höhen für die Exposition auswählen und diese dann langsam steigern, sobald der Patient bei der gewählten Höhe keine Angst mehr empfindet. Im Falle des Floodings würden Sie mit diesem Patienten gleich zu Beginn des Trainings auf ein Hochhaus steigen.

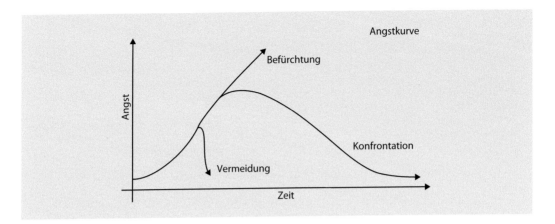

☐ **Abb. 9.3**   Angstkurve

» Entscheidend ist, dass der Patient die Angst
aushält und die Erfahrung macht, dass bei ausreichend langer Exposition die Angst abnimmt.
Je häufiger er diese Situation übt, desto kleiner
wird die Angst (Schäfer u. Rüther 2004, S. 71).

Diese Gewöhnung an die angstbesetzte Situation
nennt man Habituation. Durch die anhaltende
Konfrontation mit dem Angstauslöser sinkt die
Angstkurve schließlich wie in ☐ Abb. 9.3 ersichtlich, d. h. die Intensität der Angst nimmt ab.

Der Grundgedanke des Angstexpositionstrainings besteht somit darin, dass sich der Patient
seiner Angst so lange aussetzt, bis diese verschwin-
det. Wenn dieser Zeitpunkt unterschritten wird,
geht der Patient in die Vermeidung und flieht gewissermaßen aus der angstauslösenden Situation,
wodurch sich die Angst weiter manifestiert und der
Patient bei erneuter Konfrontation mit dem Angstauslöser wiederum mit Angst reagieren wird. Hierbei ist es jedoch vom Ergebnis her unerheblich, ob
man bei der Exposition schrittweise vorgeht oder
aber den Patienten von Anfang an mit dem größt-
möglichen Reiz konfrontiert (vgl. Bandelow, 2001,
S. 205-209). Es liegt daher im eigenen Ermessen,
gemeinsam mit dem Patienten das für ihn geeigne-
te Verfahren auszuwählen.

Das Angstexpositionstraining kann sowohl
einzeln als auch mit einer kleinen Gruppe durchgeführt werden. Es empfiehlt sich jedoch in jedem
Fall, vorab mit dem jeweiligen Patienten ein Vorgespräch zu führen, in dem er über den Ablauf des
Angstexpositionstrainings, über die Angstkurve
und die Angstsymptomatik sowie die damit möglicherweise einhergehenden körperlichen Reaktionen informiert wird. In einem weiteren Schritt wird
der Patient gebeten, seine persönliche Angsthierarchie zu erstellen, und anschließend vereinbart,
wann das Training beginnen soll. Im Vorgespräch
wird zudem besprochen, welche Übungsziele verfolgt und welche Übungen absolviert werden sol-
len. Während des Trainings sollte der Patient dazu
motiviert werden, die Angstexposition nicht vor-
zeitig abzubrechen, um deren Erfolg nicht zu gefährden.

Mögliche Übungen im Rahmen des Angstexpositionstraining sind beispielsweise:

— Fahrten in öffentlichen Verkehrsmitteln,
— Auto fahren,
— Flugzeug oder Helikopter fliegen,
— Fahrstuhl fahren,
— durch Tunnel gehen oder fahren,
— Türme besteigen oder aus großer Höhe aus
  dem Fenster sehen,

- Menschenansammlungen aufsuchen, etwa Kaufhäuser, Kinos oder Fußgängerzonen,
- Besuch von Massenveranstaltungen und Events,
- in engen Höhlen hinabsteigen,
- vor großen Menschenansammlungen sprechen (Schäfer u. Rüther 2004, S. 72).

Nach Beendigung der Trainingseinheit sollte mit dem Patienten eine sorgfältige Nachbesprechung durchgeführt werden. In der Regel werden im Rahmen des Angstexpositionstrainings mehrere Übungseinheiten absolviert. Die abschließende Dokumentation sollte das jeweilige Übungsziel, Ablauf und Art der Angstexposition beinhalten. Die Formulare in ◘ Abb. 9.4 und ◘ Abb. 9.5 können hier hilfreich sein.

Name: ......   Datum: ....

Station: .....   Anleitende Pflegekraft: ....

Angstlevel	Situation / Auslöser
gering	
mittel	
hoch	
sehr hoch	

◘ **Abb. 9.4** Formular 1: Angstexpositionstraining – Angsthierarchie

Name: ....

Station: ....

Problemstellung: (Beispiel: Angst in öffentlichen Verkehrsmitteln)

Zielsetzung: (Beispiel: angstfreie Nutzung öffentlicher Verkehrsmittel)

	Einheit 1	Einheit 2	Einheit 3	Einheit 4	Einheit 5
Situation	Beispiel: Busfahrt				
Rahmenbedingungen	Beispiel: Berufsverkehr vollbesetzter Bus				
begleitet	Beispiel: in Begleitung der Pflegerin				
unbegleitet					
Angsthierarchie	Beispiel: hoch				
Körperliche Reaktion	Beispiel: kaltschweißig hoher Puls Schwindel				
Anmerkungen	Beispiel: Patientin ist sehr motiviert				
Datum					
Anleitende Pflegekraft					

Abb. 9.5   Formular 2: Angstexpositionstraining – Übungseinheiten

Literatur

Bandelow B (2001) Panik und Agoraphobie. Diagnose, Ursachen, Behandlung. Springer, Wien

Enders U (Hrsg) (1990) Zart war ich, bitter war's. Sexueller Missbrauch an Mädchen und Jungen. Kölner Volksblatt Verlag, Köln

Gold K, Schlegel Y, Stein K-P (Hrsg) (2014) Pflege konkret: Neurologie- Psychiatrie. Lehrbuch für Pflegeberufe, 5. Aufl. Urban & Fischer, München

Hand I, Goodman WK, Evers U (2013) Zwangsstörungen/Obsessive-compulsive disorders: Neue Forschungs-ergebnisse/New research results. Springer, Berlin

Holnburger Martin (2004) Pflegestandards in der Psychiatrie, 3. Aufl. Elsevier, München

König J, Resick PA, Karl R, Rosner R (2012) Posttraumatische Belastungsstörung: Ein Manual zur Cognitive Processing Therapy. Hogrefe, Göttingen

Morschitzky H (2013) Angststörungen: Diagnostik, Erklä-rungsmodelle, Therapie und Selbsthilfe bei krankhafter Angst. Springer, Wien

Reddemann L, Dehner-Rau C (2008) Trauma. Folgen er-kennen, überwinden und an ihnen wachsen. TRIAS, Stuttgart

Schäfer U, Rüther E (2004) Ängste – Schutz oder Qual? Angststörungen – ein Ratgeber für Betroffene und Angehörige. ABW, Berlin

Sendera A, Sendera M (2007) Skills-Training bei Borderline- und Posttraumatischer Belastungsstörung. CD-Rom: Arbeitsblätter und Handouts. Springer, Berlin

Thiel H, Jensen M, Traxler S (2004) Klinikleitfaden Psychiatri-sche Pflege. Elsevier, München

Zaudig M (2002) Die Zwangsstörung: Diagnostik und Thera-pie. Schattauer, Stuttgart

Verhaltensauffälligkeiten mit körperlichen Störungen und Faktoren (F50–F59)

Heike Ulatowski

H. Ulatowski, *Pflegeplanung in der Psychiatrie*,
DOI 10.1007/978-3-662-48546-0_10, © Springer-Verlag Berlin Heidelberg 2016

Zu den Verhaltensauffälligkeiten mit körperlichen Störungen, die in der Psychiatriepflege am häufigsten anzutreffen sind, gehören pathologische Störungen des Essverhaltens. Essstörungen lassen sich im Wesentlichen unterscheiden in Anorexia nervosa – die sogenannte Magersucht – und Bulimie, auch »Ess-Brech-Sucht« genannt, wobei in zunehmendem Maße auch übergewichtige Patientinnen zur stationären Behandlung aufgenommen werden. Generell lässt sich ein Zusammenhang zwischen dem Vorkommen von Essstörungen und dem Nahrungsüberangebot, der Werte- bzw. Präferenzstruktur und dem geschlechtsspezifischen Rollenverständnis westlicher Wohlstandsgesellschaften vermuten (vgl. Reich u. Cierpka 2010, S. 29). Das Auftreten einer Essstörung kann auch durch einen sexuellen Missbrauch in der Vorgeschichte begünstigt werden; weitere mögliche Ursachen sind zudem eine genetische bzw. familiäre Disposition sowie neurobiologische Faktoren (vgl. Cuntz u. Hillert 2008, S. 58 ff.). Essstörungen sind psychische Erkrankungen, bei denen die betroffenen Patientinnen entweder die Kontrolle über ihr Essverhalten verloren haben – beispielsweise Binge Eating bei Adipositas-Patientinnen oder so genannte Fressattacken bei Bulimie-Patientinnen –, oder aber durch selbstinduzierte Maßnahmen, etwa Hungern, Erbrechen oder Laxanzienabusus, eine Gewichtsreduktion herbeiführen. Zu den häufigsten Essstörungen zählen die Anorexia nervosa und die Bulimia nervosa, auf die nachfolgend Bezug genommen wird (vgl. Gold et al. 2014, S. 334). In diesem Kapitel werden mögliche Pflegeplanungen zu diesen Störungsbildern vorgestellt. Darüber hinaus enthält es praxisnahe Hinweise für den pflegerischen Umgang mit diesen Patientinnen sowie einen kurzen Exkurs zu einer pflegegeleiteten Kochgruppe.

10.1   Anorexia nervosa (F50.0)

10.1.1 Merkmale

Das Leitsymptom der Anorexia nervosa besteht in dem objektiv vorliegenden Untergewicht, welches nach ICD-10 mindestens 17,5% unterhalb des Normalgewichts liegen muss (vgl. Cuntz u. Hillert 2008, S. 52). Menschen, die an einer Anorexia nervosa erkrankt sind, sind gedanklich auf die Reduktion ihres Körpergewichts fixiert. Um dies zu erreichen, hungern sie bzw. vermeiden kalorienreiche Nahrungsmittel, mitunter kommt es zusätzlich noch zu einem Übermaß an sportlicher bzw. körperlicher Aktivität. Von der Erkrankung sind überwiegend junge Frauen und Mädchen, Männer hingegen nur in geringem Maße betroffen. So fällt der Zeitpunkt der Ersterkrankung in der Regel in die Pubertät der Frauen bzw. Mädchen: die höchste Inzidenzrate ist zwischen deM 10. und deM 19. Lebensjahr zu finden, wobei eine besonders hohe Zahl von Ersterkrankungen iM 15. Lebensjahr festzustellen ist (vgl. Reich u. Cierpka 2010, S. 28). Der eigentlich eher umgangssprachliche Begriff »Magersucht« ist insofern zutreffend, als dass die Patientinnen oftmals regelrecht süchtig danach sind, ihr Körpergewicht immer weiter zu reduzieren, wobei sie sich durch das Hungern unabhängig, autonom und Menschen mit normalem Essverhalten gegenüber moralisch überlegen fühlen:

» Hungern wird hingegen als ein Beweis der Unabhängigkeit von der Umwelt und den Bedürfnissen, als Zeichen der Autarkie erlebt. Immer ist damit ein Gefühl der Überlegenheit gegenüber Normalgewichtigen verbunden (Tress 2003, S. 95).

Die Patientinnen leiden an einer tief verwurzelten Körperschemastörung, d. h. sie halten sich für dick oder »fett«, obgleich sie objektiv betrachtet sehr, sehr schlank und deutlich untergewichtig sind (vgl. Cuntz u. Hillert 2008, S. 52). Weitere Kriterien für das Vorliegen einer Anorexia nervosa sind:
— selbst induziertes Untergewicht durch Nahrungskarenz, Vermeidung hochkalorischer Nahrung und/oder übermäßiger sportlicher bzw. körperlicher Aktivität,
— gedankliche Fixierung auf vermeintlich drohende Gewichtszunahme trotz objektiven Untergewichts,
— extrem niedrige Gewichtsschwelle,

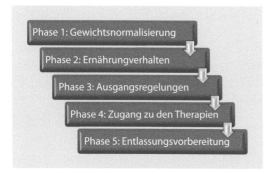

☐ **Abb. 10.1** Phasenmodell Anorexia nervosa

— bei Frauen: Verzögerung der Menarche,
  Amenorrhö (aufeinanderfolgendes Aussetzen
  von mindestens 3 Monatszyklen),
— bei Männern: Potenzverlust,
— endokrine Störungen,
— ggf. Verzögerung der pubertären Entwicklung
  (vgl. Reich u. Cierpka 2010, S. 33).

Die Therapie der Anorexia nervosa zielt zunächst
darauf ab, einen tödlichen Ausgang der Erkrankung
durch ein buchstäbliches »Sich-zu-Tode-Hungern«
zu verhindern und eine möglichst nachhaltige
Veränderung des Essverhaltens herbeizuführen.
Grundlegend für den Erfolg der Behandlung sind
Therapiemotivation und Mitarbeit der Patientin.
Inhalte, Ablauf und Ziele der therapeutischen und
der pflegerischen Maßnahmen lassen sich mithil-
fe des in ☐ Abb. 10.1 dargestellten Phasenmodells
strukturieren.

Kennzeichnend für Phase 1 sind vor allem
die Vereinbarung eines Basisgewichts, regelmäßige Gewichtszunahme von mindestens 500 g pro
Woche und regelmäßiges Wiegen der Patientin
(2-mal pro Woche). Phase 2 ist vornehmlich gekennzeichnet durch die Einhaltung geregelter und
gemeinsam mit den Mitpatientinnen eingenom-
mener Mahlzeiten (3 Haupt- und 2 Zwischen-

mahlzeiten) mit einer Kalorienzufuhr von mindestens 2500 kcal pro Tag sowie der Teilnahme
an therapeutischen Kochgruppen. In Phase 3 wird
der Ausgang der Patientin in Abhängigkeit zu ihrer
körperlichen Verfassung festgelegt und in Phase 4
wird der Zugang der Patientin zu den verschiedenen Therapieangeboten der Station geregelt, wobei
die Intensität der Therapie gewichtsabhängig ge-
steigert werden kann. In der 5. Phase wird die Patientin auf ihre Entlassung vorbereitet (vgl. Reich
u. Cierpka 2010, S. 120).

Praxistipp

Patientinnen mit einer Anorexia nervosa brauchen eine besonders intensive Begleitung
durch die Pflege, wobei die oberste Zielsetzung des pflegerischen Handelns darin besteht, dass sie eigenständig und ausreichend
Nahrung zu sich nehmen. Sinnvoll kann es beispielsweise sein, nach den Mahlzeiten verbindliche Kurzkontakte bei der Pflege festzulegen.
Zudem ist es wichtig, dass Sie als Pflegeteam
eindeutige und konsequente Regeln festlegen,
da diese Patientinnen während ihres stationären Aufenthaltes einen festen und verlässlichen Rahmen benötigen. Es ist notwendig,
dass Sie als Team einheitlich und geschlossen
auftreten, was einen zeitnahen und umfas-
senden Informationsaustausch innerhalb des
Teams voraussetzt. Im direkten pflegerischen
Kontakt sollten Sie sowohl empathisch und zugewandt auftreten, um etwaige Ängste abzubauen und die individuelle Krankheitseinsicht
der Patientinnen zu fördern, als auch Regel-
verstöße offen ansprechen. Alle pflegerischen
Maßnahmen sind den Patientinnen gegenüber
zu begründen und, soweit möglich, sollten sie
an der Erstellung der Pflegeplanung beteiligt
werden.

10.1.2 Pflegeplanung Anorexia nervosa

◘ Tab. 10.1

◘ Tab. 10.1 Pflegeplanung Anorexia nervosa		
Probleme _(P)_ und Ressourcen _(R)_	**Pflegeziel _(Z)_**	**Pflegemaßnahmen _(M)_**
P: Patientin leidet an Kreislaufproblemen, Hypothermie, Parotisschwellung, Ödemen, Haarausfall, Blutbildveränderungen und/oder sonstigen körperlichen Symptomen		
Cave: Lässt sich die Patientin auf Station nicht stabilisieren, Verlegung in ein Allgemeines Krankenhaus veranlassen! R: Compliance R: Patientin ist bereit, an sich zu arbeiten R: Patientin ist introspektionsfähig	Z 1: körperlicher Zustand der Patientin ist stabil	M 1: Vitalzeichenkontrolle M 1: BZ-Kontrolle M 1: Körpertemperatur kontrollieren M 1: Ärztin informieren M 1: Ggf. Notfallmaßnahmen durchführen nach AVO M 1: Ggf. Notfallmedikation nach AVO verabreichen M 1: Ggf. notfallmäßige Verlegung auf die Intensivstation eines Allgemeinen Krankenhauses M 1: Fachärztliche Konsile veranlassen M 1: Krankenbeobachtung und Dokumentation M 1: Regelmäßige Medikamenteneinnahme nach AVO sicherstellen M 1: Nachkontrollen auf Wirksamkeit M 1: Auf regelmäßige medizinische Kontrolluntersuchungen achten (Blutentnahmen, EKG, Urinstatus etc.) M 1: Patientin zur Kooperation und zur Befolgung ärztlicher Anweisungen motivieren M 1: Patientin ermutigen, sich im Bedarfsfall bei der Pflege zu melden M 1: Patientin dazu ermutigen, im Notfall die Klingel am Bett zu betätigen
P: Patientin ist chronisch stark untergewichtig		
R: Compliance **Cave: Lassen sich Komplikationen nicht unter Kontrolle bringen bzw. ist eine Gewichtszunahme nicht zu erreichen, ggf. Verlegung in ein Allgemeines Krankenhaus veranlassen!**	Z 2: Verhinderung gesundheitlicher Folgeschäden (z. B. kardiovaskuläre Komplikationen, Pneumonie, Sepsis, Herzmuskelatrophie, Osteoporose, hypokaliämische Nephropathie, Veränderungen der Hirnstruktur)	M 2: Bezugspflege M 2: Krankenbeobachtung und Dokumentation M 2: Patientin über mögliche Folgeschäden informieren M 2: Regelmäßige Medikamenteneinnahme nach AVO sicherstellen M 2: Ggf. Bedarfsmedikation nach AVO verabreichen M 2: Nachkontrollen auf Wirksamkeit M 2: Auf regelmäßige medizinische Kontrolluntersuchungen achten (Blutentnahmen, EKG, Urinstatus etc.) M 2: Patientin zur Kooperation und zur Befolgung ärztlicher Anweisungen motivieren M 2: Patientin ermutigen, sich im Bedarfsfall bei der Pflege zu melden M 2: Patientin dazu ermutigen, im Notfall die Klingel am Bett zu betätigen

10

⬛ **Tab. 10.1** Fortsetzung

Probleme *(P)* und Ressourcen *(R)*	Pflegeziel *(Z)*	Pflegemaßnahmen *(M)*
	Z 3: Patientin nimmt regelmäßig und in vorgeschriebener Menge Nahrung und Flüssigkeit zu sich	M 3: Aufbau einer tragfähigen Vertrauensbeziehung M 3: Essverhalten der Patientin nicht stigmatisieren M 3: Flüssigkeit bilanzieren M 3: Nahrungsmenge protokollieren und dokumentieren M 3: Ess- und Trinkprotokoll führen lassen M 3: Patientin zu regelmäßigem Essen und Trinken anhalten M 3: Regelmäßige und verbindliche Kurzkontakte bei der Pflege nach jeder großen Mahlzeit vereinbaren M 3: Ggf. somatische Ursachen ausschließen M 3: Teilnahme an den Mahlzeiten kontrollieren M 3: Patientin zur Kooperation und zur Befolgung ärztlicher und pflegerischer Anweisungen motivieren M 3: Im Notfall nasogastrale Sonde legen und Flüssigkeitszufuhr i.v. M 3: Patientin ermutigen, sich im Bedarfsfall bei der Pflege zu melden M 3: Patientin dazu ermutigen, im Notfall die Klingel am Bett zu betätigen
Cave: Darauf achten, ob Patientin in ihrem Zimmer auf der Stelle joggt – auch nachts!	Z 4: Körperliche Betätigung (Sport, Spaziergänge etc.) der Patientin bleibt in angemessenem Rahmen	M 4: Verhalten der Patientin genau beobachten M 4: Körperliche Aktivitäten der Patientin dokumentieren M 4: Bei Verdacht auf übermäßige körperliche Betätigung Zimmerkontrollen im Beisein der Patientin durchführen – auch nachts M 4: Aktivitäten-Protokoll führen lassen M 4: Gemeinsam mit der Patientin die Dokumentation und Protokoll der Patientin vergleichen und ggf. auf bestehende Diskrepanzen hinweisen M 4: Patientin zur Kooperation und zur Befolgung ärztlicher und pflegerischer Anweisungen motivieren
Cave: Gewichtskontrollen unangemeldet durchführen und darauf achten, dass die Patientin vorher nichts trinken kann!	Z 5: Patientin erreicht das vereinbarte Basisgewicht	M 5: Bezugspflege M 5: Aufbau einer tragfähigen Vertrauensbeziehung M 5: Regelmäßige Gewichtskontrollen durchführen M 5: Gewicht genau dokumentieren M 5: Patientin auf Zielvereinbarungen (Basisgewicht) hinweisen M 5: Ess- und Trinkprotokoll führen lassen M 5: Patientin zu regelmäßigem Essen und Trinken anhalten M 5: Regelmäßige und verbindliche Kurzkontakte bei der Pflege vereinbaren (z. B. 1-mal pro Schicht) M 5: Bei Verdacht auf Laxanzienabusus Zimmerkontrollen im Beisein der Patientin durchführen
P: Patientin zeigt autoaggressive Impulsdurchbrüche		
Cave: Ggf. Zimmerkontrollen im Beisein der Patientin durchführen (Rasierklingen, Abführmittle etc.)	Z 6: Vermeidung von selbstschädigendem Verhalten	M 6: Aufbau einer tragfähigen Vertrauensbeziehung M 6: Kranken- und Verhaltensbeobachtung und Dokumentation M 6: Auf eventuelle Auslöser achten, ggf. genau dokumentieren M 6: Patientin nicht alleine lassen M 6: Gefährliche Gegenstände aus der Reichweite der Patientin entfernen M 6: Patientin ggf. von Mitpatientinnen isolieren (Einzelzimmer) M 6: Ggf. Ärztin alarmieren M 6: Ggf. Bedarfs- bzw. Notfallmedikation nach AVO verabreichen M 6: Medikamenteneinnahme überwachen M 6: Nachkontrollen auf Wirksamkeit M 6: Regelmäßige und verbindliche Kurzkontakte bei der Pflege vereinbaren (z. B. 1-mal pro Schicht)

⊡ Tab. 10.1   Fortsetzung

Probleme (P) und Ressourcen (R)	Pflegeziel (Z)	Pflegemaßnahmen (M)
R: Patientin kann Hilfe annehmen	Z 7: Patientin kann Impulse kontrollieren	M 7: Gemeinsam mit der Patientin deren autoaggressive Impulse benennen M 7: Gemeinsam mit der Patientin deren Verhaltensweisen analysieren (Funktion etc.) M 7: Skills-Training anbieten M 7: Gemeinsam mit der Patientin Handlungsalternativen erarbeiten (z. B. Notfallkoffer) M 7: Gemeinsam mit der Patientin deren Umsetzung trainieren M 7: Patientin nicht unter Zeitdruck setzen M 7: Patientin das bisher Erreichte vor Augen führen und sie dafür loben M 7: Patientin zur Selbstreflexion motivieren M 7: Psychoedukative Maßnahmen anbieten M 7: Entspannungstechniken anbieten M 7: Patientin zur Übernahme von Eigenverantwortung motivieren M 7: Zuversicht in die Kompetenzen der Patientin vermitteln M 7: Patientin ermutigen, sich im Bedarfsfall jederzeit an die Pflege zu wenden
P: Patientin leidet an Körperschemastörung		
R: Compliance	Z 8: Patientin hat ein angemessenes Bild von ihrem Körper	M 8: Bezugspflege M 8: Aufbau einer tragfähigen Vertrauensbeziehung M 8: Regelmäßige und verbindliche Kurzkontakte bei der Pflege vereinbaren (z. B. 1-mal pro Schicht) M 8: Offenes Gesprächsklima auf der Station etablieren M 8: Konzentrative Bewegungstherapie (KBT) anbieten M 8: Achtsamkeitstraining anbieten M 8: Gestaltungstherapie anbieten M 8: Patientin über krankheitsbedingte Körperschemastörung informieren M 8: Patientin nicht unter Zeitdruck setzen M 8: Patientin auch für kleinere Fortschritte loben
R: Patientin ist introspektionsfähig	Z 9: Patientin kann ihren Körper akzeptieren und angemessen versorgen	M 9: Bezugspflege M 9: Aufbau einer tragfähigen Vertrauensbeziehung M 9: Offenes Gesprächsklima auf der Station etablieren M 9: Im Kontakt mit der Patientin Verlässlichkeit, Zugewandtheit und Authentizität vermitteln M 9: Ängste und Befürchtungen der Patientin erfragen und, wenn möglich, besprechen M 9: Patientin über krankheitsbedingte Körperschemastörung informieren M 9: Patientin zur Selbstreflexion motivieren M 9: Gemeinsam mit der Patientin erarbeiten, was sie daran hindert, ihren Körper zu akzeptieren M 9: Achtsamkeitsübungen anbieten M 9: KBT anbieten M 9: Gestaltungstherapie anbieten M 9: Patientin bitten, aufzuschreiben, was sie ihrem Körper Gutes tun könnte (Bad, Körperpflege, Massage etc.) M 9: Patientin auch für kleinere Fortschritte loben M 9: Regelmäßige und verbindliche Gesprächstermine vereinbaren M 9: Auch darüber hinaus Gesprächsbereitschaft signalisieren M 9: Patientin ermutigen, sich im Bedarfsfall jederzeit an die Pflege zu wenden

10

◼ **Tab. 10.1** Fortsetzung

Probleme *(P)* und Ressourcen *(R)*	Pflegeziel *(Z)*	Pflegemaßnahmen *(M)*
P: Patientin hat ein negatives Selbstbild		
R: Compliance	Z 10: Patientin kann sich so annehmen wie sie ist	M 10: Bezugspflege M 10: Aufbau einer tragfähigen Vertrauensbeziehung M 10: Gemeinsam mit der Patientin eine geregelte Tagesstruktur erarbeiten M 10: Wünsche und Vorstellungen der Patientin erfragen und so weit wie möglich berücksichtigen M 10: Freizeitaktivitäten anbieten M 10: Dafür sorgen, dass die Patientin die Station als sicheren Rahmen erleben kann M 10: Patientin in den Stationsalltag integrieren M 10: Patientin zur Übernahme von Stationsdiensten motivieren M 10: Patientin mit der Patenschaft für neue Patienten beauftragen M 10: Patientin mit kleineren Aufgaben betrauen M 10: Patientin nicht unter Zeitdruck setzen M 10: Patientin auch für kleinere Fortschritte loben M 10: Patientin dazu anregen, ihre Angelegenheiten eigenständig zu regeln M 10: Ggf. am Anfang Unterstützung anbieten M 10: Zuversicht und Vertrauen in die Fähigkeiten der Patientin vermitteln M 10: Patientin bitten, Dinge und Fähigkeiten aufzuschreiben, die sie an sich mag
R: Patientin kann sich auf Neues einlassen	Z 11: Patientin kann Eigenempathie entwickeln	M 11: Bezugspflege M 11: Aufbau einer tragfähigen Vertrauensbeziehung M 11: Offenes Gesprächsklima auf der Station etablieren M 11: Patientin bitten, aufzuschreiben, was sie an sich selbst mag M 11: Patientin bitten, aufzuschreiben, was andere an ihr mögen und schätzen M 11: Gemeinsam mit der Patientin deren Fähigkeiten und Ressourcen ermitteln M 11: Achtsamkeitstraining anbieten M 11: Regelmäßige und verbindliche Gesprächstermine vereinbaren M 11: Patientin ermutigen, sich im Bedarfsfall jederzeit an die Pflege zu wenden
P: Patientin leidet an Konzentrationsstörungen		
R: Patientin ist kognitiv nicht eingeschränkt R: Compliance	Z 12: Konzentrationsfähigkeit der Patientin ist verbessert	M 12: Patientin mit Geduld und Empathie begegnen M 12: Gespräche strukturieren und Patientin ggf. auf das Gesprächsthema zurückführen M 12: Ablenkungen im Gespräch vermeiden und für ungestörte Gesprächsatmosphäre sorgen M 12: Patientin nicht bevormunden M 12: Konzentrationsübungen anbieten M 12: TV-Konsum möglichst begrenzen M 12: Konzentrationsspiele (auch für PC oder Handy) anbieten M 12: Verbindliche Gesprächstermine absprechen und auf deren Einhaltung achten M 12: Patientin in die Stationsgemeinschaft integrieren M 12: Patientin ermutigen, sich im Bedarfsfall jederzeit an die Pflege zu wenden

Tab. 10.1 Fortsetzung

Probleme *(P)* und Ressourcen *(R)*	Pflegeziel *(Z)*	Pflegemaßnahmen *(M)*
P: Patientin zeigt »pubertäre« Verhaltensweisen, provoziert und hält sich nicht an Regeln und Vereinbarungen		
Cave: Rechtzeitig disziplinarische Maßnahme ergreifen, bevor die Patientin die gesamte Station »aufmischt«!	Z 13: Patientin ist kooperativ und befolgt die Stationsregeln	M 13: Ruhe bewahren und sich nicht provozieren lassen M 13: Im Kontakt mit der Patientin freundlich und konsequent auftreten M 13: Verweigerungshaltung der Patientin nicht persönlich nehmen M 13: Patientin auf Stationsordnung hinweisen M 13: Gemeinsam mit der Patientin erarbeiten, warum die Einhaltung der Stationsordnung sinnvoll und notwendig ist M 13: Patientin auf Freiwilligkeit des Aufenthaltes hinweisen M 13: Patientin etwaige Konsequenzen vor Augen führen (Ermahnung, disziplinarische Entlassung etc.) M 13: Angedrohte disziplinarische Maßnahmen konsequent umsetzen M 13: Regelmäßige und verbindliche Gesprächstermine vereinbaren M 13: Patientin ermutigen, sich im Bedarfsfall jederzeit an die Pflege zu wenden
R: Patientin ist kognitiv nicht eingeschränkt	Z 14: Patientin kann Eigenverantwortung für ihr Verhalten übernehmen	M 14: Patientin auf der Erwachsenenebene ansprechen M 14: Verhalten der Patientin nicht stigmatisieren M 14: Im Gespräch sachlich bleiben und rational argumentieren und dies auch von der Patientin verlangen M 14: Ausreden als solche der Patientin gegenüber benennen und nicht gelten lassen M 14: Keine langen Debatten führen, Patientin ggf. begrenzen M 14: Patientin zur Kooperation und zur Befolgung ärztlicher und pflegerischer Anweisungen motivieren, da dies in ihrem eigenen Interesse liegt M 14: Patientin für das bisher Erreichte loben M 14: Patientin dazu anregen, ihre Angelegenheiten eigenständig zu regeln M 14: Zuversicht in die Kompetenzen der Patientin vermitteln M 14: Patientin ermutigen, sich im Bedarfsfall jederzeit an die Pflege zu wenden
R: Patientin ist introspektionsfähig	Z 15: Patientin ist adäquat im Kontakt mit anderen	M 15: Ruhe bewahren und sich nicht provozieren lassen M 15: Im Kontakt mit der Patientin freundlich und konsequent auftreten M 15: Patientin auf unangemessene Kontaktaufnahme hinweisen M 15: Gemeinsam mit der Patientin erarbeiten, wie ihr Verhalten auf andere wirkt M 15: Nur auf Fragen und Anliegen eingehen, die in angemessener Art und Weise von der Patientin vorgebracht werden M 15: Patientin darauf hinweisen, dass ein Verbleib auf Station voraussetzt, dass sie angemessen mit anderen in Kontakt tritt M 15: Soziales Kompetenztraining anbieten M 15: Sozial kompatible Verhaltensweisen der Patientin fördern M 15: Gemeinsam mit der Patientin Möglichkeiten einer angemessenen Kontaktaufnahme erarbeiten

■ **Tab. 10.1** Fortsetzung

Probleme *(P)* und Ressourcen *(R)*	Pflegeziel *(Z)*	Pflegemaßnahmen *(M)*
	Z 16: Patientin kleidet sich angemessen	M 16: Patientin auf der Erwachsenenebene ansprechen (Geschlechtsidentität?) M 16: Auftreten der Patientin nicht stigmatisieren M 16: Patientin konsequent auf unangemessene Kleidung hinweisen M 16: Patientin darauf hinweisen, dass ein Verbleib auf Station voraussetzt, dass sie sich angemessen kleidet M 16: Gemeinsam mit der Patientin erarbeiten, warum die Kleidung unangemessen ist M 16: Gemeinsam mit der Patientin erarbeiten, warum ihr dies nicht bewusst gewesen ist M 16: Gemeinsam mit der Patientin überlegen, welche Wirkung die Kleidung auf andere hat bzw. haben könnte M 16: Patientin auch für ihre Kooperationsbereitschaft loben M 16: Patientin ermutigen, sich im Bedarfsfall jederzeit an die Pflege zu wenden
P: Patientin hat Schwierigkeiten bei der Beziehungsgestaltung		
Cave: Missbrauchs-erfahrungen in der Vorgeschichte eruieren! R: Patientin kann Hilfe annehmen	Z 17: Patientin kann Nähe und Distanz wahrnehmen und angemessen regulieren	M 17: Aufbau einer tragfähigen Vertrauensbeziehung M 17: Regelmäßige und verbindliche Gesprächstermine vereinbaren M 17: Patientin auf distanzloses Verhalten konsequent hinweisen M 17: Nur auf Fragen und Anliegen eingehen, die in angemessener Art und Weise von der Patientin vorgebracht werden M 17: Gemeinsam mit der Patientin erarbeiten, wie ihr Verhalten auf andere wirkt M 17: Gemeinsam mit der Patientin Möglichkeiten einer angemessenen Kommunikation erarbeiten
R: Patientin ist intro-spektionsfähig	Z 18: Patientin kann Beziehungen ad-äquat eingehen und führen	M 18: Bezugspflege M 18: Beziehungskontinuitäten sicherstellen M 18: Regelmäßige und verbindliche Gesprächstermine vereinbaren M 18: Patientin zur Übernahme von Stationsdiensten motivieren M 18: Eventuell vorhandene soziale Kontakte der Patientin auf Station fördern M 18: Soziales Kompetenztraining anbieten M 18: Achtsamkeitstraining anbieten M 18: Patientin in die Stationsgemeinschaft integrieren M 18: Regelmäßige Gespräche über Beziehungsgestaltung führen M 18: Wünsche der Patientin erfragen und gemeinsam mit ihr auf Realisierbarkeit prüfen M 18: Sozial kompatible Eigenschaften der Patientin fördern M 18: Gemeinsam mit der Patientin angemessene Verhaltensweisen erarbeiten M 18: Patientin zur Selbstreflexion motivieren M 18: Patientin ermutigen, sich im Bedarfsfall jederzeit an die Pflege zu wenden

◩ Tab. 10.1   Fortsetzung

Probleme *(P)* und Ressourcen *(R)*	Pflegeziel *(Z)*	Pflegemaßnahmen *(M)*
P: Patientin ist unstrukturiert und hat einen gestörten Tag-Nacht-Rhythmus		
R: Patientin möchte nachts gut schlafen	Z 19: Patientin kann ihren Tag sinnvoll gestalten	M 19: Aufbau einer tragfähigen Vertrauensbeziehung M 19: Regelmäßige und verbindliche Kurzkontakte bei der Pflege vereinbaren (z. B. 1-mal pro Schicht) M 19: Regelmäßige und verbindliche Gesprächstermine vereinbaren M 19: Patientin nicht unter Zeitdruck setzen M 19: Interessen und Vorlieben der Patientin erfragen M 19: Diese, wenn möglich, bei der Tagesplanung berücksichtigen M 19: Gemeinsam mit der Patientin einen geregelten Tagesablauf planen M 19: Patientin zur Teilnahme an den Stationsgruppen motivieren M 19: Patientin zur Übernahme von Stationsdiensten motivieren
	Z 20: Patientin bekommt nachts genug Schlaf	M 20: Schlafgewohnheiten der Patientin beobachten und dokumentieren M 20: Bezugspflege M 20: Aufbau einer tragfähigen Vertrauensbeziehung M 20: Patientin ein Schlafprotokoll führen lassen M 20: Für Nachtruhe und Rückzugsmöglichkeiten sorgen M 20: Gemeinsam mit der Patientin Einschlafrituale erarbeiten M 20: In Maßen und je nach körperlicher Verfassung der Patientin sportliche Aktivitäten anbieten M 20: Entspannungstechniken anbieten M 20: Stabilisierungsübungen anbieten M 20: Patientin ermutigen, sich im Bedarfsfall jederzeit an die Pflege zu wenden (auch per Klingel) M 20: Gerade im abendlichen bzw. nächtlichen Kontakt Sicherheit und Geborgenheit vermitteln M 20: Ggf. Nachtmedikation nach AVO M 20: Nachkontrollen auf Wirksamkeit
P: Nach der Entlassung droht Rückfall in vorherige Verhaltensweisen		
Cave: Symptomatik kann sich bei anstehender Entlassung kurzfristig verschlechtern! R: Patientin ist introspektionsfähig	Z 21: Essverhalten und Ernährungsbewusstsein der Patientin sind nachhaltig verbessert	M 21: Regelmäßige und verbindliche Kurzkontakte bei der Pflege vereinbaren (z. B. 1-mal pro Schicht) M 21: Auf Einhaltung geregelter Mahlzeiten achten M 21: Therapeutische Kochgruppe anbieten M 21: Ernährungsberatung anbieten M 21: KBT anbieten M 21: Soziales Kompetenztraining anbieten M 21: Entspannungstechniken anbieten M 21: Freizeitaktivitäten anbieten M 21: Regelmäßige und verbindliche Gesprächstermine vereinbaren M 21: Gemeinsam mit der Patientin deren Essprotokolle besprechen und auswerten M 21: Gemeinsam mit der Patientin deren Therapieverlauf besprechen (Gewichtszunahme) M 21: Gemeinsam mit der Patientin ggf. noch bestehende problematische Verhaltensweisen besprechen und mögliche Verhaltensalternativen erarbeiten M 21: Patientin ermutigen, sich im Bedarfsfall jederzeit an die Pflege zu wenden

10

◘ **Tab. 10.1**   Fortsetzung

Probleme (P) und Ressourcen (R)	Pflegeziel (Z)	Pflegemaßnahmen (M)
R: Patientin möchte ihr Leben nachhaltig ändern	Z 22: Patientin weiß, wo sie sich nach der Entlassung Hilfe holen kann	M 22: Sozialberatung anbieten M 22: Entlassungsmanagement M 22: Gemeinsam mit der Patientin infrage kommende ambulante Therapie- und Unterstützungsangebote eruieren M 22: Wenn möglich, dafür sorgen, dass die Patientin vor der Entlassung einen ambulanten Therapieplatz hat M 22: Patientin von der Notwendigkeit einer kontinuierlichen ambulanten psychotherapeutischen Versorgung überzeugen M 22: Patientin Notfallliste erstellen lassen
R: Patientin kann sich auf Neues einlassen	Z 23: Patientin kann nach der Entlassung ein eigenständiges Leben führen	M 23: Patientin zur Übernahme von Eigenverantwortung anregen M 23: Zuversicht und Vertrauen in die Fähigkeiten der Patientin vermitteln M 23: Patientin dazu anregen, ihre Angelegenheiten eigenständig zu regeln M 23: Auf regelmäßige Teilnahme an den Therapieangeboten achten M 23: Auf Einhaltung geregelter Mahlzeiten achten M 23: Auf geregelte Tagesstruktur achten M 23: Entlassungsmanagement M 23: Patientin zur Kontaktaufnahme zu ambulanten Einrichtungen/Gruppen/Therapeutinnen motivieren, ggf. am Anfang Unterstützung anbieten M 23: Ggf. Unterstützung und/oder Begleitung bei Vorstellungsgespräch in therapeutischer Wohngruppe oder Tagesklinik anbieten M 23: Ggf. Angehörige mit einbeziehen M 23: Ggf. poststationäre Therapiegruppe anbieten

AVO ärztliche Verordnung, *EKG* Elektrokardiogramm, *KBT* konzentrative Bewegungstherapie

10.1.3 Anmerkungen für die ambulante Pflege

Auch im Rahmen der ambulanten pflegerischen Betreuung stehen kontrollierende und edukative Tätigkeiten der Pflege im Vordergrund. Zunächst ist es wichtig, dass Sie das aktuelle Gewicht der Patientin ermitteln und dokumentieren, um ggf. bei signifikantem Untergewicht entsprechende Maßnahmen einleiten zu können. Außerdem besteht eine Ihrer wesentlichen Aufgaben darin, die Patientin beim Erlernen eines »normalen« Essverhaltens zu unterstützen. Dabei ist es hilfreich, wenn Sie der Patientin gegenüber empathisch und zugewandt auftreten, um so bestehende Ängste und Befürchtungen abbauen zu können. Des Weiteren ist es für eine erfolgreiche ambulante pflegerische Betreuung unabdingbar, dass Sie Ihre Patientin in ein ambulantes Netzwerk bestehend aus therapeutischen und medizinischen Betreuungsangeboten einbinden. Die primäre Zielsetzung besteht darin, dass die Patientin eigenverantwortlich und selbstbestimmt in ihrer Häuslichkeit leben kann, ohne jedoch dabei bleibende gesundheitliche Schäden zu erleiden. Für den Fall, dass die Patientin in zunehmendem Maße Gewicht verliert, informieren Sie umgehend Ihre Pflegedienstleitung und veranlassen Sie ggf. eine stationäre Unterbringung.

Eine weitere wesentliche Aufgabe der ambulanten pflegerischen Betreuung besteht zudem in der Vorbereitung bzw. in der Nachsorge stationärer therapeutischer Aufenthalte. Dementsprechend ist eine vertrauensvolle Zusammenarbeit mit stationären Versorgungseinrichtungen sinnvoll.

10.2   Bulimia nervosa (F50.2)

10.2.1 Merkmale

Das Leitsymptom der Bulimia nervosa besteht in den »anfallsartig« auftretenden Essattacken, in denen die Patientin unkontrolliert große Mengen oftmals hochkalorischer Nahrungsmittel zu sich nimmt, wobei diese Essattacken von Scham- und Schuldgefühlen begleitet sind und die Patientin oftmals danach ein sogenanntes selbstinduziertes Erbrechen herbeiführt (vgl. Tuschen-Caffier u. Florin 2012, S. 11). Nicht selten ist in der Vorgeschichte eine Anorexia nervosa zu finden, wobei im Falle der Bulimie in der Regel ein höheres Ersterkrankungsalter als bei der sogenannten Magersucht vorliegt: die höchste Inzidenzrate ist hier im 18. Lebensjahr zu verzeichnen (vgl. Reich u. Cierpka 2010, S. 28). Im Gegensatz zu anorektischen Patientinnen sind Menschen, die an einer Bulimie erkrankt sind, meistens normalgewichtig, sodass die Krankheit zunächst oft verborgen bleibt (vgl. Tress 2003, S. 102).

Kriterien für das Vorliegen einer Bulimia nervosa sind:

- gedankliche Fixierung auf das Essen,
- Essattacken und Heißhunger,
- Verhinderung von Gewichtsdurchnahme durch selbstinduziertes Erbrechen, Laxanzienabusus, Fasten oder Einnahme sogenannter Appetitzügler,

- extreme Angst davor, »fett« zu werden,
- oftmals Anorexia nervosa in der Vorgeschichte (vgl. Cuntz u. Hillert 2008, S. 69 f.)

In den Perioden zwischen den Essattacken befolgt die Patientin ein streng reglementiertes und kontrolliertes Essverhalten, bei dem sich die Patientin auf vermeintlich gesunde und kalorienarme Nahrungsmittel beschränkt.

» Diese Kontrolle bricht jedoch während der Bulimieattacken zusammen und die Betroffenen verschlingen nun alle »ungesunden« Nahrungsmittel, die sie sich sonst verboten hatten (Waadt et al. 2013, S. 6).

Praxistipp

Im pflegerischen Umgang mit an Bulimia nervosa erkrankten Patientinnen sollten Sie stets bedenken, dass gerade diese Erkrankung in hohem Maße schambesetzt ist. Dies bedeutet etwa, dass die Patientin sich für jede Essattacke zutiefst schämt und darin ein persönliches Versagen sieht. Dementsprechend sollten Sie im pflegerischen Kontakt darauf achten, dass Sie das Verhalten der Patientinnen nicht stigmatisieren. Zudem ist es wichtig, dass Sie die Patientin nicht unter Zeit- bzw. Erfolgsdruck setzen. Dennoch haben Sie auch hier auf die Einhaltung der Stationsregeln zu achten sowie sonstige kontrollierende Tätigkeiten, z. B. Zimmerkontrollen, durchzuführen. Achten Sie dabei jedoch stets darauf, dass Sie der Patientin mit Respekt und Wertschätzung begegnen. Alle pflegerischen Maßnahmen, Regeln und Absprachen sind der Patientin gegenüber zu begründen und, soweit möglich, sollte sie an der Erstellung der Pflegeplanung beteiligt werden.

10.2.2 Pflegeplanung Bulimia nervosa

◻ Tab. 10.2

◻ **Tab. 10.2** Pflegeplanung Bulimia nervosa		
Probleme *(P)* und Ressourcen *(R)*	**Pflegeziel *(Z)***	**Pflegemaßnahmen *(M)***
P: Patientin leidet an körperlichen Symptomen, z. B. Kreislaufproblemen, Parotisschwellung oder schlechten Zähnen (durch häufiges Erbrechen, Magensäure greift die Zähne an)		
R: Patientin ist kognitiv nicht eingeschränkt	Z 1: Körperlicher Zustand der Patientin ist stabil und eine weitere Schädigung kann vermieden werden	M 1: Vitalzeichenkontrolle M 1: BZ-Kontrolle M 1: Körpertemperatur kontrollieren M 1: Ärztin informieren M 1: Ggf. Notfallmaßnahmen durchführen nach AVO M 1: Ggf. Notfallmedikation nach AVO verabreichen M 1: Zahnärztliches Konsil veranlassen M 1: Fachärztliche Konsile veranlassen M 1: Krankenbeobachtung und Dokumentation M 1: Regelmäßige Medikamenteneinnahme nach AVO sicherstellen M 1: Nachkontrolle auf Wirksamkeit M 1: Auf regelmäßige medizinische Kontrolluntersuchungen achten (Blutentnahmen, EKG, Urinstatus etc.) M 1: Auf regelmäßige zahnärztliche Kontrolluntersuchungen achten M 1: Patientin zur Kooperation und zur Befolgung ärztlicher Anweisungen motivieren M 1: Patientin ermutigen, sich im Bedarfsfall bei der Pflege zu melden M 1: Patientin dazu ermutigen, im Notfall die Klingel am Bett zu betätigen
P: Patientin verspürt nach jeder Mahlzeit den Drang, sich zu erbrechen		
R: Patientin kann sich rechtzeitig Hilfe holen	Z 2: Patientin erbricht sich nicht	M 2: Bezugspflege M 2: Aufbau einer tragfähigen Vertrauensbeziehung M 2: Offenen Rahmen für Gespräche über selbstinduziertes Erbrechen schaffen M 2: Fragen und Ängste der Patientin bezüglich der körperlichen Symptome ernst nehmen und besprechen M 2: Darauf achten, dass die Patientin nicht nach den Mahlzeiten ihr Zimmer aufsucht, um sich zu erbrechen M 2: Darauf achten, dass die Patientin nicht öffentliche Toiletten (Besuchertoiletten) aufsucht, um sich zu erbrechen M 2: Patientin über Krankheitsbild und therapeutische Behandlung informieren M 2: Verbindliche Kurzkontakte bei der Pflege nach jeder Mahlzeit vereinbaren M 2: Fürsorge, Hilfsbereitschaft und Unterstützung anbieten M 2: Dafür sorgen, dass die Patientin die Station als sicheren Rahmen erleben kann M 2: Gemeinsam mit der Patientin an Handlungsalternativen bzw. Ablenkungsstrategien arbeiten M 2: Wünsche und Vorstellungen der Patientin erfragen und so weit wie möglich berücksichtigen M 2: Patientin zur Teilnahme an Stationsgruppen motivieren M : Patientin ermutigen, sich im Bedarfsfall jederzeit an die Pflege zu wenden

⊡ Tab. 10.2 Fortsetzung

Probleme *(P)* und Ressourcen *(R)*	Pflegeziel *(Z)*	Pflegemaßnahmen *(M)*
P: Patientin leidet an Bauchschmerzen, insbesondere nach den Mahlzeiten, da Darmtätigkeit ungewohnt		
Cave: Auf Laxanzienabusus achten! R: Patientin ist ehrlich zu sich und anderen	Z 3: Zustand ist für die Patientin erträglich	M 3: Kranken- und Verhaltensbeobachtung und Dokumentation M 3: Fragen und Ängste der Patientin bezüglich der körperlichen Symptome ernstnehmen und besprechen M 3: Patientin über Krankheitsbild und therapeutische Behandlung informieren M 3: Verbindliche Kurzkontakte bei der Pflege nach jeder Mahlzeit vereinbaren M 3: Anis-Kümmel-Fencheltee anbieten M 3: Wärmflasche anbieten M 3: Patientin zu maßvoller körperlicher Betätigung anregen M 3: Darauf achten, dass die Patientin ausreichend trinkt M 3: Ggf. Ärztin informieren M 3: Ggf. Bedarfsmedikation nach AVO verabreichen M 3: Nachkontrolle auf Wirksamkeit M 3: Bei Verdacht auf Laxanzienabusus Zimmerkontrolle im Beisein der Patientin durchführen M 3: Patientin ermutigen, sich im Bedarfsfall jederzeit an die Pflege zu wenden
P: Patientin zieht sich aus der Stationsgemeinschaft zurück		
R: Patientin hat den Wunsch, sich in die Stationsgemeinschaft zu integrieren	Z 4: Patientin ist in die Stationsgemeinschaft integriert	M 4: Stimmungslage der Patientin ernst nehmen M 4: Stimmungslage der Patientin beobachten und dokumentieren M 4: Gespräche anbieten M 4: Kontinuierlichen Kontakt zu der Patientin halten M 4: Suizidgefährdung abklären, ggf. Ärztin benachrichtigen M 4: Regelmäßige und verbindliche Gesprächstermine vereinbaren M 4: Kontakte der Patientin auf der Station beobachten und fördern M 4: Patientin in die Stationsgruppen einführen M 4: Patientin zur Mitarbeit bzw. Teilnahme anregen M 4: Auf geregelten Tag- und Nachtrhythmus achten M 4: Patientin in Stationsarbeiten einbinden (z. B. Küchendienst) M 4: Auf Rückzugstendenzen achten M 4: Patientin bei Rückzug im Zimmer aufsuchen M 4: Wenn möglich, Patientin aus dem Zimmer holen und in den Stationsalltag integrieren M 4: Gemeinsam mit Patientinnen geregelte Tagesstruktur erarbeiten M 4: Medikamenteneinnahme überwachen M 4: Nachkontrollen auf Wirksamkeit M 4: Erfragen, was der Patientin nach eigenem Ermessen helfen könnte und dies, sofern möglich, umsetzen M 4: Patientin ermutigen, über ihre Gefühle zu sprechen M 4: Patientin ermutigen, sich bei Bedarf an die Pflege zu wenden

☐ **Tab. 10.2** Fortsetzung

Probleme (P) und Ressourcen (R)	Pflegeziel (Z)	Pflegemaßnahmen (M)
P: Patientin leidet an Körperschemastörung		
R: Patientin ist introspektionsfähig	Z 5: Patientin hat ein angemessenes Bild von ihrem Körper	M 5: Bezugspflege M 5: Aufbau einer tragfähigen Vertrauensbeziehung M 5: Regelmäßige und verbindliche Kurzkontakte bei der Pflege vereinbaren (z. B. 1-mal pro Schicht) M 5: Offenes Gesprächsklima auf der Station etablieren M 5: Konzentrative Bewegungstherapie (KBT) anbieten M 5: Achtsamkeitstraining anbieten M 5: Gestaltungstherapie anbieten M 5: Patientin über krankheitsbedingte Körperschemastörung informieren M 5: Patientin nicht unter Zeitdruck setzen M 5: Patientin auch für kleinere Fortschritte loben
R: Patientin kann sich auf Neues einlassen	Z 6: Patientin kann ihren Körper akzeptieren und angemessen versorgen	M 6: Bezugspflege M 6: Aufbau einer tragfähigen Vertrauensbeziehung M 6: Offenes Gesprächsklima auf der Station etablieren M 6: Im Kontakt mit der Patientin Verlässlichkeit, Zugewandtheit und Authentizität vermitteln M 6: Ängste und Befürchtungen der Patientin erfragen und, wenn möglich, besprechen M 6: Patientin über krankheitsbedingte Körperschemastörung informieren M 6: Patientin zur Selbstreflexion motivieren M 6: Gemeinsam mit der Patientin erarbeiten, was sie daran hindert, ihren Körper zu akzeptieren M 6: Achtsamkeitsübungen anbieten M 6: KBT anbieten M 6: Gestaltungstherapie anbieten M 6: Patientin bitten, aufzuschreiben, was sie ihrem Körper Gutes tun könnte (Bad, Körperpflege, Massage etc.) M 6: Patientin auch für kleinere Fortschritte loben M 6: Regelmäßige und verbindliche Gesprächstermine vereinbaren M 6: Auch darüber hinaus Gesprächsbereitschaft signalisieren M 6: Patientin ermutigen, sich im Bedarfsfall jederzeit an die Pflege zu wenden
P: Patientin leidet an unkontrollierten Essattacken		
R: Compliance R: Patientin ist bereit, an sich zu arbeiten	Z 7: Patientin kann ihre Essattacke unterdrücken	M 7: Bezugspflege M 7: Aufbau einer tragfähigen Vertrauensbeziehung M 7: Offenes Gesprächsklima auf der Station etablieren M 7: Im Kontakt mit der Patientin Verlässlichkeit, Zugewandtheit und Authentizität vermitteln M 7: Verhalten der Patientin nicht stigmatisieren M 7: Gemeinsam mit der Patientin erarbeiten, ob bzw. welche Auslöser es für die Essattacken gibt M 7: Bei regelmäßigen/vorhersehbaren Auslösern entsprechende Kurzkontakte mit der Pflege vereinbaren M 7: Gemeinsam mit der Patientin einen Notfallplan erstellen, um Essattacken zu verhindern M 7: Bei Verdacht, dass die Patientin im Zimmer Lebensmittel hortet, Zimmerkontrolle im Beisein der Patientin durchführen M 7: Patientin ermutigen, sich im Bedarfsfall jederzeit an die Pflege zu wenden

◘ **Tab. 10.2**   Fortsetzung

Probleme *(P)* und Ressourcen *(R)*	Pflegeziel *(Z)*	Pflegemaßnahmen *(M)*
R: Patientin ist introspektionsfähig	Z 8: Patientin kann ihr Essverhalten reflektieren und kontrollieren	M 8: Bezugspflege M 8: Aufbau einer tragfähigen Vertrauensbeziehung M 8: Regelmäßige und verbindliche Kurzkontakte bei der Pflege vereinbaren (z. B. 1-mal pro Schicht) M 8: Offenes Gesprächsklima auf der Station etablieren M 8: Patientin zur Selbstreflexion anregen M 8: Gemeinsam mit der Patientin Handlungsalternativen erarbeiten M 8: Patientin nicht unter Zeitdruck setzen M 8: Patientin nicht unter Erfolgsdruck setzen M 8: Patientin auch für kleinere Fortschritte loben M 8: Zuversicht und Vertrauen in die Fähigkeiten der Patientin vermitteln M 8: Gemeinsam mit der Patientin eine geregelte Tagesstruktur erarbeiten M 8: KBT anbieten M 8: Soziales Kompetenztraining anbieten M 8: Entspannungstechniken anbieten M 8: Freizeitaktivitäten anbieten M 8: Patientin ermutigen, sich im Bedarfsfall jederzeit an die Pflege zu wenden
P: Patientin hat ein negatives Selbstbild bei gleichzeitig hoher Leistungsorientierung		
R: Compliance	Z 9: Patientin setzt sich realistische Ziele, ohne sich zu überfordern	M 9: Aufbau einer tragfähigen Vertrauensbeziehung M 9: Im Kontakt mit der Patientin Verlässlichkeit, Zugewandtheit und Authentizität vermitteln M 9: Gemeinsam mit der Patientin deren Fähigkeiten und Ressourcen ermitteln M 9: Gemeinsam mit der Patientin deren Zielvorstellungen benennen M 9: Gemeinsam mit der Patientin die Realisierbarkeit der Ziele überprüfen M 9: Darauf achten, dass die Patientin nicht alles auf einmal erreichen will, sondern Schritt für Schritt vorgeht M 9: Ziele in Fern- und Nahziele einteilen M 9: Fokus auf Nahziele legen M 9: Mit »kleineren« und gut erreichbaren Zielsetzungen anfangen M 9: Gemeinsam mit der Patientin mögliche Strategien zur Zielerreichung erarbeiten M 9: Zuversicht und Vertrauen in die Fähigkeiten der Patientin vermitteln M 9: Patientin nicht unter Zeitdruck setzen M 9: Patientin nicht unter Erfolgsdruck setzen M 9: Patientin auch für kleinere Fortschritte loben M 9: Patientin ermutigen, sich im Bedarfsfall jederzeit an die Pflege zu wenden

10

◼ **Tab. 10.2** Fortsetzung

Probleme *(P)* und Ressourcen *(R)*	Pflegeziel *(Z)*	Pflegemaßnahmen *(M)*
R: Patientin ist intro-spektionsfähig	Z 10: Patientin kann sich so annehmen, wie sie ist	M 10: Gemeinsam mit der Patientin eine geregelte Tagesstruktur erarbeiten M 10: Wünsche und Vorstellungen der Patientin erfragen und so weit wie möglich berücksichtigen M 10: Freizeitaktivitäten anbieten M 10: Dafür sorgen, dass die Patientin die Station als sicheren Rahmen erleben kann M 10: Patientin in den Stationsalltag integrieren M 10: Patientin zur Übernahme von Stationsdiensten motivieren M 10: Patientin mit der Patenschaft für neue Patienten beauftragen M 10: Patientin mit kleineren Aufgaben betrauen M 10: Patientin nicht unter Zeitdruck setzen M 10: Patientin auch für kleinere Fortschritte loben M 10: Patientin dazu anregen, ihre Angelegenheiten eigenständig zu regeln M 10: Ggf. am Anfang Unterstützung anbieten M 10: Zuversicht und Vertrauen in die Fähigkeiten der Patientin vermitteln M 10: Patientin bitten, Dinge und Fähigkeiten aufzuschreiben, die sie an sich mag
R: Patientin kann sich auf Neues ein-lassen	Z 11: Patientin kann Eigenempathie ent-wickeln	M 11: Bezugspflege M 11: Aufbau einer tragfähigen Vertrauensbeziehung M 11: Offenes Gesprächsklima auf der Station etablieren M 11: Patientin bitten, aufzuschreiben, was sie an sich selbst mag M 11: Patientin bitten, aufzuschreiben, was andere an ihr mögen und schätzen M 11: Gemeinsam mit der Patientin deren Fähigkeiten und Ressour-cen ermitteln M 11: Achtsamkeitstraining anbieten M 11: Regelmäßige und verbindliche Gesprächstermine vereinbaren M 11: Patientin ermutigen, sich im Bedarfsfall jederzeit an die Pflege zu wenden
P: Patientin ist niedergeschlagen und enttäuscht von sich selbst (etwa nach Essattacke)		
R: Patientin kann Hilfe annehmen R: Patientin kann sich auf Neues ein-lassen	Z 12: Patientin kann sich so annehmen, wie sie ist	M 12: Gemeinsam mit der Patientin eine geregelte Tagesstruktur erarbeiten M 12: Wünsche und Vorstellungen der Patientin erfragen und so weit wie möglich berücksichtigen M 12: Freizeitaktivitäten anbieten M 12: Dafür sorgen, dass die Patientin die Station als sicheren Rahmen erleben kann M 12: Patientin in den Stationsalltag integrieren M 12: Patientin zur Übernahme von Stationsdiensten motivieren M 12: Patientin mit der Patenschaft für neue Patienten beauftragen M 12: Patientin mit kleineren Aufgaben betrauen M 12: Patientin nicht unter Zeitdruck setzen M 12: Patientin auch für kleinere Fortschritte loben M 12: Patientin dazu anregen, ihre Angelegenheiten eigenständig zu regeln M 12: Ggf. am Anfang Unterstützung anbieten M 12: Zuversicht und Vertrauen in die Fähigkeiten der Patientin vermitteln M 12: Patientin bitten, Dinge und Fähigkeiten aufzuschreiben, die sie an sich mag

◨ **Tab. 10.2**   Fortsetzung

Probleme (P) und Ressourcen (R)	Pflegeziel (Z)	Pflegemaßnahmen (M)
P: Nach der Entlassung droht Rückfall in vorherige Verhaltensweisen		
Cave: Symptomatik kann sich bei anstehender Entlassung kurzfristig verschlechtern! R: Patientin ist introspektionsfähig	Z 13: Essverhalten und Ernährungsbewusstsein der Patientin sind nachhaltig verbessert	M 13: Regelmäßige und verbindliche Kurzkontakte bei der Pflege vereinbaren (z. B. 1-mal pro Schicht) M 13: Auf Einhaltung geregelter Mahlzeiten achten M 13: Therapeutische Kochgruppe anbieten M 13: Ernährungsberatung anbieten M 13: KBT anbieten M 13: Soziales Kompetenztraining anbieten M 13: Entspannungstechniken anbieten M 13: Freizeitaktivitäten anbieten M 13: Regelmäßige und verbindliche Gesprächstermine vereinbaren M 13: Gemeinsam mit der Patientin deren Essprotokolle besprechen und auswerten M 13: Gemeinsam mit der Patientin deren Therapieverlauf besprechen (Gewichtszunahme) M 13: Gemeinsam mit der Patientin ggf. noch bestehende problematische Verhaltensweisen besprechen und mögliche Verhaltensalternativen erarbeiten M 13: Patientin ermutigen, sich im Bedarfsfall jederzeit an die Pflege zu wenden
R: Patientin möchte ihr Leben nachhaltig ändern	Z 14: Patientin weiß, wo sie sich nach der Entlassung Hilfe holen kann	M 14: Sozialberatung anbieten M 14: Entlassungsmanagement M 14: Gemeinsam mit der Patientin infrage kommende ambulante Therapie- und Unterstützungsangebote eruieren M 14: Wenn möglich, dafür sorgen, dass die Patientin vor der Entlassung einen ambulanten Therapieplatz hat M 14: Patientin von der Notwendigkeit einer kontinuierlichen ambulanten psychotherapeutischen Versorgung überzeugen M 14: Patientin Notfallliste erstellen lassen
R: Compliance R: Patientin kann Erlerntes für sich umsetzen	Z 15: Patientin kann nach der Entlassung ein eigenständiges Leben führen	M 15: Patientin zur Übernahme von Eigenverantwortung anregen M 15: Zuversicht und Vertrauen in die Fähigkeiten der Patientin vermitteln M 15: Patientin dazu anregen, ihre Angelegenheiten eigenständig zu regeln M 15: Auf regelmäßige Teilnahme an den Therapieangeboten achten M 15: Auf Einhaltung geregelter Mahlzeiten achten M 15: Auf geregelte Tagesstruktur achten M 15: Entlassungsmanagement M 15: Patientin zur Kontaktaufnahme zu ambulanten Einrichtungen/Gruppen/Therapeutinnen motivieren, ggf. am Anfang Unterstützung anbieten M 15: Ggf. Unterstützung und/oder Begleitung bei Vorstellungsgespräch in therapeutischer Wohngruppe oder Tagesklinik anbieten M 15: Ggf. Angehörige mit einbeziehen M 15: Ggf. poststationäre Therapiegruppe anbieten

AVO ärztliche Verordnung, *BZ* Blutzucker, *EKG* Elektrokardiogramm, *KBT* konzentrative Bewegungstherapie.

10.2.3 Anmerkungen für die ambulante Pflege

Auch im Rahmen der ambulanten pflegerischen Betreuung stehen kontrollierende und edukative Tätigkeiten der Pflege im Vordergrund. Bedenken Sie stets, dass viele Bulimie-Patientinnen normalgewichtig sind. Sollte noch keine klare Diagnose vorliegen, achten Sie auf mögliche Anzeichen einer Bulimie und verständigen Sie die zuständigen Behandler. Bei Vorliegen einer gesicherten Diagnose ist es zunächst wichtig, die Patientin beim Erlernen eines »normalen« Essverhaltens zu unterstützen. Dabei ist es hilfreich, wenn Sie der Patientin gegenüber empathisch und zugewandt auftreten, um so bestehende Ängste und Befürchtungen abbauen zu können. Des Weiteren ist es für eine erfolgreiche ambulante pflegerische Betreuung unabdingbar, dass Sie Ihre Patientin in ein ambulantes Netzwerk bestehend aus therapeutischen und medizinischen Betreuungsangeboten einbinden. Die primäre Zielsetzung besteht darin, dass die Patientin eigenverantwortlich und selbstbestimmt in ihrer Häuslichkeit leben kann, ohne jedoch dabei bleibende gesundheitliche Schäden zu erleiden. Für den Fall, dass die Patientin in zunehmendem Maße an gesundheitlichen Folgeschäden leiden sollte, informieren Sie umgehend Ihre Pflegedienstleitung und besprechen Sie mit der Patientin das weitere Vorgehen auch im Hinblick auf eine mögliche stationäre therapeutische Behandlung. Eine weitere wesentliche Aufgabe der ambulanten pflegerischen Betreuung besteht zudem in der Vorbereitung bzw. in der Nachsorge stationärer therapeutischer Aufenthalte. Dementsprechend ist eine vertrauensvolle Zusammenarbeit mit stationären Versorgungseinrichtungen sinnvoll.

10.3 Exkurs: Pflegetherapeutische Gruppen – Kochgruppe

Die pflegetherapeutische Kochgruppe wird von einer entsprechend geschulten Pflegekraft organisiert und verantwortlich geleitet (vgl. Amberger u. Roll 2010, S. 184). Die Gruppe wird in der Regel stationsintern angeboten; sie kann aber auch stationsübergreifend durchgeführt werden, je nach

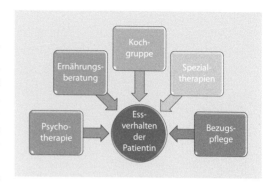

☐ Abb. 10.2 Einbettung der Kochgruppe in das therapeutische Setting der Station

Größe der Klink bzw. Abteilung und nach Anzahl der infrage kommenden Patientinnen mit einer Essstörung. Die Kochgruppe sollte in einem regelmäßigen Turnus stattfinden, etwa wöchentlich oder alle 14 Tage, und die Teilnehmerzahl sollte bei 4–6 Patientinnen liegen. Vor der Teilnahme müssen die betreffenden Patientinnen nachweislich eine Ernährungsberatung absolviert haben, wobei im Idealfall eine einrichtungsinterne Ernährungsberaterin bzw. Diätassistentin die Kochgruppe inhaltlich begleiten sollte. Dies gilt insbesondere für die Auswahl der Lebensmittel und die Art der Zubereitung. Die pflegetherapeutische Kochgruppe ist ein praxisbezogener Bestandteil der Behandlung von Patientinnen mit gestörtem Essverhalten, hier werden unter Anleitung der Pflegekraft bestimmte lebenspraktische Fähigkeiten vermittelt und eingeübt (vgl. Rössler 2013, S.3 23). Es ist grundsätzlich auf einen regelmäßigen Austausch mit den Bereichen Psychotherapie, Ernährungsberatung, Spezialtherapie (z. B. KBT, Ergotherapie oder Soziales Kompetenztraining) und Bezugspflege zu achten. In ☐ Abb. 10.2 sind alle wesentlichen Behandlungsangebote, die auf das Essverhalten der Patientin einwirken, dargestellt.

Die Psychotherapeutin bespricht mit der Patientin eine mögliche Teilnahme an der Kochgruppe und veranlasst dies ggf. bei der zuständigen Pflegekraft oder bringt den Vorschlag ins Team ein. Die Aufgabe der Bezugspflege besteht vor allen Dingen darin, die betreffende Patientin zu begleiten und bei etwaigen Problemen oder Schwierigkeiten zu unterstützen bzw. zu entlasten. Die Leiterin des

Kochgruppe der Station ....

Datum:	Anleitende Pflegekraft:
Teilnehmerinnen	
Gericht	
Rezept	
Benötigte Materialien	
Zeitraum von...bis...	
Ablauf	
Besondere Vorkommnisse	

Abb. 10.3   Formular der Kochgruppe

pflegetherapeutischen Kochens führt vor Aufnahme der Patientin in die Gruppe ein Vorgespräch mit dieser durch, um ihr Ablauf und Zielsetzung der Kochgruppe darzulegen und Verhaltensregeln während des Kochens (z. B. Hygienevorschriften, Bekleidung etc.) zu erläutern. Es ist unbedingt darauf zu achten, dass alle Hygienevorschriften eingehalten werden und die betreffenden Patientinnen keine ansteckenden Infektionskrankheiten haben (vgl. Schwarzkopf 2008, S. 136). Vor dem Kochen erfolgt jeweils eine Vorbesprechung mit allen Patientinnen der Gruppe, in der geregelt wird, welche Mahlzeit zubereitet werden soll und welche Zutaten und Ausrüstungsgegenstände benötigt werden.

Die Zielsetzungen des pflegetherapeutischen Kochens sind (vgl. Gold u. Gühne 2014, S. 36; Amberger u. Roll 2010, S. 175 f.):

- **theoretische Wissensvermittlung:**
  - ausgewogene Ernährung,
  - fachgerechte Zubereitung von Mahlzeiten,
  - Einhaltung von Hygienevorschriften;
- **lebenspraktische Vermittlung von Verhaltensweisen:**
  - Arbeiten im Team,
  - Einhalten von Absprachen,
  - Übernahme von Verantwortung,
  - Einübung von Alltagsfertigkeiten,
  - Kommunikation und Austausch mit anderen,
  - Erleben von Gemeinschaft (gemeinsame Mahlzeiten).

Es ist darauf zu achten, dass die in der Gruppe gekochten Gerichte nicht zu aufwendig sind und von den Patientinnen nach der Entlassung auch zuhause ohne großen Aufwand nachgekocht werden können, d. h. es sollten keine allzu exotischen oder teuren Zutaten bzw. Ausrüstungsgegenstände verwendet werden und die Zubereitung sollte innerhalb einer angemessenen Zeitspanne möglich sein. Nach dem Kochen wird die Mahlzeit im Rahmen eines gemeinsamen Mittagessens verzehrt. Die Kochgruppe wird zudem von der Pflegekraft gemeinsam mit den Patientinnen nachbereitet – was lief gut, was könnte verbessert werden etc. Überdies dokumentiert die Pflegekraft Ablauf und Besonderheiten der Kochgruppe zeitnah und vollständig und erstattet dem interprofessionellen Team der Station und ggf. der Einzeltherapeutin Bericht. Für die Dokumentation kann ein Formular wie in ◘ Abb. 10.3 verwendet werden.

Literatur

Amberger S, Roll S (2010) Psychiatriepflege und Psychotherapie. Thieme, Stuttgart

Cuntz U, Hillert A (2008) Essstörungen: Ursachen, Symptome, Therapien. 4. Aufl. Beck, München

Gold K, Gühne M (2014) Einzel- und Gruppenaktivitäten in der psychiatrischen Pflege: planen – gestalten – durchführen. Elsevier, München

Gold K, Schlegel Y, Stein K-P (Hrsg) (2014) Pflege konkret: Neurologie – Psychiatrie. Lehrbuch für Pflegeberufe, 5. Aufl. Urban & Fischer, München

Reich G, Cierpka M (2010) Psychotherapie der Essstörungen: Krankheitsmodelle und Therapiepraxis. Thieme, Stuttgart

Rössler W (2013) Psychiatrische Rehabilitation Bd 1. Springer, Berlin

Schwarzkopf A (2008) Praxiswissen für Hygienebeauftragte: Anleitungen für stationäre Pflegeeinrichtungen und ambulante Dienste, 2. Aufl. Kohlhammer, Stuttgart

Tuschen-Caffier B, Florin I (2012) Teufelskreis Bulimie: Ein Manual zur psychologischen Therapie, 2. Aufl. Hogrefe, Göttingen

Tress W (Hrsg) (2003) Psychosomatische Grundversorgung: Kompendium der interpersonellen Medizin, 3. Aufl. Schattauer, Stuttgart

Waadt S, Laessle RG, Pirke KM (2013) Bulimie: Ursachen und Therapie. Springer, Berlin

Persönlichkeitsstörungen (F60–F69)

Heike Ulatowski

H. Ulatowski, *Pflegeplanung in der Psychiatrie,*
DOI 10.1007/978-3-662-48546-0_11, © Springer-Verlag Berlin Heidelberg 2016

Persönlichkeitsstörungen sind gekennzeichnet durch »tiefverwurzelte, lang anhaltende Verhaltensmuster, die sich in starren und unangepassten Reaktionen in verschiedenen Lebenssituationen zeigen«, die Häufigkeit des Auftretens beträgt ca. 5–10% der Bevölkerung, wobei ca. 50% der Patienten in psychiatrischen Kliniken und 70–90% der Patienten in forensischen Kliniken Persönlichkeitsstörungen aufweisen (Thiel et al. 2004, S. 288). Nachfolgend werden mögliche Pflegeplanungen für Patienten mit Borderline-Persönlichkeitsstörung, histrionischer und abhängiger Persönlichkeitsstörung vorgestellt, praxisnahe Hinweise für den pflegerischen Umgang mit diesen Patienten und ein Exkurs zu den Grundzügen des Skills-Trainings inbegriffen.

11.1 Borderline-Persönlichkeitsstörung (F60.31)

11.1.1 Merkmale

Kennzeichnend für das Vorliegen einer Borderline-Persönlichkeitsstörung (BPS) ist die Instabilität der Patienten in den Lebensbereichen: Gefühlsleben, zwischenmenschliche Beziehungen, Verhalten und Selbstbild/Identität. Das Erscheinungsbild der BPS ist nicht immer einheitlich, sondern oftmals von durchaus heterogener Struktur (vgl. Dulz et al. 2011, S. 100). Dennoch können auf der Grundlage neuerer klinischer Studien drei Subtypen einer BPS unterschieden werden (vgl. Dulz et al. 2011, S. 101):
- die BPS vom nichtparanoiden und nichtaggressiven Typ,
- die BPS vom paranoiden und nichtaggressiven Typ,
- die BPS vom nichtparanoiden und aggressiven bzw. antisozialen Typ,

wobei in dem hier vorliegenden Kontext auf eine weiterführende Darstellung dieser Subtypen nicht eingegangen werden kann.

Gerade im Rahmen einer stationären Therapie ist zudem die sogenannte Spaltung von erheblicher

Bedeutung: Unabhängig vom jeweiligen Subtypus teilen Patienten mit einer BPS ihre Mitmenschen ein in nur gute und nur böse Menschen, Zwischenstufen gibt es nicht. Dadurch können sie ihre Ängste reduzieren, denn wenn eine Person nur gut oder nur böse ist, dann kann sie diese einordnen, »dann sind die Verhältnisse klar, dann gibt es keine innere Irritation, dann nimmt die Angst ab« (Dulz u. Schneider 2001, S. 35). Hierbei kann es nicht nur sehr schnell zu einer Einordnung kommen; vielmehr können auch zunächst als »gut« eingeordnete Teammitglieder schnell in Ungnade verfallen und fortan als »böse« gelten:

> So kann beispielsweise eine »gute« Schwester ganz schnell zu einer »bösen« werden, wenn sie erstmalig keine Zeit hat, sich um den Patienten zu kümmern, wie sie es sonst getan hat (Dulz u. Schneider 2001, S. 36).

Für eine gesicherte BPS-Diagnose müssen mindestens 5 der folgenden Leitsymptome gegeben sein (vgl. Gratz u. Chapmann 2014, S. 26 f.):
- Der Patient ist bemüht, ein reales oder ein von ihm angenommenes Verlassenwerden zu verhindern.
- Beziehungen des Patienten weisen wiederkehrendes Muster von Instabilität sowie wechselnder Idealisierung und Entwertung des anderen auf.
- Der Patient leidet an fehlender oder schwacher Identität sowie an einem instabilen und negativen Selbstbild.
- Der Patient zeigt wiederholt Impulsdurchbrüche und selbstschädigendes Verhalten.
- Der Patient zeigt wiederholt suizidale Handlungen und selbstverletzendes Verhalten.
- Der Patient leidet an intensiven Gefühlsschwankungen und emotionaler Instabilität.
- Der Patient leidet an anhaltendem bzw. wiederkehrendem Gefühl der inneren Leere.
- Der Patient zeigt wiederholt mangelnde Affektkontrolle und Wutausbrüche.
- Der Patient leidet wiederholt an paranoiden bzw. dissoziativen Zuständen.

◻ **Tab. 11.1** Störungsbereiche und Symptome der Borderline-Persönlichkeitsstörung

Störungs-bereiche	Symptome
Affektregu-lation	Niedrige Reizschwelle Hohes Erregungsniveau (emotionale »Überflutung«) Suizidalität Impulsdurchbrüche Starke und aversive Spannungszu-stände Angstzustände Numbness (emotionale »Taubheit«)
Selbstbild	Unsichere Identität (unsicher, wer man wirklich ist) Unsichere Integrität (abgeschnitten von sich selbst) Negatives Selbstbild und Selbstwert-gefühl Negatives Körperbild
Psycho-soziale Integration	Probleme bei der Nähe-Distanz-Regu-lierung Passive Aktivität/demonstrative Hilf-losigkeit Intensives Gefühl der Andersartigkeit
Kognitive Fähigkeiten	Dissoziation Intrusion/Flashbacks Pseudopsychotische Symptome (z. B. magisches oder paranoides Denken)
Verhaltens-weisen	Selbstverletzendes Verhalten Hochrisikoverhalten Euphorisierung durch Selbstverlet-zung/Strangling Störungen des Ess- und Trinkverhaltens Substanzmissbrauch

Unter selbstverletzendem Verhalten sind all jene Verhaltensweisen zu verstehen, die absichtlich von dem Patienten herbeigeführt und nicht tödlich sind, wobei die Intention eindeutig in der Selbst-schädigung liegt und es zu gesundheitlichen Folge-schäden bis hin zur Lebensgefahr kommen kann. Neben den direkt verletzenden Handlungen, etwa durch eine Rasierklinge oder ein Messer, zählt auch die Einnahme legaler und illegaler Drogen sowie nicht ärztlich verordneter Substanzen und Medikamente in gesundheitsschädlicher oder le-bensbedrohender Dosierung in selbstverletzender bzw. selbstschädigender Absicht (vgl. Sendera u. Sendera 2007b, S. 34).

Die ◻ Tab. 11.1 verdeutlicht die jeweiligen Stö-rungsbereiche einer BPS und die dazugehörigen Symptome (vgl. Bohus 2002, S. 6 ff.):

Praxistipp

»Borderliner« sind in der Regel beim Pflege-personal nicht sonderlich »beliebt«: Sie gelten als anstrengend und schwierig, fordernd und kräftezehrend, »bockig« und pubertär und ste-hen im Ruf, das Team oder sogar die gesamte Stationsgemeinschaft zu spalten. Oft scheint es so, als würden sie Konflikte und Probleme geradezu anziehen oder selbst initiieren. Im pflegerischen Umgang mit Menschen, die an einer BPS erkrankt sind, sollten Sie jedoch stets bedenken, dass gerade diese Patienten sich aufgrund ihrer Erkrankung mehr anstrengen, härter an sich arbeiten und besser motiviert sein müssen als andere, um ihre Ziele zu er-reichen (was ungerecht ist), dass sie diese Ziele auf jeden Fall auch erreichen wollen, dass sie ihre Probleme keineswegs selbst verursacht haben, sie aber in aller Regel selbst lösen müs-sen und dass ihr Verhalten subjektiv immer sinnvoll ist, auch wenn es mitunter objektiv schwer nachzuvollziehen ist. Behalten Sie daher immer den Satz im Hinterkopf: Wenn der Patient sich angemessener verhalten könn-te, würde er es tun! (vgl. Bohus 2002, S. 19). Im pflegerischen Kontakt ist es daher wichtig, dass Sie neben aller notwendigen Klarheit und Konsequenz auch ein Höchstmaß an Empathie, Authentizität, Aufmerksamkeit und Wertschät-zung für Ihre Patienten mitbringen. Und Sie sollten sich gerade in schwierigen Situationen immer wieder den erheblichen Leidensdruck dieser Patienten vergegenwärtigen. Marsha Linehan, die Begründerin der Dialektisch-Be-havioralen Therapie (DBT), spricht hier nicht ohne Grund von den »patients out of hell«, den Patienten, die aus der Hölle kommen. Wichtig ist es, diesen Patienten zu zeigen, dass es immer mehr als einen Weg gibt – auch aus der Hölle (vgl. Sendera u. Sendera 2007a, S. 26).

11.1.2 Pflegeplanung Borderline-Persönlichkeitsstörung

◼ Tab. 11.2

◼ **Tab. 11.2** Pflegeplanung Borderline-Persönlichkeitsstörung		
Probleme (P) und Ressourcen (R)	**Pflegeziel (Z)**	**Pflegemaßnahmen (M)**
P: Patient ist suizidal		
R: Patient ist kognitiv nicht eingeschränkt	Z 1: Verhinderung eines Suizids	M 1: Kranken- und Verhaltensbeobachtung M 1: Dokumentation der Stimmungslage des Patienten M 1: Lückenlose Überwachung des Patienten M 1: Gefährliche Gegenstände aus der Reichweite des Patienten entfernen M 1: Ärztin alarmieren M 1: Ggf. Anti-Suizid-Vertrag abschließen lassen (Ärztin!) M 1: Ggf. Bedarfs- bzw. Notfallmedikation nach AVO verabreichen M 1: Medikamenteneinnahme überwachen M 1: Nachkontrollen auf Wirksamkeit M 1: Bei akuter Selbstgefährdung Verlegung auf eine geschützte Station nach AVO
R: Patient ist introspektionsfähig	Z 2: Patient ist absprachefähig	M 2: Bezugspflege M 2: Aufbau einer tragfähigen Vertrauensbeziehung M 2: Kontakt zu dem Patienten halten M 2: Patienten auf der rationalen »erwachsenen« Ebene ansprechen M 2: Verhalten des Patienten nicht stigmatisieren M 2: Wünsche und Vorstellungen des Patienten hinsichtlich des stationären Aufenthaltes erfragen und ggf. umsetzen, sofern möglich M 2: Wünsche und Vorstellungen des Patienten hinsichtlich der Bezugspflege erfragen und ggf. umsetzen, sofern möglich M 2: Regelmäßige und verbindliche Gesprächstermine vereinbaren M 2: Gemeinsam mit dem Patienten Möglichkeiten der Kontaktaufnahme zur Pflege (auch im Notfall) besprechen M 2: Gemeinsam mit dem Patienten Absprachen treffen, dass er sich im Notfall oder Bedarfsfall rechtzeitig an die Pflege wenden wird M 2: Bei etwaigen Zweifeln Absprachefähigkeit des Patienten prüfen lassen (Ärztin)
P: Patient zeigt autoaggressive Impulsdurchbrüche		
Cave: Ggf. Zimmerkontrollen im Beisein des Patienten durchführen (Rasierklingen, Abführmittel etc.)	Z 3: Verhinderung von selbstschädigendem Verhalten	M 3: Aufbau einer tragfähigen Vertrauensbeziehung M 3: Kranken- und Verhaltensbeobachtung und Dokumentation M 3: Auf eventuelle Auslöser achten, ggf. genau dokumentieren M 3: Patienten nicht alleine lassen M 3: Gefährliche Gegenstände aus der Reichweite des Patienten entfernen M 3: Patienten ggf. von Mitpatienten isolieren (Einzelzimmer) M 3: Ggf. Ärztin alarmieren M 3: Ggf. Bedarfs- bzw. Notfallmedikation nach AVO verabreichen M 3: Medikamenteneinnahme überwachen M 3: Nachkontrollen auf Wirksamkeit M 3: Regelmäßige und verbindliche Kurzkontakte bei der Pflege vereinbaren (z. B. 1-mal pro Schicht)

◻ **Tab. 11.2**   Fortsetzung

Probleme *(P)* und Ressourcen *(R)*	Pflegeziel *(Z)*	Pflegemaßnahmen *(M)*
R: Compliance	Z 4: Patient kann Impulse kontrollieren	M 4: Gemeinsam mit dem Patienten dessen autoaggressive Impulse benennen M 4: Gemeinsam mit dem Patienten dessen Verhaltensweisen analysieren (Funktion etc.) M 4: Achtsamkeitstraining anbieten M 4: Skills-Training anbieten (► Abschn. 11.4) M 4: Gemeinsam mit dem Patienten Handlungsalternativen erarbeiten (z. B. Notfallkoffer) M 4: Gemeinsam mit dem Patienten deren Umsetzung trainieren M 4: Konzentrative Bewegungstherapie (KBT) anbieten M 4: Patienten nicht unter Zeitdruck setzen M 4: Dem Patienten das bisher Erreichte vor Augen führen und ihn dafür loben M 4: Patienten zur Selbstreflexion motivieren M 4: Psychoedukative Maßnahmen anbieten M 4: Entspannungstechniken anbieten M 4: Patienten zur Übernahme von Eigenverantwortung motivieren M 4: Zuversicht in die Kompetenzen des Patienten vermitteln M 4: Patienten ermutigen, sich im Bedarfsfall jederzeit an die Pflege zu wenden
P: Patient agiert mit Suizidalität		
P: Patient kann Hilfe annehmen	Z 5: Verhinderung eines Suizids bzw. eines Suizidversuchs	M 5: Ärztin alarmieren M 5: Beobachtung und Dokumentation der Verhaltensweisen des Patienten M 5: Engmaschige, ggf. lückenlose Überwachung des Patienten M 5: Gefährliche Gegenstände aus der Reichweite des Patienten entfernen M 5: Patienten im Gespräch beruhigen und entlasten M 5: Bedarfs- bzw. Notfallmedikation nach AVO verabreichen (Direktmedikation) M 5: Nachkontrollen auf Wirksamkeit M 5: Patienten ggf. auf eine geschützte Station verlegen (AVO) und ggf. rechtliche Betreuerin informieren
	Z 6: Patient kann sein Verhalten erkennen und ändern	M 6: Aufbau einer tragfähigen Vertrauensbeziehung M 6: Kontinuierlich Gespräche anbieten M 6: Offenen Rahmen für die Auseinandersetzung mit Suizidalität schaffen M 6: Dem Patienten mit Wertschätzung, aber auch mit Konsequenz begegnen (Verlegung etc.) M 6: Dem Patienten deutlich machen, dass er bei akuter Suizidalität auf eine geschützte Station verlegt wird M 6: Dies ggf. auch umsetzen M 6: Dem Patienten deutlich machen, dass sein Verbleib auf Station an bestimmte Voraussetzungen und Regeln gebunden ist M 6: Patienten dazu ermutigen, sich an die Pflege zu wenden M 6: Regelmäßige Kurzkontakte mit der Pflege vereinbaren (1-mal pro Schicht)

◘ Tab. 11.2   Fortsetzung

Probleme (P) und Ressourcen (R)	Pflegeziel (Z)	Pflegemaßnahmen (M)
P: Reizbarkeit des Patienten ist stark erhöht		
R: Patient ist bereit, an sich zu arbeiten	Z 7: Patient kann sich beruhigen und entspannen	M 7: Bezugspflege M 7: Aufbau einer tragfähigen Vertrauensbeziehung M 7: Reizbarkeitsniveau des Patienten erfragen und dokumentieren M 7: Verhaltensweisen des Patienten nicht stigmatisieren M 7: Ggf. motorische Ablenkung anbieten M 7: Dafür sorgen, dass der Patient Rückzugsmöglichkeiten auf der Station hat M 7: Offenen Rahmen für Gespräche über Symptome der BPS schaffen M 7: Fragen und Ängste des Patienten bezüglich der körperlichen Symptome ernstnehmen und besprechen M 7: Patienten über Krankheitsbild und therapeutische Behandlung informieren M 7: Fürsorge, Hilfsbereitschaft und Unterstützung anbieten M 7: Regelmäßige und verbindliche Gesprächstermine vereinbaren M 7: Patienten nicht unter Zeitdruck setzen M 7: Patienten zur Teilnahme an Stationsgruppen motivieren M 7: Patienten ermutigen, über seine Gefühle zu sprechen M 7: Erfragen, was dem Patienten nach eigenem Ermessen helfen könnte, und dies, sofern möglich, umsetzen M 7: Interessen und Hobbys des Patienten erfragen M 7: Entsprechende Freizeitaktivitäten etc. anbieten M 7: Gemeinsam mit dem Patienten eine Tagesstruktur erarbeiten, die Sicherheit und Vertrautheit vermittelt M 7: Entspannungstechniken anbieten M 7: Atemtechniken anbieten M 7: Sportliche Aktivitäten anbieten M 7: Medikamenteneinnahme überwachen M 7: Nachkontrollen auf Wirksamkeit M 7: Patienten ermutigen, sich bei Bedarf an die Pflege zu wenden
P: Patient leidet an emotionaler »Überflutung«		
R: Compliance R: Patient kann Hilfe annehmen	Z 8: Zustand ist für den Patienten erträglich	M 8: Aufbau einer tragfähigen Vertrauensbeziehung M 8: Kranken- und Verhaltensbeobachtung und Dokumentation M 8: Auf eventuelle Auslöser achten, ggf. genau dokumentieren M 8: Kontakt zu dem Patienten halten M 8: Im Kontakt Sicherheit und Verlässlichkeit vermitteln M 8 Patienten bei Kontaktaufnahme zur Pflege dafür loben M 8: Patienten auf der rationalen »erwachsenen« Ebene ansprechen M 8: Gemeinsam mit dem Patienten Möglichkeiten der Kontaktaufnahme zur Pflege (auch im Notfall) besprechen M 8: Entspannungstechniken anbieten M 8: Atemtechniken anbieten M 8: Soziale Einbindung des Patienten auf Station fördern

⬛ **Tab. 11.2** Fortsetzung

Probleme *(P)* und Ressourcen *(R)*	Pflegeziel *(Z)*	Pflegemaßnahmen *(M)*
R: Patient ist introspektionsfähig	Z 9: Patient kann im Gespräch über seine Gefühle reden	M 9: Bezugspflege M 9: Aufbau einer tragfähigen Vertrauensbeziehung M 9: Gefühlslage des Patienten erfragen und dokumentieren M 9: Regelmäßige und verbindliche Gesprächstermine vereinbaren M 9: Auch darüber hinaus Gesprächsbereitschaft signalisieren M 9: Offene Gesprächsatmosphäre auf der Station schaffen M 9: Patienten ermutigen, über seine Gefühle zu sprechen M 9: Gefühlstagebuch führen lassen M 9: Erfragen, was dem Patienten nach eigenem Ermessen helfen könnte, und dies, sofern möglich, umsetzen M 9: Patienten ermutigen, sich bei Bedarf an die Pflege zu wenden
R: Patient kann Skills anwenden	Z 10: Patient ist seinen Gefühlen nicht hilflos ausgeliefert	M 10: Patienten auf der Erwachsenenebene ansprechen M 10: Gemeinsam mit dem Patienten dessen Verhaltensweisen analysieren (Funktion etc.) M 10: Skills-Training anbieten (▶ Abschn. 11.4) M 10: Gemeinsam mit dem Patienten Handlungsalternativen erarbeiten (z. B. Notfallkoffer) M10: Gemeinsam mit dem Patienten deren Umsetzung trainiere M10: Glauben des Patienten in die eigene Selbstwirksamkeit fördern M 10: Selbstvertrauen des Patienten stärken M 10: Interessen und Hobbys des Patienten erfragen M 10: Entsprechende Freizeitaktivitäten etc. anbieten M 10: Patienten zur Teilnahme am Stationsleben und zur Übernahme von Stationsdiensten motivieren M 10: Entspannungstechniken anbieten M 10: Sportliche Aktivitäten anbieten M 10: KBT anbieten
P: Patient leidet an Angstzuständen		
R: Patient kann sich Hilfe holen	Z 11: Patient fühlt sich sicher auf Station	M 11: Erleben des Patienten ernst nehmen M 11: Dem Patienten mit Fürsorge und Anteilnahme begegnen, aber kein überfürsorgliches »Bemuttern« M 11: Sicherheit vermitteln M 11: Bezugspflege M 11: Regelmäßige und verbindliche Gesprächstermine vereinbaren M 11: Medikamentöse Therapie nach AVO M 11: Alltagsaktivitäten anbieten und ggf. Patienten dabei begleiten M 11: Patienten in Stationsalltag einbinden M 11: Patienten zur Übernahme von Stationsdiensten ermutigen M 11: Patienten ermutigen, sich im Bedarfsfall jederzeit an die Pflege zu wenden M 11: Patienten dazu ermutigen, im Notfall die Klingel am Bett zu betätigen

◻ Tab. 11.2   Fortsetzung

Probleme *(P)* und Ressourcen *(R)*	Pflegeziel *(Z)*	Pflegemaßnahmen *(M)*
	Z 12: Patient kann im Gespräch über seine Ängste reden	M 12: Bezugspflege M 12: Aufbau einer tragfähigen Vertrauensbeziehung M 12: Erleben des Patienten ernst nehmen und dokumentieren M 12: Regelmäßige und verbindliche Gesprächstermine vereinbaren M 12: Darüber hinaus kontinuierlich Gesprächsbereitschaft signalisieren M 12: Fürsorge, Hilfsbereitschaft und Unterstützung anbieten M 12: dafür sorgen, dass der Patient die Station als sicheren Rahmen erleben kann M 12: Patienten nicht unter Zeitdruck setzen M 12: Wünsche und Vorstellungen des Patienten erfragen und so weit wie möglich berücksichtigen M 12: Offenen Rahmen für Gespräche über Ängste und Angststörungen schaffen M 12: Patienten über Krankheitsbild und Therapiemöglichkeiten informieren M 12: Psychoedukative Maßnahmen anbieten M 12: Patienten für Gesprächsbereitschaft loben M 12: Patienten zur Selbstreflexion anregen M 12: Wenn nötig, Gespräch strukturieren, ohne aber den Patienten zu beeinflussen oder zu bevormunden M 12: Patienten ermutigen, sich im Bedarfsfall jederzeit an die Pflege zu wenden
R: Patient kann Skills anwenden	Z 13: Patient lernt, seine Angst zu kontrollieren	M 13: Gemeinsam mit dem Patienten immer wieder Maßnahmen zur eigenständigen Realitätsorientierung trainieren M 13: Patienten auch für kleine Fortschritte loben M 13: Vertrauen in die Fähigkeiten des Patienten vermitteln M 13: Mögliche Auslöser erfragen und dokumentieren M 13: Gemeinsam mit dem Patienten vergangene Angstzustände besprechen M 13: Atemübungen anbieten M 13: Entspannungsübungen anbieten M 13: Skills-Training anbieten (▶ Abschn. 11.4) M 13: Angsttraining anbieten M 13: Jeweilige Vorgehensweisen mit dem Patienten besprechen M 13: Patienten zur Teilnahme an pflegegeleiteter Gruppe motivieren M 13: Ggf. gemeinsam mit Patienten dessen Teilnahme daran vorbereiten M 13: Nachbesprechung der externen Aktivität M 13: Patienten für seine Mitarbeit und seinen Willen zur Veränderung loben M 13: Patienten ermutigen, sich im Bedarfsfall jederzeit an die Pflege zu wenden M 13: Patienten ggf. Notfallmedikament zur eigenständigen Einnahme aushändigen (nur wenn kein Verdacht auf Abusus besteht!) M 13: Ggf. regelmäßige Medikamentengabe sicherstellen M 13: Nachkontrollen auf Wirksamkeit

◨ **Tab. 11.2** Fortsetzung

Probleme *(P)* und Ressourcen *(R)*	Pflegeziel *(Z)*	Pflegemaßnahmen *(M)*
		M 13: Patienten zur Teilnahme am Stationsleben motivieren M 13: Glauben des Patienten in die eigene Selbstwirksamkeit fördern M 13: Selbstvertrauen des Patienten stärken M 13: Dem Patienten versichern, dass er sich im Notfall an die Pflege wenden kann

P: Patient leidet an emotionaler »Taubheit«/innerer Leere

Probleme *(P)* und Ressourcen *(R)*	Pflegeziel *(Z)*	Pflegemaßnahmen *(M)*
R: Compliance R: Patient ist introspektionsfähig	Z 14: Patient kann einen angemessenen Zugang zu seinen Gefühlen finden	M 14: Bezugspflege M 14: Erleben des Patienten ernst nehmen und genau dokumentieren M 14: Aufbau einer tragfähigen Vertrauensbeziehung M 14: Offenes Gesprächsklima auf der Station etablieren M 14: Im Kontakt mit dem Patienten Verlässlichkeit, Zugewandtheit und Authentizität vermitteln M 14: Patienten dazu ermutigen, über seine innere Leere zu sprechen M 14: Gemeinsam mit dem Patienten überlegen, wann diese innere Leere auftritt M 14: Patienten zur Selbstreflexion motivieren M 14: Achtsamkeitsübungen anbieten M 14: KBT anbieten M 14: Gestaltungstherapie anbieten M 14: Patienten auch für kleinere Fortschritte loben M 14: Gemeinsam mit dem Patienten überlegen, was ihm Freude macht bzw. womit er sich gerne beschäftigt M 14: Gemeinsam mit dem Patienten einen geregelten Tagesablauf erstellen und seine Neigungen bzw. Interessen dabei angemessen berücksichtigen M 14: Regelmäßige und verbindliche Gesprächstermine vereinbaren M 14: Auch darüber hinaus Gesprächsbereitschaft signalisieren M 14: Regelmäßige Kurzkontakte bei der Pflege festlegen (1-mal pro Schicht) M 14: Patienten ermutigen, sich auch darüber hinaus im Bedarfsfall jederzeit an die Pflege zu wenden

P: Patient hat ein negatives Selbstbild/Selbstwertgefühl

Probleme *(P)* und Ressourcen *(R)*	Pflegeziel *(Z)*	Pflegemaßnahmen *(M)*
R: Patient ist introspektionsfähig	Z 15: Patient hat ein positives Selbstbild/Selbstwertgefühl	M 15: Bezugspflege M 15: Aufbau einer tragfähigen Vertrauensbeziehung M 15: Gemeinsam mit dem Patienten eine geregelte Tagesstruktur erarbeiten M 15: Wünsche und Vorstellungen des Patienten erfragen und so weit wie möglich berücksichtigen M 15: Freizeitaktivitäten und Sport anbieten M 15: Dafür sorgen, dass der Patient die Station als sicheren Rahmen erleben kann M 15: Soziales Kompetenztraining anbieten M 15: Patienten in den Stationsalltag integrieren

◘ Tab. 11.2 Fortsetzung

Probleme (P) und Ressourcen (R)	Pflegeziel (Z)	Pflegemaßnahmen (M)
		M 15: Patienten zur Übernahme von Stationsdiensten motivieren M 15: Patienten mit der Patenschaft für neue Patienten beauftragen M 15: Patienten mit kleineren Aufgaben betrauen M 15: Patienten nicht unter Zeitdruck setzen M 15: Patienten auch für kleinere Fortschritte loben M 15: Patienten dazu anregen, seine Angelegenheiten eigenständig zu regeln M 15: Ggf. am Anfang Unterstützung anbieten M 15: Zuversicht und Vertrauen in die Fähigkeiten des Patienten vermitteln M 15: Patienten bitten, Dinge und Fähigkeiten aufzuschreiben, die er an sich mag
R: Patient kann sich auf Neues einlassen	Z 16: Patient kann Eigenempathie entwickeln	M 16: Bezugspflege M 16: Aufbau einer tragfähigen Vertrauensbeziehung M 16: Offenes Gesprächsklima auf der Station etablieren M 16: Patienten bitten, aufzuschreiben, was er an sich selbst mag M 16: Patienten bitten, aufzuschreiben, was andere an ihm mögen und schätzen M 16: Gemeinsam mit dem Patienten dessen Fähigkeiten und Ressourcen ermitteln M 16: Achtsamkeitstraining anbieten M 16: Patienten bitten, aufzuschreiben, was er für sich Gutes tun könnte (Bad, Körperpflege, Spaziergang etc.) M 16: Jeden noch so minimalen Ansatz von Selbstfürsorge benennen und fördern M 16: Patienten nicht unter Zeitdruck setzen M 16: Regelmäßige und verbindliche Gesprächstermine vereinbaren M 16: Patienten ermutigen, sich im Bedarfsfall jederzeit an die Pflege zu wenden
P: Patient hat ein negatives Körperbild		
	Z 17: Patient akzeptiert seinen Körper	M 17: Bezugspflege M 17: Aufbau einer tragfähigen Vertrauensbeziehung M 17: Offenes Gesprächsklima auf der Station etablieren M 17: Im Kontakt mit dem Patienten Verlässlichkeit, Zugewandtheit und Authentizität vermitteln M 17: Ängste und Befürchtungen des Patienten erfragen und, wenn möglich, besprechen M 17: Patienten ggf. über krankheitsbedingte Körperschemastörung informieren M 17: Patienten zur Selbstreflexion motivieren M 17: Gemeinsam mit dem Patienten erarbeiten, was ihn daran hindert, seinen Körper zu akzeptieren M 17: Achtsamkeitsübungen anbieten M 17: KBT anbieten M 17: Gestaltungstherapie anbieten

◻ **Tab. 11.2**   Fortsetzung

Probleme *(P)* und Ressourcen *(R)*	Pflegeziel *(Z)*	Pflegemaßnahmen *(M)*
		M 17: Patienten bitten, aufzuschreiben, was er seinem Körper Gutes tun könnte (Bad, Körperpflege, Massage etc.) M 17: Patienten auch für kleinere Fortschritte loben M 17: Regelmäßige und verbindliche Gesprächstermine vereinbaren M 17: Auch darüber hinaus Gesprächsbereitschaft signalisieren M 17: Patienten ermutigen, sich im Bedarfsfall jederzeit an die Pflege zu wenden

P: Identität und Integrität des Patienten sind gestört

| R: Patient kann Hilfe annehmen | Z 18: Patient wird im Rahmen der psychotherapeutischen Behandlung von der Pflege optimal unterstützt | M 18: Bezugspflege
M 18: Auf Beziehungskontinuitäten achten
M 18: Dem Patienten mit Achtung und Wertschätzung begegnen
M 18: Aufbau einer tragfähigen Vertrauensbeziehung
M 18: Offenes Gesprächsklima auf der Station etablieren
M 18: Patienten bitten, aufzuschreiben, was er an sich selbst mag
M 18: Patienten bitten, Dinge und Fähigkeiten aufzuschreiben, die seiner Meinung nach typisch oder charakteristisch für ihn sind
M 18: Patienten bitten, Dinge und Fähigkeiten aufzuschreiben, die seiner Meinung nach andere an ihm schätzen
M 18: Zuversicht und Vertrauen in die Fähigkeiten des Patienten vermitteln
M 18: Achtsamkeitsübungen anbieten
M 18: KBT anbieten
M 18: Gestaltungstherapie anbieten
M 18: Soziales Kompetenztraining anbieten
M 18: Patienten für seine Mitarbeit loben
M 18: Patienten zur Übernahme von Patenschaften für Neuankömmlinge motivieren
M 18: Regelmäßige und verbindliche Gesprächstermine vereinbaren
M 18: Patienten ermutigen, sich im Bedarfsfall jederzeit an die Pflege zu wenden |

P: Patient hat Probleme bei der Nähe-Distanz-Regulierung

| | Z 19: Patient ist angemessen im Kontakt | M 19: Aufbau einer tragfähigen Vertrauensbeziehung
M 19: Regelmäßige und verbindliche Gesprächstermine vereinbaren
M 19: Patienten auf distanzloses Verhalten konsequent hinweisen
M 19: Nur auf Fragen und Anliegen eingehen, die in angemessener Art und Weise von dem Patienten vorgebracht werden
M 19: Gemeinsam mit dem Patienten erarbeiten, wie sein Verhalten auf andere wirkt
M 19: Gemeinsam mit dem Patienten Möglichkeiten einer angemessenen Kommunikation erarbeiten
M 19: Patienten zur Selbstreflexion motivieren
M 19: Patienten zur Kooperation und zur Befolgung ärztlicher und pflegerischer Anweisungen motivieren
M 19: Patienten ermutigen, sich im Bedarfsfall jederzeit an die Pflege zu wenden |

◨ Tab. 11.2 Fortsetzung

Probleme *(P)* und Ressourcen *(R)*	Pflegeziel *(Z)*	Pflegemaßnahmen *(M)*
P: Patient hat Schwierigkeiten bei der Beziehungsgestaltung und ist misstrauisch der Pflege gegenüber		
R: Patient ist kognitiv nicht eingeschränkt R: Patient ist an Zustandsverbesserung interessiert	Z 20: Patient ist bereit, sich auf die Bezugspflege einzulassen	M 20: Auf Beziehungskontinuitäten achten M 20: Patienten nicht unter Zeitdruck setzen M 20: Dem Patienten mit unbedingter Wertschätzung begegnen, auch wenn dieser sich zunächst abwehrend oder ablehnend verhält (nicht persönlich nehmen!) M 20: Wünsche und Erwartungen des Patienten erfragen und, wenn möglich, umsetzen M 20: Aufbau einer tragfähigen Vertrauensbeziehung M 20: Im Kontakt mit dem Patienten Verlässlichkeit, Zugewandtheit und Authentizität vermitteln M 20: Ängste des Patienten erfragen und, wenn möglich, besprechen M 20: Patienten auch für kleinere Fortschritte loben M 20: Regelmäßige und verbindliche Gesprächstermine vereinbaren M 20: Auch darüber hinaus Gesprächsbereitschaft signalisieren
R: Compliance	Z 21: Patient kann angemessene Beziehungen zu Mitpatienten aufbauen	M 21: Patient n zur Übernahme von Stationsdiensten motivieren M 21: Eventuell vorhandene soziale Kontakte des Patienten auf Station fördern M 21: Soziales Kompetenztraining anbieten M 21: Achtsamkeitstraining anbieten M 21: Patienten in die Stationsgemeinschaft integrieren M 21: Regelmäßige Gespräche über Beziehungsgestaltung führen M 21: Wünsche des Patienten erfragen und gemeinsam mit ihm auf Realisierbarkeit prüfen M 21: Sozial kompatible Eigenschaften des Patienten fördern M 21: Gemeinsam mit dem Patienten angemessene Verhaltensweisen erarbeiten M 21: Patienten zur Selbstreflexion motivieren M 21: Patienten ermutigen, sich im Bedarfsfall jederzeit an die Pflege zu wenden

11

◼ **Tab. 11.2**   Fortsetzung

Probleme *(P)* und Ressourcen *(R)*	Pflegeziel *(Z)*	Pflegemaßnahmen *(M)*
P: Patient zieht sich aus der Stationsgemeinschaft zurück		
R: Patient hat den Wunsch, sich in die Stationsgemeinschaft zu integrieren	Z 22: Patient ist in die Stationsgemeinschaft integriert	M 22: Stimmungslage des Patienten ernst nehmen M 22: Stimmungslage des Patienten beobachten und dokumentieren M 22: Gespräche anbieten M 22: Kontinuierlichen Kontakt zu dem Patienten halten M 22: Suizidgefährdung abklären, ggf. Ärztin benachrichtigen M 22: Regelmäßige und verbindliche Gesprächstermine vereinbaren M 22: Kontakte des Patienten auf der Station beobachten und fördern M 22: Patienten in die Stationsgruppen einführen M 22: Patienten zur Mitarbeit bzw. Teilnahme anregen M 22: Auf geregelten Tag- und Nachtrhythmus achten M 22: Patienten in Stationsarbeiten einbinden (z. B. Küchendienst) M 22: Auf Rückzugstendenzen achten M 22: Patienten bei Rückzug im Zimmer aufsuchen M 22: Wenn möglich, Patienten aus dem Zimmer holen und in den Stationsalltag integrieren M 22: Gemeinsam mit Patienten geregelte Tagesstruktur erarbeiten M 22: Medikamenteneinnahme überwachen M 22: Nachkontrollen auf Wirksamkeit M 22: Erfragen, was dem Patienten nach eigenem Ermessen helfen könnte und dies, sofern möglich, umsetzen M 22: Patienten ermutigen, über seine Gefühle zu sprechen M 22: Patienten ermutigen, sich bei Bedarf an die Pflege zu wenden
P: Patient zeigt passive Aktivität und demonstrative Hilflosigkeit, um rundum Hilfe und Unterstützung zu erhalten		
	Z 23: Patient kann als Erwachsener eigenverantwortlich und selbstständig handeln und Verantwortung für sich übernehmen	M 23: Patienten auf der Erwachsenenebene ansprechen M 23: Verhalten des Patienten nicht stigmatisieren M 23: Im Gespräch sachlich bleiben und rational argumentieren und dies auch von dem Patienten verlangen M 23: Ausreden als solche dem Patienten gegenüber benennen und nicht gelten lassen M 23: Keine langen Debatten führen, Patienten ggf. begrenzen M 23: Patienten zur Kooperation und zur Befolgung ärztlicher und pflegerischer Anweisungen motivieren, da dies in seinem eigenen Interesse liegt M 23: Patienten für das bisher Erreichte loben M 23: Patienten dazu anregen, seine Angelegenheiten eigenständig zu regeln M 23: Zuversicht in die Kompetenzen des Patienten vermitteln M 23: Patienten ermutigen, sich im Bedarfsfall jederzeit an die Pflege zu wenden

□ Tab. 11.2 Fortsetzung

Probleme *(P)* und Ressourcen *(R)*	Pflegeziel *(Z)*	Pflegemaßnahmen *(M)*
P: Patient spaltet das Team in »gute« und in »böse« Pflegekräfte (Schwarz-Weiß-Denken)		
	Z 24: Patient kann Vertrauen zum Pflegteam aufbauen	M 24: Bezugspflege M 24: Dem Patienten mit unbedingter Wertschätzung begegnen, auch wenn dieser sich zunächst abwehrend oder ablehnend verhält (nicht persönlich nehmen!) M 24: Patienten auf der Erwachsenenebene ansprechen M 24: Nur auf Fragen und Anliegen reagieren, die von dem Patienten in angemessener Weise vorgebracht werden M 24: Als Pflegeteam geschlossen auftreten und dem Patienten gegenüber eine einheitliche Linie vertreten M 24: Mögliche »Ausfälligkeiten« Kolleginnen gegenüber entsprechend abblocken und Patienten darauf hinweisen, dass alles im Team besprochen wird M 24: Auf Einhaltung der Stationsregeln achten und Verfehlungen des Patienten entsprechend ahnden M 24: Trotz aller gebotenen Konsequenz im Kontakt mit dem Patienten Verlässlichkeit, Zugewandtheit und Authentizität vermitteln M 24: Ängste des Patienten erfragen und, wenn möglich, besprechen M 24: Patienten auch für kleinere Fortschritte loben M 24: Regelmäßige und verbindliche Gesprächstermine vereinbaren M 24: Auch darüber hinaus Gesprächsbereitschaft signalisieren
P: Patient leidet an intensivem Gefühl der Andersartigkeit		
R: Patient kann Erlerntes für sich umsetzen	Z 25: Patient kann sich so akzeptieren, wie er ist	M 25: Erleben des Patienten ernst nehmen M 25: Erleben des Patienten beobachten und dokumentieren M 25: Kontinuierlichen Kontakt zu dem Patienten halten M 25: Im Gespräch nachfragen, wie genau sich die Andersartigkeit äußert und dies dokumentieren M 25: Im Gespräch nachfragen, ob dies immer und überall der Fall ist M 25: Gemeinsam mit dem Patienten die Situationen oder Bereiche besprechen, in denen er sich »andersartig« fühlt M 25: Gemeinsam mit dem Patienten Situationen oder Bereiche finden, in denen dies nicht der Fall ist M 25: Gemeinsam mit dem Patienten überlegen, wie dies auf Station ist: Gibt es hier »Gleichgesinnte«? M 25: Soziale Kontakte des Patienten auf Station fördern M 25: Patienten in Stationsalltag einbinden M 25: Patienten zur Übernahme von Stationsdiensten ermutigen M 25: Soziales Kompetenztraining anbieten M 25: Patienten zur Selbstreflexion motivieren M 25: Patienten ermutigen, sich im Bedarfsfall jederzeit an die Pflege zu wenden

◘ **Tab. 11.2** Fortsetzung

Probleme (P) und Ressourcen (R)	Pflegeziel (Z)	Pflegemaßnahmen (M)
P: Patient leidet an dissoziativen Zuständen		
Cave: BPS-Patienten neigen dazu, sich traumarelevanten Reizen bzw. Triggern auszusetzen!	Z 26: Verhinderung von Selbst- oder Fremdschädigung	M 26: Krankenbeobachtung M 26: Beobachtung und Dokumentation der Verhaltensweisen des Patienten M 26: Auf eventuelle Trigger achten, ggf. genau dokumentieren M 26: Patienten nicht alleine lassen M 26: Gefährliche Gegenstände aus der Reichweite des Patienten entfernen M 26: Patienten ggf. von Mitpatienten isolieren (Einzelzimmer) M 26: Ggf. Ärztin alarmieren M 26: Ggf. Bedarfs- bzw. Notfallmedikation nach AVO verabreichen M 26: Medikamenteneinnahme überwachen M 26: Nachkontrollen auf Wirksamkeit
	Z 27: Unterbrechung des dissoziativen Zustands	M 27: Ruhe bewahren M 27: Patienten deutlich mit Namen ansprechen M 27: Eigenen Namen nennen und Situation klarstellen:»Mein Name ist Frau X und Sie sind im Krankenhaus Y« M 27: Dem Patienten etwas Scharfes zum Lutschen geben, z. B. Chili-Weingummi M 27: Patienten einem intensiven Geruch aussetzen, z. B. Pfeffer M 27: Patienten mit dem Rücken an der Wand oder an der Stuhllehne sitzen lassen M 27: Darauf achten, dass Patient mit beiden Füßen festen Bodenkontakt hat M 27: Wenn möglich, Körperkontakt aufnehmen, den Patienten an der Schulter anfassen oder seine Hand nehmen etc. M 27: Patienten langsam von 10 an abwärts zählen lassen M 27: Einfache Fragen stellen und beantworten lassen M 27: Sicherheit vermitteln M 27: Patienten mit motorischen Aktivitäten ablenken
R: Patient kann Hilfe annehmen	Z 28: Patient fühlt sich auf der Station sicher	M 28: Erleben des Patienten ernst nehmen M 28: Dem Patienten mit Fürsorge und Anteilnahme begegnen, aber kein überfürsorgliches »Bemuttern« M 28: Sicherheit vermitteln M 28: Bezugspflege M 28: Regelmäßige und verbindliche Gesprächstermine vereinbaren M 28: Medikamentöse Therapie nach AVO M 28: Alltagsaktivitäten anbieten und ggf. Patienten dabei begleiten M 28: Patienten in Stationsalltag einbinden M 28: Patienten zur Übernahme von Stationsdiensten ermutigen M 28: Patienten ermutigen, sich im Bedarfsfall jederzeit an die Pflege zu wenden M 28: Patienten dazu ermutigen, im Notfall die Klingel am Bett zu betätigen

▣ Tab. 11.2   Fortsetzung

Probleme (P) und Ressourcen (R)	Pflegeziel (Z)	Pflegemaßnahmen (M)
R: Patient ist bereit, an sich zu arbeiten	Z 29: Patient kann mit der Bezugspflegerin über sein Verhalten sprechen	M 29: Offenes Klima für Gespräche über Dissoziationen schaffen M 29: Verhaltensweisen des Patienten nicht stigmatisieren M 29: Patienten über Krankheitsbild und Therapiemöglichkeiten aufklären M 29: Patienten ermutigen, sein dissoziatives Verhalten im Gespräch zu thematisieren M 29: Regelmäßige und verbindliche Gesprächstermine vereinbaren M 29: Auch darüber hinaus Gesprächsbereitschaft signalisieren M 29: Patienten ermutigen, sich im Bedarfsfall jederzeit an die Pflege zu wenden
R: Patient ist introspektionsfähig	Z 30: Patient kann sein Verhalten reflektieren	M 30: Gemeinsam mit dem Patienten dessen dissoziative Verhaltensweisen benennen M 30: Gemeinsam mit dem Patienten Auslöser ermitteln M 30: Gemeinsam mit dem Patienten Zusammenhang zwischen Auslöser und dissoziativem Verhalten erarbeiten M 30: Gemeinsam mit dem Patienten dessen dissoziative Verhaltensweisen analysieren (Funktion etc.) M 30: Patienten zur Selbstreflexion motivieren M 30: Patienten ermutigen, sich im Bedarfsfall jederzeit an die Pflege zu wenden
R: Patient kann Erlerntes für sich umsetzen	Z 31: Patient kann dissoziatives Verhalten unterbrechen	M 31: Zuversicht in die Fähigkeiten des Patienten vermitteln M 31: Dem Patienten zugestehen, weiterhin im Notfall die Klingel am Bett zu betätigen M 31: Patienten aber auch zur Eigenständigkeit und zur Übernahme von Eigenverantwortung motivieren M 31: Patienten zur Selbstbeobachtung anleiten (Auslöser, Trigger) M 31: Gemeinsam mit dem Patienten einen »Notfallplan« aufstellen, wie er sich rechtzeitig Hilfe holen kann, wenn er sich »angetriggert« fühlt M 31: Gemeinsam mit dem Patienten Maßnahmen zur eigenständigen Realitätsorientierung erarbeiten M 31: Gemeinsam mit dem Patienten Stabilisierungsübungen erarbeiten M 31: Patienten beim Training der Maßnahmen und Übungen unterstützen M 31: Patienten nicht unter Zeitdruck setzen M 31: Patienten auch für kleinere Fortschritte loben M 31: Patienten dazu ermutigen, im Notfall die Klingel am Bett zu betätigen

11

◻ **Tab. 11.2** Fortsetzung

Probleme *(P)* und Ressourcen *(R)*	Pflegeziel *(Z)*	Pflegemaßnahmen *(M)*
		P: Patient leidet an Flashbacks und Alpträumen
	Z 32: Patient fühlt sich sicher auf Station	M 32: Erleben des Patienten ernst nehmen M 32: Dem Patienten mit Fürsorge und Anteilnahme begegnen, aber kein überfürsorgliches »Bemuttern« M 32: Sicherheit vermitteln M 32: Bezugspflege M 32: Regelmäßige und verbindliche Gesprächstermine vereinbaren M 32: Medikamentöse Therapie nach AVO M 32: Alltagsaktivitäten anbieten und ggf. Patienten dabei begleiten M 32: Patienten in Stationsalltag einbinden M 32: Patienten zur Übernahme von Stationsdiensten ermutigen M 32: Patienten ermutigen, sich im Bedarfsfall jederzeit an die Pflege zu wenden M 32: Patienten dazu ermutigen, im Notfall die Klingel am Bett zu betätigen
R: Patient kann für sich sorgen	Z 33: Patient kann sich Hilfe bei der Pflege holen	M 33: Bezugspflege M 33: Aufbau einer tragfähigen Vertrauensbeziehung M 33: Sicherheit vermitteln M 33: Offenes Gesprächsklima auf der Station etablieren M 33: Im Kontakt mit dem Patienten Verlässlichkeit, Zugewandtheit und Authentizität vermitteln M 33: Ängste des Patienten erfragen und, wenn möglich, besprechen M 33: Patienten auch für kleinere Fortschritte loben M 33: Regelmäßige und verbindliche Gesprächstermine vereinbaren M 33: Auch darüber hinaus Gesprächsbereitschaft signalisieren M 33: Patienten ermutigen, sich im Bedarfsfall jederzeit an die Pflege zu wenden M 33: Patienten dazu ermutigen, im Notfall die Klingel am Bett zu betätigen

▣ Tab. 11.2   Fortsetzung

Probleme *(P)* und Ressourcen *(R)*	Pflegeziel *(Z)*	Pflegemaßnahmen *(M)*
R: Patient kann Hilfe annehmen	Z 34: Patient findet nachts genug und erholsamen Schlaf	M 34: Schlafgewohnheiten des Patienten beobachten und dokumentieren M 34: Bezugspflege M 34: Aufbau einer tragfähigen Vertrauensbeziehung M 34: Schlafprotokoll führen lassen M 34: Für Nachtruhe und Rückzugsmöglichkeiten sorgen M 34: Gemeinsam mit dem Patienten Einschlafrituale erarbeiten M 34: Sportliche Aktivitäten anbieten M 34: Gemeinsam mit dem Patienten einen geregelten Tagesablauf planen M 34: Entspannungstechniken anbieten M 34: Stabilisierungsübungen anbieten M 34: Patienten ermutigen, sich im Bedarfsfall jederzeit an die Pflege zu wenden (auch per Klingel) M 34: Gerade im abendlichen bzw. nächtlichen Kontakt Sicherheit und Geborgenheit vermitteln M 34: Ggf. Nachtmedikation nach AVO M 34: Nachkontrollen auf Wirksamkeit
P: Patient zeigt pseudopsychotische Symptome, wie etwa magisches oder paranoides Denken		
R: Compliance	Z 35: Patient kann über sein Erleben bzw. seine Gedanken sprechen	M 35: Bezugspflege M 35: Aufbau einer tragfähigen Vertrauensbeziehung M 35: Sicherheit vermitteln M 35: Erleben des Patienten ernst nehmen M 35: Offenes Gesprächsklima auf der Station etablieren M 35: Patienten ermutigen, über seine Gedanken bzw. sein Erleben zu sprechen M 35: Regelmäßige und verbindliche Gesprächstermine vereinbaren M 35: Im Gespräch Inhalte der Gedanken thematisieren M 35: Auch darüber hinaus Gesprächsbereitschaft signalisieren M 35: Patienten nicht unter Zeitdruck setzen M 35: Patienten nicht unter Erfolgsdruck setzen M 35: Patienten ermutigen, sich im Bedarfsfall jederzeit an die Pflege zu wenden M 35: Patienten dazu ermutigen, im Notfall die Klingel am Bett zu betätigen

11

◻ **Tab. 11.2**   Fortsetzung

Probleme *(P)* und Ressourcen *(R)*	Pflegeziel *(Z)*	Pflegemaßnahmen *(M)*
R: Patient ist introspektionsfähig	Z 36: Patient kann sich von paranoiden bzw. magischem Denken distanzieren	M 36: Erleben des Patienten ernst nehmen M 36: Patienten ablenken, etwa durch Gespräche über »unverfängliche« Themen, wie Hobbys/Interessen des Patienten und/oder durch Freizeitaktivitäten (Sport, Gartenarbeit etc.) M 36: Bezugspflege M 36: Aufbau einer Vertrauensbasis M 36: Sicherheit vermitteln M 36: Im Gespräch Inhalte der Gedanken thematisieren M 36: Realitätsüberprüfung, ohne jedoch belehrend oder abwertend dem Patienten gegenüber aufzutreten M 36: Patienten so gut wie möglich auf Station integrieren M 36: Gemeinsam mit dem Patienten eine geregelte Tagesstruktur erarbeiten M 36: Patienten in Stationsalltag einbinden M 36: Patienten zur Übernahme von Stationsdiensten ermutigen M 36: Ergotherapie anbieten M 36: Freizeitaktivtäten und sportliche Aktivitäten anbieten M 36: Medikamentöse Therapie nach AVO M 36: Nachkontrollen auf Wirksamkeit M 36: Patienten ermutigen, sich im Bedarfsfall jederzeit an die Pflege zu wenden (auch per Klingel)

P: Patient verletzt sich selbst (selbstverletzendes Verhalten = SVV)

Cave: Als Team sollten Sie möglichst einheitlich auf SVV reagieren! Am besten eine Verfahrensanweisung oder einen Pflegestandard zum Umgang mit SVV erarbeiten und dafür sorgen, dass sich alle Pflegenden daran halten	Z 37: Verhinderung von Selbstgefährdung	M 37: Beobachtung und Dokumentation der Verhaltensweisen des Patienten M 37: Ärztin alarmieren M 37: Engmaschige, ggf. lückenlose Überwachung des Patienten M 37: Gefährliche Gegenstände aus der Reichweite des Patienten entfernen M 37: Mögliche Suizidalität abklären M 37: Patienten ggf. von Mitpatienten isolieren (Einzelzimmer) M 37: Patienten im Gespräch beruhigen und entlasten M 37: Ggf. Anti-Suizid-Vertrag abschließen lassen (Ärztin!) M 37: Ggf. Bedarfs- bzw. Notfallmedikation nach AVO verabreichen M 37: Medikamenteneinnahme überwachen M 37: Nachkontrollen auf Wirksamkeit M 37: Im äußersten Notfall Patienten auf eine geschützte Station verlegen lassen

◻ Tab. 11.2   Fortsetzung

Probleme *(P)* und Ressourcen *(R)*	Pflegeziel *(Z)*	Pflegemaßnahmen *(M)*
R: Patient kann Hilfe annehmen	Z 38: Verhinderung gesundheitlicher Folgeschäden	M 38: SVV nicht stigmatisieren M 38: Wunde inspizieren M 38: Ggf. Ärztin alarmieren M 38: Wundversorgung nach Standard M 38: Ggf. chirurgisches Konsil veranlassen M 38: SVV genau dokumentieren M 38: Patienten fragen, ob der Druck nun weg ist M 38: Falls nicht, weitere Selbstverletzungen verhindern M 38: Ggf. Zimmer in Anwesenheit des Patienten durchsuchen M 38: Ggf. Schneidewerkzeug aushändigen lassen M 38: Suizidale Absichten erfragen M 38: Ggf. Anti-Suizid-Vertrag abschließen lassen (Ärztin) M 38: Ggf. Bedarfsmedikation oder Notfallmedikation nach AVO verabreichen M 38: Entspannungstechniken anbieten M 38: Stabilisierungsübungen anbieten M 38: Patienten ermutigen, sich im Bedarfsfall jederzeit an die Pflege zu wenden (auch per Klingel)
R: Patient kann Skills anwenden R: Compliance	Z 39: SVV nimmt ab	M 39: Bezugspflege M 39: Aufbau einer tragfähigen Vertrauensbeziehung M 39: Im Kontakt mit dem Patienten Verlässlichkeit, Zugewandtheit und Authentizität vermitteln M 39: Offenes Gesprächsklima auf der Station etablieren M 39: Skills-Training anbieten (▶ Abschn. 11.4) M 39: Patienten zur Teilnahme an der Skills-Gruppe motivieren M 39: Ggf. bestehende Ängste diesbezüglich erfragen M 39: Ggf. Patienten über Ablauf und Inhalte des Skills-Trainings informieren M 39: Regelmäßig Kurzkontakte bei der Pflege vereinbaren (1-mal pro Schicht) M 39: Zuversicht in die Fähigkeiten des Patienten vermitteln M 39: Patienten auch für kleinere Fortschritte loben M 39: Patienten nicht unter Erfolgsdruck setzen M 39: Regelmäßige und verbindliche Gesprächstermine vereinbaren M 39: Auch darüber hinaus Gesprächsbereitschaft signalisieren M 39: Patienten ermutigen, sich im Bedarfsfall jederzeit an die Pflege zu wenden M 39: Patienten dazu ermutigen, im Notfall die Klingel am Bett zu betätigen

11

◻ Tab. 11.2 Fortsetzung

Probleme *(P)* und Ressourcen *(R)*	Pflegeziel *(Z)*	Pflegemaßnahmen *(M)*
R: Patient kann für sich sorgen	Z 40: Patient kann sich vor dem SVV bei der Pflege melden	M 40: Bezugspflege M 40: Aufbau einer tragfähigen Vertrauensbeziehung M 40: Patienten zur Selbstbeobachtung anleiten (Auslöser, Trigger) M 40: Gemeinsam mit dem Patienten einen »Notfallplan« aufstellen, wie er sich rechtzeitig Hilfe holen kann, wenn er sich »angetriggert« fühlt M 40: Patienten zur Teilnahme an der Skills-Gruppe motivieren M 40: Selbstvertrauen des Patienten stärken M 40: Patienten jedes Mal loben, wenn er sich rechtzeitig im Dienstzimmer meldet M 40: Vertrauen in die Kompetenzen des Patienten vermitteln M 40: Patienten für seine Kooperation und für das bisher Erreichte loben M 40: Interessen und Hobbys des Patienten erfragen M 40: Entsprechende Freizeitaktivitäten etc. anbieten M 40: Patienten zur Teilnahme am Stationsleben und zur Übernahme von Stationsdiensten motivieren M 40: Entspannungstechniken anbieten M 40: Sportliche Aktivitäten anbieten M 40: KBT anbieten M 40: Patienten ermutigen, sich im Bedarfsfall jederzeit an die Pflege zu wenden M 40: Patienten dazu ermutigen, im Notfall die Klingel am Bett zu betätigen
P: Patient zeigt Euphorisierung durch SVV bzw. Strangling		
	Z 41: Verhinderung von Selbstgefährdung	M 41: Beobachtung und Dokumentation der Verhaltensweisen des Patienten M 41: Ärztin alarmieren M 41: Engmaschige, ggf. lückenlose Überwachung des Patienten M 41: Gefährliche Gegenstände aus der Reichweite des Patienten entfernen M 41: Mögliche Suizidalität abklären M 41: Patienten ggf. von Mitpatienten isolieren (Einzelzimmer) M 41: Patienten im Gespräch beruhigen und entlasten M41: Ggf. Anti-Suizid-Vertrag abschließen lassen (Ärztin!) M 41: Ggf. Bedarfs- bzw. Notfallmedikation nach AVO verabreichen M 41: Medikamenteneinnahme überwachen M 41: Nachkontrollen auf Wirksamkeit M 41: Im äußersten Notfall Patienten auf eine geschützte Station verlegen lassen

◘ Tab. 11.2   Fortsetzung

Probleme (P) und Ressourcen (R)	Pflegeziel (Z)	Pflegemaßnahmen (M)
R: Patient kann für sich sorgen	Z 42: Patient kann sich vor SVV und selbstschädigendem Verhalten bei der Pflege melden	M 42: Bezugspflege M 42: Aufbau einer tragfähigen Vertrauensbeziehung M 42: Patienten zur Selbstbeobachtung anleiten (Auslöser, Trigger) M 42: Gemeinsam mit dem Patienten einen »Notfallplan« aufstellen, wie er sich rechtzeitig Hilfe holen kann, wenn er sich »angetriggert« fühlt M 42: Patienten zur Teilnahme an der Skills-Gruppe motivieren M 42: Selbstvertrauen des Patienten stärken M 42: Patienten jedes Mal loben, wenn er sich rechtzeitig im Dienstzimmer meldet M 42: Vertrauen in die Kompetenzen des Patienten vermitteln M 42: Patienten für seine Kooperation und für das bisher Erreichte loben M 42: Interessen und Hobbys des Patienten erfragen M 42: Entsprechende Freizeitaktivitäten etc. anbieten M 42: Patienten zur Teilnahme am Stationsleben und zur Übernahme von Stationsdiensten motivieren M 42: Entspannungstechniken anbieten M 42: Sportliche Aktivitäten anbieten M 42: KBT anbieten M 42: Patienten ermutigen, sich im Bedarfsfall jederzeit an die Pflege zu wenden M 42: Patienten dazu ermutigen, im Notfall die Klingel am Bett zu betätigen
P: Patient zeigt Hochrisikoverhalten		
R: Patient ist kognitiv nicht eingeschränkt	Z 43: Verhinderung von Selbst- und Fremdgefährdung	M 43: Beobachtung und Dokumentation der Verhaltensweisen des Patienten M 43: Engmaschige, ggf. lückenlose Überwachung des Patienten M 43: Gefährliche Gegenstände aus der Reichweite des Patienten entfernen M 43: Mögliche Suizidalität abklären M 43: Patienten ggf. von Mitpatienten isolieren (Einzelzimmer) M 43: Patienten im Gespräch beruhigen und entlasten M 43: Ggf. Ärztin alarmieren M43: Ggf. Anti-Suizid-Vertrag abschließen lassen (Ärztin!) M 43: Ggf. Bedarfs- bzw. Notfallmedikation nach AVO verabreichen M 43: Medikamenteneinnahme überwachen M 43: Nachkontrollen auf Wirksamkeit M 43: Bei akuter Selbstgefährdung Verlegung auf eine geschützte Station nach AVO

■ **Tab. 11.2** Fortsetzung

Probleme *(P)* und Ressourcen *(R)*	Pflegeziel *(Z)*	Pflegemaßnahmen *(M)*
R: Patient kann Erlerntes für sich umsetzen	Z 44: Patient kann Hochrisikoverhalten einstellen	M 44: Bezugspflege M 44: Aufbau einer tragfähigen Vertrauensbeziehung M 44: Im Kontakt mit dem Patienten Verlässlichkeit, Zugewandtheit und Authentizität vermitteln M 44: Offenes Gesprächsklima auf der Station etablieren M 44: Skills-Training anbieten (▶ Abschn. 11.4) M 44: Patienten zur Teilnahme an der Skills-Gruppe motivieren M 44: Ggf. bestehende Ängste diesbezüglich erfragen M 44: Patienten ggf. über Ablauf und Inhalte des Skills-Trainings informieren M 44: Regelmäßig Kurzkontakte bei der Pflege vereinbaren (1-mal pro Schicht) M 44: Zuversicht in die Fähigkeiten des Patienten vermitteln M 44: Patienten auch für kleinere Fortschritte loben M 44: Patienten nicht unter Erfolgsdruck setzen M 44: Regelmäßige und verbindliche Gesprächstermine vereinbaren M 44: Auch darüber hinaus Gesprächsbereitschaft signalisieren M 44: Patienten ermutigen, sich im Bedarfsfall jederzeit an die Pflege zu wenden M 44: Patienten dazu ermutigen, im Notfall die Klingel am Bett zu betätigen
P: Patient leidet an Störungen des Ess- und Trinkverhaltens		
R: Patient ist bereit, an sich zu arbeiten	Z 45: Patient nimmt ausreichend Flüssigkeit und Nahrung zu sich	M 45: Aufbau einer tragfähigen Vertrauensbeziehung M45: Essverhalten des Patienten nicht stigmatisieren M 45: Flüssigkeit bilanzieren M 45: Nahrungsmenge protokollieren und dokumentieren M 45: Ess- und Trinkprotokoll führen lassen M 45: Patienten zu regelmäßigem Essen und Trinken anhalten M 45: Regelmäßige und verbindliche Kurzkontakte bei der Pflege nach jeder großen Mahlzeit vereinbaren M 45: Ggf. somatische Ursachen ausschließen M 45: Teilnahme an den Mahlzeiten kontrollieren M 45: Patienten zur Kooperation und zur Befolgung ärztlicher und pflegerischer Anweisungen motivieren M 45: Im Notfall nasogastrale Sonde legen und Flüssigkeitszufuhr i.v. M 45: Patienten ermutigen, sich im Bedarfsfall bei der Pflege zu melden M 45: Patienten dazu ermutigen, im Notfall die Klingel am Bett zu betätigen

◘ **Tab. 11.2**   Fortsetzung

Probleme (P) und Ressourcen (R)	Pflegeziel (Z)	Pflegemaßnahmen (M)
R: Patient strebt Normalgewicht an	Z 46: Ess- und Trinkverhalten des Patienten sind angemessen	M 46: Regelmäßige und verbindliche Kurzkontakte bei der Pflege vereinbaren (z. B. 1-mal pro Schicht) M 46: Auf Einhaltung geregelter Mahlzeiten achten M 46: Therapeutische Kochgruppe anbieten M 46: Ernährungsberatung anbieten M 46: KBT anbieten M 46: Soziales Kompetenztraining anbieten M 46: Entspannungstechniken anbieten M 46: Freizeitaktivitäten anbieten M 46: Regelmäßige und verbindliche Gesprächstermine vereinbaren M 46: Gemeinsam mit dem Patienten dessen Essprotokolle besprechen und auswerten M 46: Gemeinsam mit dem Patienten dessen Therapieverlauf besprechen (Gewichtszunahme) M 46: Gemeinsam mit dem Patienten ggf. noch bestehende problematische Verhaltensweisen besprechen und mögliche Verhaltensalternativen erarbeiten M 46: Patienten ermutigen, sich im Bedarfsfall jederzeit an die Pflege zu wenden
P: Missbrauch oder Abhängigkeit von Alkohol, Drogen, Medikamenten (Benzodiazipinen)		
R: Patient ist introspektionsfähig	Z 47: Patient kann Missbrauch bzw. Abhängigkeit erkennen	M 47: Aufbau einer tragfähigen Vertrauensbeziehung M 47: Konsum des Patienten genau beobachten und dokumentieren M 47: Gemeinsam mit dem Patienten dessen tatsächlichen Konsum benennen M 47: Sachliche Darstellung der Merkmale eines schädlichem Gebrauchs/Missbrauchs M 47: Dem Patienten Anzeichen und Merkmale seines Alkohol-, Drogen-, Medikamentenmissbrauchs aufzeigen M 47: Unangemeldet Alkoholtests und Drogenscreenings durchführen M 47: Gemeinsam mit dem Patienten dessen Abwehrmechanismen erarbeiten und besprechen M 47: Kontinuierliche Gesprächsangebote M 47: Kontinuierliche Vitalzeichenkontrolle (RR!)

11

◩ **Tab. 11.2** Fortsetzung

Probleme *(P)* und Ressourcen *(R)*	Pflegeziel *(Z)*	Pflegemaßnahmen *(M)*
R: Patient ist bereit, an sich zu arbeiten R: Patient kann Hilfe annehmen	Z 48: Patient erkennt die Notwenigkeit einer Verhaltens-änderung und ggf. einer therapeuti-schen Intervention	M 48: Bezugspflege M 48: Aufbau einer tragfähigen Vertrauensbeziehung M 48: Offenes Gesprächsklima auf Station etablieren M 48: Gesundheitliche Auswirkungen aufzeigen, eventuell psychia-trische und somatische Befunde hinzuziehen M 48: Mögliche soziale, familiäre und berufliche Auswirkungen aufzeigen M 48: Therapeutische Möglichkeiten aufzeigen und Therapieabläu-fe erläutern M 48: Gemeinsam mit dem Patients für ihn infrage kommende Behandlungsmöglichkeiten besprechen M 48: Bei Vorliegen einer Abhängigkeitserkrankung ggf. Verlegung auf eine Suchtstation nach AVO

AVO ärztliche Verordnung, *BPS* Borderline-Persönlichkeitsstörung, *KBT* konzentrative Bewegungstherapie, *RR* Blut-druck, *SVV* selbstverletzendes Verhalten.

11.1.3 Anmerkungen für die ambulante Pflege

Bei der ambulanten Versorgung von Patienten mit einer BPS haben Sie als Führungskraft darauf zu achten, dass ausschließlich erfahrene und entsprechend ausgebildete Psychiatriefachpflegekräfte eingesetzt werden. Zudem ist es wichtig, dass die Betreuung durch ein Pflegeteam mit möglichst konstanter Besetzung erfolgt, dessen Mitgliedern die Möglichkeit eines kontinuierlichen und konstruktiven Austauschs, ggf. mit Moderation durch die Pflegedienstleitung, geboten wird, um so den Pflegekräften die Gelegenheit zur Entlastung zu geben. BPS-Patienten können nämlich durch ihr selbstschädigendes Verhalten und durch ihre gestörte Fähigkeit zur Beziehungsgestaltung Ärger, Frustration und Ohnmachtsgefühle bei ihrem Gegenüber auslösen. Entscheidend für den Erfolg der pflegerischen Arbeit ist außerdem, dass das Pflegeteam geschlossen auftritt und den Patienten gegenüber eine einheitliche Linie fährt. So schaffen Sie für den Patienten einen verlässlichen und sicheren Rahmen. Werden BPS-Patienten in der eigenen Häuslichkeit betreut, so ergeben sich nicht selten Schwierigkeiten und Probleme mit der Nachbarschaft. Das Hauptaugenmerk der pflegerischen Betreuung liegt in der Strukturierung des Alltags, in der Hilfe zur Selbsthilfe bei der möglichst eigenständigen Lebensgestaltung und in der Sicherstellung der ambulanten psychotherapeutischen und pharmakologischen Therapie. Achten Sie darauf, dass sich Ihre Pflegekräfte nicht zu »Handlangern« des Patienten machen lassen und darauf, dass sich keine privaten Freundschaften entwickeln, denn Patienten mit einer BPS können zum einen sehr manipulativ sein und zum anderen dazu neigen, professionelle Beziehungen auf eine private Ebene zu ziehen.

11.2 Histrionische Persönlichkeitsstörung (F60.4)

11.2.1 Merkmale

Patienten mit einer histrionischen Persönlichkeitsstörung (HIS) sind im Stationsalltag sehr auffällig: Sie sind oftmals übermäßig laut und sorgen für »Action« auf Station, auffällig gekleidet, reagieren in vielen Situationen unangemessen emotional, reden viel und lieben es, im Zentrum der Aufmerksamkeit zu stehen. Patienten mit einer HIS fühlen sich in der Regel nicht krank und zeigen dementsprechend wenig bis gar keine Krankheitseinsicht. Ihre Therapiemotivation resultiert zumeist aus Beziehungsproblemen, wobei sie durchaus dazu neigen, deren Ursachen nicht bei sich, sondern bei den anderen zu suchen, da die Störung in hohem Maße ich-synton ist (vgl. Sachse et al. 2012, S. 11). In der allgemeinen Bevölkerung wird die Prävalenz auf 2–3% geschätzt, innerhalb der Patientenschaft psychiatrischer Kliniken auf ca. 15% (vgl. Butcher et al. 2009, S. 461). HIS-Patienten streben zwar unbedingt nach Anerkennung und Aufmerksamkeit, erleben sich selbst jedoch oftmals als unwichtig und unbedeutend und leiden unter einem geringen Selbstwertgefühl. Sie sind in der Regel leicht kränkbar und durch ihren Fokus auf die Außenwelt vernachlässigen sie ihr eigenes Innenleben, sodass es zu einer Vernachlässigung eigener Bedürfnisse, Ziele und Wertvorstellungen kommt (vgl. Bronisch 2009, S. 108 ff.).

Für das Vorliegen einer HIS müssen mindestens vier der folgenden Merkmale gegeben sein (vgl. Tress 2002, S. 169):

- dramatisches und theatralisches Auftreten bis hin zur Inszenierung von Konflikten,
- Inszenierung der eigenen Person, um andere Menschen zu beeindrucken und Anerkennung zu erhalten,
- Suggestibilität, d. h. der Patient ist leicht zu beeinflussen (von Menschen oder Situationen),
- Neigung zu oberflächlichen Affekten,
- Affektlabilität,
- unangemessenes Verlangen nach Aufmerksamkeit, d. h. der Patient will ständig im Mittelpunkt stehen,
- Sexualisierung von Verhalten und Auftreten (Kleidung),
- unangemessenes Interesse an der eigenen Attraktivität,
- manipulatives Verhalten.

In ◘ Tab. 11.3 sind die wesentlichen Problembereiche und Symptome der HIS aufgelistet.

Praxistipp

Im pflegerischen Umgang mit einem HIS-Patienten sollten Sie zunächst einmal davon ausgehen, dass sich der Patient erst dann auf eine Zusammenarbeit mit der Pflege einlassen kann, wenn er sicher ist, dass das ganze Ausmaß seines Leidens wirklich verstanden wird. Zeigen Sie dem Patienten also, dass es Ihnen wichtig ist, mit ihm zu arbeiten und ihn zu verstehen und vermeiden Sie alles, was der Patient als ignorierend, abwertend oder bagatellisierend empfinden könnte (z. B. kommen Sie immer pünktlich zum Gespräch, schauen Sie währenddessen nicht auffällig zur Uhr, führen Sie zwischendurch keine längeren Telefonate, bleiben Sie beim Thema etc.). Dennoch ist es wichtig, dass Sie den Patienten begrenzen, indem Sie z. B. den Zeitrahmen des Gesprächs genau abstecken und dann auch einhalten oder indem Sie den Patienten dahingehend begrenzen, dass es keine Sonderbehandlung für ihn geben wird und erst recht keine »privaten Kontakte« (etwa zusammen eine Zigarette rauchen, wenn Sie Pause haben). Mitunter kann es auch nötig sein, dass Sie dem Patienten ein wenig die Bühne zur Selbstdarstellung nehmen, damit etwa in der Morgenrunde auch andere Patienten zu Wort kommen und der HIS-Patient nicht die gesamte Gruppe dominiert. Besonders interessant wird es, wenn Sie mehrere HIS-Patienten auf Station haben! Die Therapiemotivation des HIS-Patienten kommt entweder von außen (Beziehungsprobleme) oder sie speist sich aus seinem Drang nach Wichtigkeit, Bedeutung und Selbstdarstellung. HIS-Patienten halten sich zudem gern für »einzigartig«, was eine Beteiligung des Patienten an der Pflegeplanung schwierig bis unmöglich macht, da der Patient glaubt, niemals in ein Schema oder eine vermeintliche »Schablone« zu passen – nach dem Motto: »Bei mir wirkt das überhaupt nicht!« oder »Mir wird so ein Schema F so gar nicht gerecht!« Von daher ist es gerade am Anfang des Aufenthaltes nicht unbedingt geschickt, den Patienten in die Pflegeplanung einzubeziehen; Sie sollten sich vielmehr auf die gemeinsame Erarbeitung von Zielen beschränken.

Tab. 11.3 Problembereiche und Symptome der histrionischen Persönlichkeitsstörung	
Problembereiche	**Symptome**
Affekte	Oberflächliche Affekte
	Affektlabilität
	Übertriebene Gefühlsausbrüche
Kommunikation	Extrem kontaktfreudig bis aufdringlich
	Schneller und lang anhaltender Redefluss
	Impressionistischer bzw. übertriebener Sprachstil
Sozialverhalten	Ständiges Bestreben, im Mittelpunkt der Aufmerksamkeit zu stehen
	Inszenierung der eigenen Person
	Inszenierung von Konflikten und »Dramen«
	Manipulatives Verhalten
	Übertrieben dramatisches bzw. theatralisches Auftreten
	Unangemessen sexualisiertes Verhalten
	Provokantes Verhalten
Interpersonale Beziehungsgestaltung	Vereinnahmt ihre Bezugspersonen
	Hält Beziehungen für enger/intensiver, als diese objektiv sind
	Weitgehende Unfähigkeit zu lang andauernden und tiefgehenden Beziehungen
	Übergriffige Tendenzen in privaten und professionellen Beziehungen
	Nimmt Grenzen des Gegenübers nicht/kaum wahr oder akzeptiert diese nicht
Selbstwertproblematik	Geringe Frustrationstoleranz bei vermuteter oder tatsächlicher Ablehnung
	Leichte Beeinflussbarkeit durch andere Menschen oder Umstände
	Übertriebenes Interesse an der eigenen Attraktivität
	Vernachlässigung eigener Bedürfnisse, Ziel- und Wertvorstellungen
	Geringes Selbstwertgefühl
	Appellative Suizidankündigungen
	Parasuizidale Handlungen

11.2.2 Pflegeplanung histrionische Persönlichkeitsstörung

◻ Tab. 11.4

◻ **Tab. 11.4** Pflegeplanung histrionische Persönlichkeitsstörung		
Probleme *(P)* und Ressourcen *(R)*	**Pflegeziel *(Z)***	**Pflegemaßnahmen *(M)***
P: Patient zeigt übertriebene Gefühlsausbrüche		
R: Patient ist intro-spektionsfähig	Z 1: Patient kann seine Gefühle kont-rollieren	M 1: Verhaltensweisen des Patienten nicht stigmatisieren M 1: Gefühlslage des Patienten erfragen und dokumentieren M 1: Gemeinsam mit dem Patienten dessen Probleme bei der Affektregulierung benennen M 1: Gemeinsam mit dem Patienten dessen Verhaltensweisen analysieren (Funktion etc.) M 1: Gefühlstagebuch führen lassen M 1: Patienten nicht unter Zeitdruck setzen M 1: Patienten nicht unter Erfolgsdruck setzen M 1: Patienten zur Selbstreflexion motivieren M 1: Gemeinsam mit dem Patienten überlegen, was ihm Freude macht bzw. womit er sich gerne beschäftigt M 1: Gemeinsam mit dem Patienten einen geregelten Tagesablauf erstellen und seine Neigungen bzw. Interessen dabei angemessen berücksichtigen M 1: Regelmäßige und verbindliche Gesprächstermine vereinbaren M 1: Regelmäßige Kurzkontakte bei der Pflege festlegen (1-mal pro Schicht) M 1: Soziales Kompetenztraining anbieten M 1: Entspannungstechniken anbieten M 1: Patienten zur Übernahme von Eigenverantwortung motivieren M 1: Zuversicht in die Kompetenzen des Patienten vermitteln M 1: Patienten ermutigen, sich auch darüber hinaus im Bedarfsfall jederzeit an die Pflege zu wenden
P: Patient hat wechselnde oberflächliche Affekte		
R: Patient kann sich Hilfe holen	Z 2: Gefühlzustand des Patienten ist an-gemessen	M 2: Bezugspflege M 2: Auf Beziehungskontinuitäten achten M 2: Offenes Gesprächsklima auf der Station etablieren M 2: Im Kontakt mit dem Patienten Verlässlichkeit, Zugewandtheit und Authentizität vermitteln M 2: Patienten dazu ermutigen, über seine Gefühle zu sprechen M 2: Patienten zur Selbstreflektion motivieren M2: Achtsamkeitsübungen anbieten M2: Konzentrative Bewegungstherapie (KBT) anbieten M 2 Gestaltungstherapie anbieten M 2: Musiktherapie anbieten M 2: Patienten ermutigen, Gefühle zuzulassen

Probleme *(P)* und Ressourcen *(R)*	Pflegeziel *(Z)*	Pflegemaßnahmen *(M)*

◼ **Tab. 11.4** Fortsetzung

		M 2: Gefühlstagebuch führen lassen
		M 2: Patienten auch für kleinere Fortschritte loben
		M 2: Regelmäßige Kurzkontakte bei der Pflege festlegen (1-mal pro Schicht)
		M 2: Entspannungstechniken anbieten
		M 2: Patienten ermutigen, sich bei Bedarf an die Pflege zu wenden
P: Patient leidet an Affektlabilität		
R: Patient kann Hilfe annehmen	Z 3: Gefühlzustand des Patienten ist ausgeglichen	M 3: Stimmungsschwankungen des Patienten beobachten und dokumentieren
		M 3: Gespräche anbieten
		M 3: Bezugspflege
		M 3: Kontinuierlichen Kontakt zu dem Patienten halten
		M 3: Im Kontakt stets freundlich und sachlich bleiben
		M 3: Regelmäßige und verbindliche Gesprächstermine vereinbaren
		M 3: Patienten bei Gefühlsausbrüchen beruhigen und ggf. begrenzen
		M 3: Stimmungsschwankungen des Patienten dokumentieren
		M 3: Stimmungsschwankungen mit dem Patienten besprechen, ggf. Auslöser ermitteln und, wenn möglich, vermeiden
		M 3: Gemeinsam mit dem Patienten Handlungsalternativen entwickeln (z. B. Time-out, aus der Situation hinausgehen)
		M 3: Soziale Einbindung des Patienten auf Station fördern
		M 3: Patienten in Stationsarbeiten einbinden (z. B. Küchendienst)
		M 3: Auf Rückzugstendenzen achten
		M 3: Patienten bei Rückzug im Zimmer aufsuchen
		M 3: Wenn möglich, Patienten aus dem Zimmer holen und in den Stationsalltag integrieren
		M 3: Gemeinsam mit dem Patienten geregelte Tagesstruktur erarbeiten
		M 3: Ggf. Medikamenteneinnahme überwachen
		M 3: Ggf. Nachkontrollen auf Wirksamkeit
		M 3: Soziales Kompetenztraining anbieten
		M 3: Sportliche Aktivitäten anbieten
		M 3: KBT anbieten
		M 3: Patienten ermutigen, sich bei Bedarf an die Pflege zu wenden
P: Patient ist im Kontakt aufdringlich		
R: Patient ist bereit, an sich zu arbeiten	Z 4: Patient ist im Kontakt angemessen	M 4: Im Umgang mit dem Patienten auf die Wahrung der professionellen Distanz achten
		M 4: Verhalten des Patienten nicht auf die eigene Person beziehen
		M 4: Ruhe bewahren und sich nicht von dem Patienten provozieren lassen
		M 4: Patienten begrenzen
		M 4: Grundsätzlich nur auf Fragen und Anliegen des Patienten eingehen, die in angemessener Art und Weise von ihm vorgetragen werden

◧ Tab. 11.4   Fortsetzung

Probleme *(P)* und Ressourcen *(R)*	Pflegeziel *(Z)*	Pflegemaßnahmen *(M)*
		M 4: Nur auf Kontaktaufnahme des Patienten eingehen, wenn diese in angemessener Weise erfolgt
		M 4: Im Kontakt mit dem Patienten stets sachlich bleiben
		M 4: Gemeinsam mit dem Patienten Strategien für eine angemessene Kontaktaufnahme finden
		M 4: Dem Patienten kontinuierlich Feedback geben
		M 4: Soziales Kompetenztraining anbieten
		M 4: KBT anbieten
		M 4: Patienten grundsätzlich auf der Erwachsenenebene ansprechen
P: Patient redet viel, schnell und in übertriebenem Sprachstil		
R: Patient ist bereit, an sich zu arbeiten	Z 5: Patient lässt sich in seinem Redefluss begrenzen	M 5: Im Kontakt mit dem Patienten freundlich, aber bestimmt auftreten
		M 5: Ruhe bewahren und sich nicht vom Redefluss des Patienten aus dem Konzept bringen lassen
		M 5: Patienten begrenzen, ggf. auch unterbrechen
		M 5: Zeitrahmen des Gesprächs festlegen und Patienten darauf hinweisen
		M 5: Zeitrahmen einhalten
		M 5: Gespräch vorab genau vorstrukturieren
		M 5: Geplante Struktur einhalten
		M 5: Patienten immer wieder auf das Thema zurückführen, wenn er »abschweift«
		M 5: Gemeinsam mit dem Patienten Strategien für eine angemessene Gesprächsführung entwickeln
		M 5: Vorstellungen und Bedürfnisse des Patienten hinsichtlich eines (Pflege-)Gesprächs erfragen
		M 5: Vorschläge des Patienten einbeziehen, sofern möglich
		M 5: Kommunikationstraining anbieten
		M 5: Patienten auch bei kleineren Fortschritten loben
		M 5: Soziales Kompetenztraining anbieten
R: Patient kann sich auf Neues einlassen	Z 6: Sprachstil des Patienten ist angemessen	M 6: Im Kontakt mit dem Patienten stets sachlich bleiben
		M 6: Im Umgang mit dem Patienten auf die Wahrung der professionellen Distanz achten
		M 6: Sprachstil des Patienten möglichst genau dokumentieren
		M 6: Patienten auf unangemessenen Sprachstil hinweisen, ohne sein Verhalten zu stigmatisieren
		M 6: Konkrete Beispiele nennen
		M 6: Gemeinsam mit dem Patienten mögliche situative Zusammenhänge eruieren
		M 6: Kommunikationstraining anbieten
		M 6: Patienten auch bei kleineren Fortschritten loben
		M 6: Soziales Kompetenztraining anbieten

11

□ Tab. 11.4 Fortsetzung

Probleme (P) und Ressourcen (R)	Pflegeziel (Z)	Pflegemaßnahmen (M)
P: Patient drängt sich stets in den Vordergrund und will immer im Mittelpunkt der Aufmerksamkeit stehen		
Cave: Patient kann unter Umständen zunächst gekränkt sein, daher auf suizidale Tendenzen achten! R: Compliance	Z 7: Patient ist bereit, sich zurückzunehmen	M 7: Bezugspflege M 7: Im Kontakt stets freundlich und sachlich bleiben M 7: Ruhe bewahren und sich nicht von dem Auftreten des Patienten aus dem Konzept bringen lassen M 7: Verhalten des Patienten beobachten und möglichst genau dokumentieren M 7: Patienten begrenzen M 7: Grundsätzlich nur auf Fragen und Anliegen des Patienten eingehen, die in angemessener Art und Weise von ihm vorgetragen werden M 7: Nur auf Kontaktaufnahme des Patienten eingehen, wenn diese in angemessener Weise erfolgt M 7: Patienten auf seine Verhaltensweisen hinweisen M 7: Konkrete Beispiele nennen M 7: Gemeinsam mit dem Patienten überlegen, wie sein Verhalten auf die anderen Patienten wirken könnte M 7: Gemeinsam mit dem Patienten überlegen, ob diese Wirkung tatsächlich in seinem Sinne ist M 7: Gemeinsam mit dem Patienten Verhaltensalternativen entwickeln M 7: Alternatives Verhalten im Rollenspiel einüben M 7: Patienten auch bei kleineren Fortschritten loben M 7: Patienten nicht unter Zeitdruck setzen M 7: Patienten nicht unter Erfolgsdruck setzen M 7: Patienten zur Selbstreflexion motivieren M 7: Patienten ermutigen, sich bei Bedarf an die Pflege zu wenden
R: Patient kann sich auf Neues einlassen	Z 8: Patient kann es verkraften, nicht immer im Mittelpunkt zu stehen	M 8: Bezugspflege M 8: Kontinuierlichen Kontakt zu dem Patienten halten M 8: Im Kontakt stets freundlich und sachlich bleiben M 8: Dem Patienten das Gefühl vermitteln, dass er ernst genommen wird M 8: Regelmäßige und verbindliche Gesprächstermine vereinbaren M 8: Selbstvertrauen des Patienten stärken M 8: Patienten zur Übernahme von Stationsdiensten motivieren M 8: Patienten zur Übernahme von Patenschaften für Neuankömmlinge motivieren M 8: Patienten für Compliance loben M 8: Positives Feedback geben M 8: Auf Rückzugstendenzen achten M 8: Patienten bei Rückzug im Zimmer aufsuchen M 8: Wenn möglich, Patienten aus dem Zimmer holen und in den Stationsalltag integrieren M 8: Regelmäßige entlastende und aufbauende Gespräche führen M 8: Patienten ermutigen, sich im Bedarfsfall an die Pflege zu wenden

Tab. 11.4 Fortsetzung

Probleme (P) und Ressourcen (R)	Pflegeziel (Z)	Pflegemaßnahmen (M)
		P: Verhalten des Patienten ist manipulativ bis intrigant (Inszenierung von Konflikten, Dramen etc.)
Cave: Achten Sie innerhalb des Teams auf einen lückenlosen Informationsfluss! Jede Informationslücke oder Fehlinformation wird der Patient ansonsten durch entsprechendes Agieren für sich nutzen R: Patient möchte sein Verhalten ändern	Z 9: Verhalten des Patienten ist sozial kompatibel	M 9: Ruhe bewahren und sich nicht von dem Patienten provozieren lassen M 9: Verhalten des Patienten zeitnah und vollständig dokumentieren M 9: Patienten begrenzen M 9: Grundsätzlich nur auf Fragen und Anliegen des Patienten eingehen, die in angemessener Art und Weise von ihm vorgetragen werden M 9: Nur auf Kontaktaufnahme des Patienten eingehen, wenn diese in angemessener Weise erfolgt M 9: Patienten grundsätzlich auf der Erwachsenenebene ansprechen M 9: Auf Einhaltung der professionellen Distanz achten M 9: Als Pflegeteam geschlossen auftreten und dem Patienten gegenüber eine einheitliche Linie vertreten M 9: Manipulatives Verhalten entsprechend abblocken und Patienten darauf hinweisen, dass alles im Team besprochen wird M 9: Klare Ansagen machen und sich nicht auf Diskussionen einlassen M 9: Auf unbedingte Einhaltung der Stationsregeln achten M 9: Patienten auf seine Verhaltensweisen hinweisen M 9: Konkrete Beispiele nennen M 9: Gemeinsam mit dem Patienten überlegen, wie sein Verhalten auf die anderen Patienten wirken könnte M 9: Gemeinsam mit dem Patienten überlegen, ob diese Wirkung tatsächlich im Sinne des Patienten ist M 9: Gemeinsam mit dem Patienten Verhaltensalternativen entwickeln M 9: Sozial kompatible Eigenschaften des Patienten fördern M 9: Regelmäßige entlastende und aufbauende Gespräche führen M 9: Patienten ermutigen, sich im Bedarfsfall an die Pflege zu wenden

◻ Tab. 11.4 Fortsetzung

Probleme *(P)* und Ressourcen *(R)*	Pflegeziel *(Z)*	Pflegemaßnahmen *(M)*
P: Patient inszeniert sich selbst durch theatralisches und dramatisches Auftreten		
Cave: Achten Sie darauf, dass Sie immer pünktlich sind und alle Termine mit dem Patienten ordnungsgemäß einhalten! R: Patient ist bereit, an sich zu arbeiten	Z 10: Patient kann sich authentisch verhalten (auch in Gegenwart anderer)	M 10: Bezugspflege M 10: Auf Beziehungskontinuitäten achten M 10: Als Pflegekraft darauf achten, vereinbarte Termine einzuhalten M 10: Dem Patienten das Gefühl vermitteln, dass er ernst genommen wird M 10: Dem Patienten das Gefühl vermitteln, dass man sich für ihn als Person interessiert, dabei jedoch unbedingt auf die Wahrung der professionellen Distanz achten M 10: Regelmäßige und verbindliche Gesprächstermine vereinbaren M 10: Patienten auf unangemessenes Verhalten hinweisen M 10: Konkrete Beispiele nennen M 10: Gemeinsam mit dem Patienten überlegen, wie sein Verhalten auf die anderen Patienten wirken könnte M 10: Gemeinsam mit dem Patienten überlegen, ob diese Wirkung tatsächlich in seinem Sinne ist M 10: Gemeinsam mit dem Patienten Verhaltensalternativen entwickeln M 10: Gemeinsam mit dem Patienten dessen Interessen eruieren, ggf. zunächst auf Erkenntnisse aus der Kranken- und Verhaltensbeobachtung zurückgreifen, falls dem Patienten nichts einfallen sollte M 10: Gemeinsam mit dem Patienten eine geregelte Tagesstruktur unter Berücksichtigung seiner Vorlieben erarbeiten M 10: Entsprechende Freizeitaktivitäten anbieten M 10: Gemeinsam mit dem Patienten dessen Fähigkeiten und Ressourcen ermitteln M 10: Patienten auffordern, eine Liste mit Eigenschaften zu erstellen, die er an sich selbst schätzt M 10: Patienten auffordern, eine Liste mit Eigenschaften zu erstellen, die andere an ihm schätzen M10: Sozial kompatible Eigenschaften des Patienten fördern M 10: Patienten mit kleineren und für ihn gut zu bewältigenden Aufgaben betrauen M 10: Bei Erfolg Patienten loben und Aufgabenkreis langsam erweitern M 10: Dem Patienten vermitteln, dass er als Person etwas wert ist, ohne eine aufgesetzte Rolle spielen zu müssen M10: Regelmäßige entlastende und aufbauende Gespräche führen M 10: Patienten ermutigen, sich im Bedarfsfall an die Pflege zu wenden

□ Tab. 11.4 Fortsetzung

Probleme *(P)* und Ressourcen *(R)*	Pflegeziel *(Z)*	Pflegemaßnahmen *(M)*
R: Patient kann sich auf Neues einlassen **Cave: Patient kann unter Umständen zunächst gekränkt sein, daher auf suizidale Tendenzen achten!**	Z 11: Patient kann es verkraften, nicht immer im Mittelpunkt zu stehen	M 11: Bezugspflege M 11: Kontinuierlichen Kontakt zu dem Patienten halten M 11: Im Kontakt stets freundlich und sachlich bleiben M 11: Dem Patienten das Gefühl vermitteln, dass er ernst genommen wird M 11: Regelmäßige und verbindliche Gesprächstermine vereinbaren M 11: Selbstvertrauen des Patienten stärken M 11: Patienten zur Übernahme von Stationsdiensten motivieren M 11: Patienten zur Übernahme von Patenschaften für Neuankömmlinge motivieren M 11: Patienten für Compliance loben M 11: Positives Feedback geben M 11: Auf Rückzugstendenzen achten M 11: Patienten bei Rückzug im Zimmer aufsuchen M 11: Wenn möglich, Patienten aus dem Zimmer holen und in den Stationsalltag integrieren M 11: Regelmäßige entlastende und aufbauende Gespräche führen M 11: Patienten ermutigen, sich im Bedarfsfall an die Pflege zu wenden
P: Patient zeigt provokantes bzw. sexualisiertes Verhalten		
	Z 12: Verhalten des Patienten ist angemessen und sozial kompatibel	M 12: Verhalten des Patienten zeitnah und vollständig dokumentieren M 12: Im Umgang mit dem Patienten auf die Wahrung der professionellen Distanz achten M 12: Ruhe bewahren und sich nicht von dem Patienten provozieren lassen M 12: Patienten grundsätzlich auf der Erwachsenenebene ansprechen M 12: Im Kontakt mit dem Patienten stets sachlich bleiben M 12: Patienten immer wieder die unerwünschten Verhaltensweisen vor Augen führen M 12: Patienten ggf. zurechtweisen und ihm verständlich machen, dass er seine Verhaltensweisen zu verändern hat, um auf Station bleiben zu können M 12: Ggf. Mitpatienten vor Übergriffen schützen M 12: Ggf. das Verhalten des Patienten in der Gruppentherapie thematisieren M 14: Sozial kompatible Eigenschaften des Patienten fördern M 12: Gemeinsam mit dem Patienten Handlungs- und Verhaltensalternativen entwickeln M 12: Patienten auch bei kleineren Fortschritten loben M 12: Soziales Kompetenztraining anbieten M 12: Unbedingt auf Einhaltung der Stationsordnung achten M 12: Bei wiederholter Missachtung der Stationsordnung entsprechende Sanktionen verhängen

▣ Tab. 11.4 Fortsetzung

Probleme *(P)* und Ressourcen *(R)*	Pflegeziel *(Z)*	Pflegemaßnahmen *(M)*
R: Compliance	Z 13: Patient ist angemessen gekleidet	M 13: Patienten konsequent und deutlich auf unangemessene Kleidung hinweisen M 13: Unangemessenes Auftreten des Patienten zeitnah und vollständig dokumentieren M 13: Klare Ansagen machen, dass es so nicht geht, und sich nicht auf Diskussionen über den Kleidungsstil einlassen M 13: Patienten ggf. zurechtweisen und ihm verständlich machen, dass er sich angemessen zu kleiden hat, um auf Station bleiben zu können M 13: Gemeinsam mit dem Patienten überlegen, welche »Outfits« für einen Krankenhausaufenthalt passend sein könnten M 13: Sozial kompatible Eigenschaften des Patienten fördern M 13: Patienten in den Stationsalltag einbinden M 13: Grundsätzlich auf angemessene Kleidung achten M 13: Im Umgang mit dem Patienten auf die Wahrung der professionellen Distanz achten M 13: Ruhe bewahren und sich nicht von dem Patienten provozieren lassen M 13: Im Kontakt mit dem Patienten stets sachlich bleiben M 13: Bei wiederholter Missachtung der Kleiderordnung entsprechende Sanktionen verhängen
P: Patient fasst interpersonale Beziehungen enger auf als sie tatsächlich sind		
R: Patient kann Erlerntes für sich umsetzen	Z 14: Patient kann zwischenmenschliche Beziehungen adäquat einschätzen	M 14: Bezugspflege M 14: Im Kontakt stets freundlich und sachlich bleiben M 14: Auf Einhaltung der professionellen Distanz achten M 14: Dem Patienten das Gefühl vermitteln, dass er ernst genommen wird M 14: Regelmäßige und verbindliche Gesprächstermine vereinbaren M 14: Gemeinsam mit dem Patienten bisherige Beziehungsmuster untersuchen M 14: Gemeinsam mit dem Patienten unterschiedliche Beziehungsqualitäten benennen (Familie, Partnerschaft, Freunde, Bekannte, Nachbarschaft etc.) M 14: Gemeinsam mit dem Patienten die Merkmale der jeweiligen Beziehungen herausarbeiten M 14: Diese ggf. mit dem Patienten und/oder in der Gruppe im Rollenspiel verdeutlichen M 14: Vertrauen in die Kompetenzen des Patienten vermitteln M 14: Selbstwertgefühl des Patienten stärken M 14: Patienten zur Selbstreflexion anregen M 14: Soziales Kompetenztraining anbieten M 14: KBT anbieten M 14: Achtsamkeitsübungen anbieten M 14: Entspannungstechniken anbieten M 14: Patienten ermutigen, sich im Bedarfsfall jederzeit an die Pflege zu wenden

⊡ Tab. 11.4   Fortsetzung

Probleme *(P)* und Ressourcen *(R)*	Pflegeziel *(Z)*	Pflegemaßnahmen *(M)*
P: Patient hat Probleme beim Aufbau tragfähiger Beziehungen		
R: Patient möchte seine bisherigen Beziehungsmuster verändern	Z 15: Patient kann sich auf die Bezugspflege einlassen	M 15: Bezugspflege M 15: Dem Patienten mit unbedingter Wertschätzung begegnen, auch wenn dieser sich zunächst abwehrend oder ablehnend verhält (nicht persönlich nehmen!) M 15: Patienten auf der Erwachsenenebene ansprechen M 15: Im Kontakt Sicherheit und Verlässlichkeit vermitteln M 15: Dem Patienten das Gefühl vermitteln, dass er ernst genommen wird M 15: Erfragen, was sich der Patient von der Bezugpflege wünscht M 15: Unrealistische Erwartungen ansprechen und entkräften M 15: Realistische Erwartungen soweit möglich umsetzen M 15: Auf Einhaltung der professionellen Distanz achten M 15: Als Pflegeteam geschlossen auftreten und dem Patienten gegenüber eine einheitliche Linie vertreten M 15: Manipulatives Verhalten entsprechend abblocken und Patienten darauf hinweisen, dass alles im Team besprochen wird M 15: Auf Einhaltung der Stationsregeln achten und Verfehlungen des Patienten entsprechend ahnden M 15: Trotz aller gebotenen Konsequenz im Kontakt mit dem Patienten Zugewandtheit und Authentizität vermitteln M 15: Bei vereinbarten Terminen auf Pünktlichkeit achten M 15: Soziales Kompetenztraining anbieten M 15: Patienten auch für kleinere Fortschritte loben M 15: Regelmäßige und verbindliche Gesprächstermine vereinbaren M 15: Auch darüber hinaus Gesprächsbereitschaft signalisieren
R: Patient möchte sich in die Stationsgemeinschaft integrieren	Z 16: Patient kann angemessene Beziehungen zu Mitpatienten eingehen	M 16: Patienten zur Übernahme von Stationsdiensten motivieren M 16: Eventuell vorhandene soziale Kontakte des Patienten auf Station fördern M 16: Soziales Kompetenztraining anbieten M 16: Achtsamkeitstraining anbieten M 16: Patienten in die Stationsgemeinschaft integrieren M 16: Regelmäßige Gespräche über Beziehungsgestaltung führen M 16: Wünsche des Patienten erfragen und gemeinsam mit ihm auf Realisierbarkeit prüfen M 16: Im Gespräch darauf achten, dass der Patient assoziiert kommuniziert – also nicht etwa »man möchte …«, sondern »ich möchte…« M 16: Sozial kompatible Eigenschaften des Patienten fördern M 16: Gemeinsam mit dem Patienten angemessene Verhaltensweisen erarbeiten M 16: Diese ggf. in Rollenspielen einüben

□ Tab. 11.4 Fortsetzung

Probleme *(P)* und Ressourcen *(R)*	Pflegeziel *(Z)*	Pflegemaßnahmen *(M)*
		M 16: Patienten zur Selbstreflexion motivieren M 16: Patienten auffordern, eine Liste mit Eigenschaften zu erstellen, die er an sich selbst schätzt M 16: Patienten auffordern, eine Liste mit Eigenschaften zu erstellen, die andere an ihm schätzen M 16: Dem Patienten vermitteln, dass er als Person etwas wert ist, ohne eine aufgesetzte Rolle spielen zu müssen M 16: Soziales Kompetenztraining anbieten M 16: Patienten ermutigen, sich im Bedarfsfall jederzeit an die Pflege zu wenden
P: Patient ist übergriffig und akzeptiert die Grenzen seines Gegenüber nicht		
	Z 17: Patient kann Grenzen anderer erkennen und akzeptieren	M 17: Bezugspflege M 17: Im Kontakt mit dem Patienten freundlich und sachlich auftreten M 17: Auf Einhaltung der professionellen Distanz achten M 17: Bestehende formale und inhaltliche Grenzen auf Station aufzeigen und deren Relevanz verdeutlichen M 17: Soziales Kompetenztraining anbieten M 17: KBT anbieten M 17: Individuelle Nachbesprechung der KBT anbieten M 17: Achtsamkeitsübungen anbieten M 17: Patienten zur Wahrnehmung der eigenen Grenzen anregen M 17: Gemeinsam mit dem Patienten Strategien entwickeln, um die Grenzen anderer Menschen besser wahrnehmen zu können M 17: Diese ggf. im Rollenspiel üben (erst einzeln und dann in der Gruppe) M 17: Verhalten des Patienten in der Gruppe beobachten und dokumentieren M 17: Gemeinsam mit dem Patienten die dokumentierten Verhaltensweisen besprechen und analysieren M 17: Gemeinsam mit dem Patienten mögliche alternative Verhaltensweisen erarbeiten M 17: Diese ggf. im Rollenspiel üben (erst einzeln und dann in der Gruppe) M 17: Patienten zur Teilnahme am Stationsleben ermutigen M 17: Patienten zur Teilnahme an den Stationsgruppen motivieren M 17: Entspannungstechniken anbieten M 17: Patienten auch für kleinere Fortschritte loben M 17: Regelmäßige und verbindliche Gesprächstermine vereinbaren M 17: Patienten ermutigen, sich im Bedarfsfall an die Pflege zu wenden

◻ Tab. 11.4 Fortsetzung

Probleme (P) und Ressourcen (R)	Pflegeziel (Z)	Pflegemaßnahmen (M)
P: Patient zeigt geringe Frustrationstoleranz bei vermuteter oder tatsächlicher Ablehnung		
	Z 18: Patient kann mit Ablehnung angemessen umgehen	M 18: Bezugspflege M 18: Aufbau einer vertrauensvollen Beziehung M 18: Angst des Patienten vor Ablehnung ernst nehmen M 18: Offenes Gesprächsklima auf der Station etablieren M 18: Selbstwertgefühl des Patienten stärken M 18: Dem Patienten im Gespräch vermitteln, dass sowohl Ablehnung durch andere als auch die eigene Angst davor »normal« ist – er also nicht alleine davon betroffen ist M 18: Dem Patienten im Gespräch vermitteln, dass es durchaus angemessen ist, auf Ablehnung zunächst mit Trauer oder Enttäuschung zu reagieren M 18: Ggf. Glaubenssatzarbeit anbieten, z. B. »Ich liebe und akzeptiere mich so, wie ich bin!« oder »Ich bin wertvoll so, wie ich bin, egal ob andere mich mögen oder nicht!« M 18: Gemeinsam mit dem Patienten Möglichkeiten entwickeln, um sich gegen Ablehnung innerlich zu schützen M 18: Ggf. dies mit dem Patienten im Rollenspiel üben M 18: Vertrauen in die Kompetenzen des Patienten vermitteln M 18: Regelmäßige entlastende und aufbauende Gespräche führen M 18: Soziales Kompetenztraining anbieten M 18: Patienten ermutigen, sich im Bedarfsfall an die Pflege zu wenden
P: Patient leidet an geringem Selbstwertgefühl		
	Z 19: Selbstwertgefühl des Patienten ist gestärkt	M 19: Aufbau einer tragfähigen Vertrauensbeziehung M 19: Patienten ermutigen, im Rahmen seiner Fähigkeiten etwas für die Stationsgruppe zu tun (z. B. Kuchen backen, Ausflugsziele recherchieren etc.) M 19: Patienten dazu ermutigen, seine Meinung in angemessener Weise zu äußern und zu behaupten M 19: Dies ggf. im Rollenspiel üben M 19: Im Gespräch darauf achten, dass der Patient assoziiert kommuniziert – also nicht etwa »man möchte …«, sondern »ich möchte…« M 19: Patienten dazu ermutigen, die Patenschaft für einen neuen Patienten zu übernehmen M 19: Gemeinsam mit dem Patienten dessen Fähigkeiten und Ressourcen ermitteln M 19: Vertrauen in die Kompetenzen des Patienten vermitteln M 19: Patienten auffordern, eine Liste mit Eigenschaften zu erstellen, die er an sich selbst schätzt M 19: Patienten auffordern, eine Liste mit Eigenschaften zu erstellen, die andere an ihm schätzen M 19: Patienten auffordern, sich kleinere Ziel für die Zukunft zu setzen M 19: Patienten mit kleineren und für ihn gut zu bewältigenden Aufgaben betrauen M 19: Bei Erfolg Patienten loben und Aufgabenkreis langsam erweitern

◻ **Tab. 11.4** Fortsetzung

Probleme *(P)* und Ressourcen *(R)*	Pflegeziel *(Z)*	Pflegemaßnahmen *(M)*
		M 19: Patienten zur Erledigung seiner persönlichen Angelegenheiten motivieren (Korrespondenz, Behördengänge), ggf. Unterstützung anbieten M 19: Patienten zur Übernahme von Stationsdiensten ermutigen M 19: Regelmäßige entlastende und aufbauende Gespräche führen M 19: Patienten ermutigen, sich im Bedarfsfall an die Pflege zu wenden
P: Patient ist durch andere Menschen oder Umstände leicht zu beeinflussen		
	Z 20: Patient lernt, Menschen und Situationen angemessen einschätzen und sich auf sein Urteil zu verlassen	M 20: Bezugspflege M 20: Auf Beziehungskontinuitäten achten M 20: Patienten auf der Erwachsenenebene ansprechen M 20: Im Kontakt Sicherheit und Verlässlichkeit vermitteln M 20: Dem Patienten das Gefühl vermitteln, dass er ernst genommen wird M 20: Vertrauen in die Urteilskraft des Patienten vermitteln M 20: Patienten bestimmte abstrakte Personen oder Situationen gedanklich vorstellen und beurteilen lassen M 20: Gemeinsam mit dem Patienten die zugrunde liegenden Beurteilungskriterien herausarbeiten und auf ihren Nutzen hin analysieren M 20: Gemeinsam mit dem Patienten ggf. alternative Beurteilungskriterien erarbeiten M 20: Selbstvertrauen des Patienten stärken M 20: Regelmäßige entlastende Gespräche führen M 20: Patienten ermutigen, sich im Bedarfsfall an die Pflege zu wenden
P: Patient zeigt übertriebenes Interesse an seinem äußeren Erscheinungsbild		
	Z 21: Patient ist angemessen interessiert an seinem Äußeren	M 21: Aufbau einer tragfähigen Vertrauensbeziehung M 21: Verhalten des Patienten beobachten und dokumentieren M 21: Verhalten des Patienten nicht stigmatisieren M 21: Patienten darauf hinweisen, dass er übermäßigen Wert auf sein äußeres Erscheinungsbild legt M 21: Konkrete Beispiele nennen M 21: Im Gespräch mögliche Gründe dafür erfragen M 21: Gemeinsam mit dem Patienten überlegen, in welchen Bereichen er weniger auf sein Äußeres achten könnte M 21: Dem Patienten vermitteln, dass er als Person liebenswert sein kann, ohne nach außen hin »glänzen« zu müssen M 21: Sonstige Interessen und Hobbys des Patienten erfragen M 21: Entsprechende Freizeitaktivitäten anbieten M 21: Sport anbieten M 21: Gemeinsam mit dem Patienten einen geregelten Tagesablauf erstellen M 21: Patienten ermutigen, sich im Bedarfsfall an die Pflege zu wenden

⬛ Tab. 11.4   Fortsetzung

Probleme (P) und Ressourcen (R)	Pflegeziel (Z)	Pflegemaßnahmen (M)
P: Patient vernachlässigt seine eigenen Bedürfnisse, Ziele und Wertvorstellungen		
	Z 22: Patient kann eigene Bedürfnisse erkennen	M 22: Verhaltensbeobachtung M 22: Ggf. Biografiearbeit M 22: Bezugspflege M 22: Gemeinsam mit dem Patienten dessen Interessen eruieren, ggf. zunächst auf Erkenntnisse aus der Kranken- und Verhaltensbeobachtung zurückgreifen, falls dem Patienten nichts einfallen sollte M 22: Patienten zur Selbstreflexion anregen M 22: Patienten ermutigen, im Gespräch seine Wünsche und Bedürfnisse zu formulieren M 22: Gemeinsam mit dem Patienten eine Liste mit Wünschen und Bedürfnissen erstellen M 22: Gemeinsam mit dem Patienten eine Rangfolge der Bedürfnisse und Wünsche aufstellen M 22: Patienten ggf. dabei unterstützen M 22: Patienten dazu ermutigen, seine Bedürfnisse in angemessener Weise zu äußern M 22: Dies ggf. im Rollenspiel üben M 22: Dem Patienten positive Rückmeldungen geben und auch für kleinere Fortschritte, aber nie grundlos loben M 22: Vertrauen in die Kompetenzen des Patienten vermitteln M 22: Regelmäßige entlastende Gespräche führen M 22: Patienten ermutigen, sich im Bedarfsfall an die Pflege zu wenden
	Z 23: Patient kann eigene Ziel- und Wertvorstellungen entwickeln	M 23: Aufbau einer tragfähigen Vertrauensbeziehung M 23: Auf der Station offenen Rahmen für Gespräch schaffen M 23: Mit dem Patienten die Bedeutung von Zielen erörtern M 23: Gemeinsam mit dem Patienten dessen Ziele eruieren M 23: Patienten zur Selbstreflexion anregen M 23: Gemeinsam mit dem Patienten eine Liste mit Wünschen und Bedürfnissen erstellen M 23: Gemeinsam mit dem Patienten eine Rangfolge der Ziele aufstellen (kurz-, mittel- und langfristig bzw. nicht so wichtig, wichtig und sehr wichtig etc.) M 23: Gemeinsam mit dem Patienten mögliche Strategien zur Zielerreichung entwickeln M 23: Patienten ermutigen, im Gespräch seine Ziele zu formulieren M 23: Patienten ggf. dabei unterstützen M 23: Mit dem Patienten die Relevanz persönlicher Wertvorstellungen erörtern M 23: Gemeinsam mit dem Patienten dessen Wertvorstellungen eruieren und benennen M 23: Gemeinsam mit dem Patienten eine Rangfolge nach Relevanz erstellen (was ist mir besonders wichtig, was eher weniger…) M 23: Vertrauen in die Urteilskraft des Patienten vermitteln

11

■ **Tab. 11.4** Fortsetzung

Probleme *(P)* und Ressourcen *(R)*	Pflegeziel *(Z)*	Pflegemaßnahmen *(M)*
		M 23: Im Gespräch darauf achten, dass der Patient assoziiert kommuniziert – also nicht etwa »man denkt, dass …«, sondern »ich denke, dass…«
		M 23: Patienten ermutigen, sich im Bedarfsfall an die Pflege zu wenden
P: Patient macht appellative Suizidankündigungen		
	Z 24: Verhinderung eines Suizids	M 24: Suizidankündigung zunächst ernst nehmen
		M 24: Beobachtung und Dokumentation der Verhaltensweisen des Patienten
		M 24: Engmaschige, ggf. lückenlose Überwachung des Patienten
		M 24: Gefährliche Gegenstände aus der Reichweite des Patienten entfernen
		M 24: Mögliche Suizidalität abklären
		M 24: Ärztin alarmieren
		M 24: Auf erhöhte Reizbarkeit des Patienten achten
		M 24: Sich nicht von dem Patienten provozieren lassen
		M 24: Patienten ggf. von Mitpatienten isolieren (Einzelzimmer)
		M 24: Patienten im Gespräch beruhigen, sofern möglich
		M 24: Ggf. Bedarfs- bzw. Notfallmedikation nach AVO verabreichen
		M 24: Medikamenteneinnahme überwachen
		M 24: Nachkontrollen auf Wirksamkeit
		M 24: Im äußersten Notfall Patienten auf eine geschützte Station verlegen lassen
	Z 25: Patient kommt bei suizidalen Gedanken ins Dienstzimmer	M 25: Bezugspflege
		M 25: Verhaltensbeobachtung und Dokumentation
		M 25: Regelmäßige und verbindliche Kurzkontakte mit der Pflege vereinbaren (1-mal pro Schicht)
		M 25: Regelmäßige und verbindliche Gesprächstermine vereinbaren
		M 25: Patienten im Gespräch darauf hinweisen, dass er Suizidandrohungen den Mitpatienten gegenüber unbedingt zu unterlassen hat
		M 25: Patienten im Gespräch darauf hinweisen, dass er bei Zuwiderhandlung mit entsprechenden Sanktionen zu rechnen hat
		M 25: Patienten jedes Mal loben, wenn er sich rechtzeitig im Dienstzimmer meldet
		M 25: Vertrauen in die Kompetenzen des Patienten vermitteln
		M 25: Patienten für seine Kooperationsbereitschaft loben
		M 25: Interessen und Hobbys des Patienten erfragen
		M 25: Entspannungstechniken anbieten
		M 25: Sportliche Aktivitäten anbieten
		M 25: KBT anbieten
		M 25: Patienten ermutigen, sich im Bedarfsfall jederzeit an die Pflege zu wenden
		M 25: Patienten dazu ermutigen, im Notfall die Klingel am Bett zu betätigen

☐ Tab. 11.4 Fortsetzung

Probleme (P) und Ressourcen (R)	Pflegeziel (Z)	Pflegemaßnahmen (M)
	Z 26: Patient findet andere Möglichkeiten, um auf seine Probleme aufmerksam zu machen	M 26: Bezugspflege M 26: Dem Patienten das Gefühl vermitteln, dass er gesehen und erst genommen wird M 26: Selbstvertrauen des Patienten stärken M 26: Patienten zur Selbstreflexion anregen M 26: Patienten ermutigen, im Gespräch seine Wünsche und Bedürfnisse zu formulieren M 26: Im Gespräch darauf achten, dass der Patient assoziiert kommuniziert – also nicht etwa »man möchte …«, sondern »ich möchte…« M 26: Patienten dazu ermutigen, seine Bedürfnisse in angemessener Weise zu äußern M 26: Dies ggf. im Rollenspiel üben M 26: Patienten ermutigen, im Gespräch mögliche Probleme zu thematisieren M 26: Probleme des Patienten ernst nehmen M 26: Gemeinsam mit dem Patienten Möglichkeiten zur Problemlösung entwickeln M 26: Bei schwerwiegenden Problemen, nach Absprache mit dem Patienten Ärztin und Psychotherapeutin informieren M 26: Entspannungstechniken anbieten M 26: Sportliche Aktivitäten anbieten M 26: KBT anbieten M 26: Kunsttherapie und/oder Musiktherapie anbieten M 26: Patienten ermutigen, sich im Bedarfsfall jederzeit an die Pflege zu wenden M 26: Patienten dazu ermutigen, im Notfall die Klingel am Bett zu betätigen
P: Patient begeht parasuizidale Handlungen		
	Z 27: Verhinderung gesundheitlicher Folgeschäden	M 27: Verhalten des Patienten nicht stigmatisieren M 27: Bei SVV Wunde inspizieren M 27: Ggf. Ärztin alarmieren M 27: Wundversorgung nach Standard M 27: SVV genau dokumentieren M 27: Ggf. chirurgisches Konsil veranlassen M 27: Ggf. Zimmer in Anwesenheit des Patienten auf Schneidewerkzeug durchsuchen M 27: Ggf. Bedarfsmedikation oder Notfallmedikation nach AVO verabreichen M 27: Entspannungstechniken anbieten M 27: Stabilisierungsübungen anbieten M 27: Patienten auf mögliche Konsequenzen seines Verhaltens hinweisen M 27: Auch auf andere Formen der Selbstschädigung achten M 27: Verhaltensbeobachtung und Dokumentation

◻ Tab. 11.4 Fortsetzung

Probleme *(P)* und Ressourcen *(R)*	Pflegeziel *(Z)*	Pflegemaßnahmen *(M)*
		M 27: Regelmäßige körperliche Untersuchungen des Patienten veranlassen M 27: Patienten ermutigen, sich im Bedarfsfall jederzeit an die Pflege zu wenden (auch per Klingel)
	Z 28: Patient findet andere Möglichkeiten, um auf seine Probleme aufmerksam zu machen	M 28: Bezugspflege M 28: Dem Patienten das Gefühl vermitteln, dass er gesehen und erst genommen wird M 28: Patienten auf mögliche gesundheitliche Folgeschäden parasuizidaler Handlungen hinweisen M 28: Selbstvertrauen des Patienten stärken M 28: Patienten zur Selbstreflexion anregen M 28: Patienten ermutigen, im Gespräch seine Wünsche und Bedürfnisse zu formulieren M 28: Im Gespräch darauf achten, dass der Patient assoziiert kommuniziert – also nicht etwa »man möchte …«, sondern »ich möchte…« M 28: Patienten dazu ermutigen, seine Bedürfnisse in angemessener Weise zu äußern M 28: Dies ggf. im Rollenspiel üben M 28: Patienten ermutigen, im Gespräch mögliche Probleme zu thematisieren M 28: Probleme des Patienten erst nehmen M 28: Gemeinsam mit dem Patienten Möglichkeiten zur Problemlösung entwickeln M 28: Bei schwerwiegenden Problemen, nach Absprache mit dem Patienten Ärztin und Psychotherapeutin informieren M 28: Entspannungstechniken anbieten M 28: Sportliche Aktivitäten anbieten M 28: KBT anbieten M 28: Kunsttherapie und/oder Musiktherapie anbieten M 28: Patienten ermutigen, sich im Bedarfsfall jederzeit an die Pflege zu wenden M 28: Patienten dazu ermutigen, im Notfall die Klingel am Bett zu betätigen

AVO ärztliche Verordnung, *KBT* konzentrative Bewegungstherapie, *SVV* selbstverletzendes Verhalten.

11.2.3 Anmerkungen für die ambulante Pflege

In der ambulanten pflegerischen Versorgung kommt es vor allem darauf an, dass Sie die Gradwanderung zwischen Empathie und Abgrenzung beherrschen. Einerseits stehen hier Unterstützung und Hilfestellung bei der Alltagsbewältigung sowie der Aufbau einer stabilen Vertrauensbeziehung im Vordergrund der Betreuung, doch andererseits müssen Sie als Pflegekraft den Patienten oftmals begrenzen – etwa was die Einsatzzeiten oder Ihren Aufgabenbereich angeht. Als Führungskraft sollten Sie darauf achten, dass es bei der Beziehungsgestaltung zwischen Pflegerin und Patient keinerlei berufliche und private Überschneidung gibt. Dies ist umso schwieriger, als die Pflege nicht in einer »neutralen« Institution, sondern in der privaten Häuslichkeit des Patienten erfolgt. Schulen Sie Ihre Mitarbeiterinnen regelmäßig und legen Sie großen Wert auf die Einhaltung einer professionellen Distanz. Des Weiteren sollten Sie Ihren Pflegekräften stets vergegenwärtigen, dass HIS-Patienten bei Begrenzung, die ja oft als Ablehnung empfunden wird, mit suizidalen und parasuizidalen Handlungen reagieren können.

11.3 Abhängige Persönlichkeitsstörung (F60.7)

11.3.1 Merkmale

Eine abhängige Persönlichkeitsstörung kann entstehen, wenn im Verlauf der kindlichen Entwicklung durch Umwelteinflüsse Hemmnisse des Explorationsverhaltens auftreten und so die Ausbildung von Eigenständigkeit und Autonomie behindert wird; genetische und neurobiologische Faktoren spielen ebenfalls eine Rolle (vgl. Vogelsang 2014, S. 73). Patienten mit einer abhängigen Persönlichkeitsstörung zeichnen sich vor allem durch Unselbstständigkeit, mangelnde Eigeninitiative und ein geringes Selbstwertgefühl aus; ihre Fähigkeit, Entscheidungen zu treffen und Verantwortung zu übernehmen, ist stark eingeschränkt und sie erleben sich selbst als inkompetent und hilflos. Besonderes prägnant sind zudem Verlustängste, die Rückstellung eigener Bedürfnisse (bis hin zu deren Verleugnung) und die mangelnde Toleranz von Kritik an der eigenen Person (vgl. Holnburger 2004, S. 169). Weiterhin lassen sich bei Patienten, die an einer abhängigen bzw. asthenischen Persönlichkeitsstörung leiden, Probleme bei der interpersonalen Beziehungsgestaltung feststellen: Aufgrund ihrer großen Angst davor, verlassen zu werden, neigen sie in hohem Maße dazu, sich in Beziehungen an die betreffende Person zu »klammern«, bei tatsächlich eintretendem oder aber befürchtetem Verlust kommt es nicht selten zur depressiven Dekompensation (vgl. Wöller 2006, S. 258). Zudem halten sie sich oftmals nur in der Beziehung zu anderen Personen (Partnern, Angehörigen, Freunden etc.) für lebensfähig und sind daher in den jeweiligen Beziehungen dementsprechend abhängig von dem betreffenden Gegenüber. Somit sind sie bereit, »Bindungen um jeden Preis« (Vogelsang 2014, S. 72) einzugehen: Auch dann, wenn sie in einer Beziehung misshandelt, missbraucht oder gedemütigt werden, nehmen die betreffenden Patienten dies in Kauf, nur um nicht allein zu sein.

Die ◘ Tab. 11.5 veranschaulicht die wesentlichen Problembereiche und die entsprechenden Symptome der abhängigen Persönlichkeitsstörung (vgl. Finke 2010, S. 126).

Praxistipp

Im pflegerischen Umgang mit Patienten, die an einer abhängigen Persönlichkeitsstörung leiden, ist zu beachten, dass diese oftmals im Kontakt sehr klammernd und anhänglich sind. Daher ist es wichtig, sie zu begrenzen. Zudem sollten Sie von Anfang an Zuständigkeiten und Verantwortlichkeiten der pflegerischen Arbeit klären, da diese Patienten eine Klinik nicht selten mit überzogenen »Heilserwartungen« und dem Wunsch nach »Rettung« durch das therapeutische und/oder pflegerische Personal aufsuchen. Seien Sie freundlich und zugewandt im Kontakt, doch machen Sie dem betreffenden Patienten von Beginn an klar, dass Sie nicht die Rolle der umsorgenden Beschützerin einnehmen werden, die alles regelt und an die man sich anlehnen kann. Patienten mit einer abhängigen Persönlichkeitsstörung neigen außerdem dazu, sich auch bei einer Beteiligung an der Pflegeplanung den Vorstellungen der Pflegekraft unterzuordnen. Daher ist es wichtig, dass Sie genau prüfen, ob bzw. inwieweit die Vorschläge und Anregungen des Patienten seinen tatsächlichen Bedürfnissen und Wünschen entsprechen. Gleichzeitig ist es sinnvoll, den jeweiligen Patienten darin zu unterstützen, dass er lernt, auch anderen gegenüber seine Wünsche und Vorstellungen zu formulieren und zu vertreten. Generell liegt der Fokus hier auf der Förderung von Selbstständigkeit, Eigeninitiative und Verantwortungsübernahme für das eigene Handeln und die eigene Person.

◻ Tab. 11.5 Problembereiche und Symptome der abhängigen Persönlichkeitsstörung

Problembereiche	Symptome
Sozialverhalten	Hohe Anpassungs- und Unterwerfungsbereitschaft Eigene Bedürfnisse können nicht oder nur schwer geäußert werden Eigene Meinung oder Ansichten können nicht oder nur schwer geäußert bzw. vertreten werden Angst vor Kritik an der eigenen Person
Autonomie	Angst vor Selbstständigkeit Fähigkeit zur Entscheidungsfindung ist nicht oder nur kaum vorhanden Übernahme von Verantwortung ist nicht oder nur stark eingeschränkt möglich Verantwortung für Missgeschicke wird auf andere geschoben Keine oder kaum Eigeninitiative (Passivität)
Selbstwertgefühl	Starkes Gefühl der eigenen Inkompetenz Starkes Gefühl von Hilflosigkeit und Schwäche Mangelndes Selbstvertrauen und Selbstbewusstsein Anforderungsvermeidung
Interpersonale Beziehungsgestaltung	Starke Verlustängste Klammern in Beziehungen Abhängigkeit von relevanten Bezugspersonen Tendenz zur depressiven Dekompensation bei tatsächlichem oder befürchtetem Verlust

11.3.2 Pflegeplanung abhängige Persönlichkeitsstörung

◻ Tab. 11.6

◻ Tab. 11.6 Pflegeplanung abhängige Persönlichkeitsstörung

Probleme (P) und Ressourcen (R)	Pflegeziel (Z)	Pflegemaßnahmen (M)
P: Patient kann eigene Wünsche und Bedürfnisse nicht identifizieren		
R: Patient hat Hobbys und/oder Interessen	Z 1: Patient kennt seine Wünsche und Bedürfnisse	M 1: Krankenbeobachtung M 1: Verhaltensbeobachtung M 1: Ggf. Biografiearbeit M 1: Bezugspflege M 1: Patienten über Krankheitsbild und pflegerische Maßnahmen informieren M 1: Gemeinsam mit dem Patienten dessen Interessen eruieren, ggf. zunächst auf Erkenntnisse aus der Kranken- und Verhaltensbeobachtung zurückgreifen, falls dem Patienten nichts einfallen sollte M 1: Patienten zur Selbstreflexion anregen M 1: Patienten ermutigen, im Gespräch seine Wünsche und Bedürfnisse zu formulieren M 1: Gemeinsam mit dem Patienten eine Liste mit Wünschen und Bedürfnissen erstellen M 1: Gemeinsam mit dem Patienten eine Rangfolge der Bedürfnisse und Wünsche aufstellen M 1: Patienten ermutigen, sich im Bedarfsfall an die Pflege zu wenden

◻ **Tab. 11.6**   Fortsetzung

Probleme (P) und Ressourcen (R)	Pflegeziel (Z)	Pflegemaßnahmen (M)
P: Patient kann eigene Bedürfnisse nicht gegenüber anderen äußern		
R: Patient ist an Veränderung gelegen	Z 2: Patient kann seine Bedürfnisse angemessen äußern	M 2: Bezugspflege M 2: Aufbau einer vertrauensvollen Beziehung M 2: Patienten zur Selbstreflexion anregen M 2: Sicherheit, Zuversicht und Vertrauen in den Patienten vermitteln M 2: Im Gespräch darauf achten, dass der Patient assoziiert kommuniziert – also nicht etwa »man möchte …«, sondern »ich möchte…« M 2: Patienten dazu ermutigen, sich in der Gruppentherapie zu äußern M 2: Ggf. im Vorfeld mit dem Patienten die Situation in der Gruppe besprechen M 2: Ggf. Gruppentherapie gemeinsam mit dem Patienten nachbereiten M 2: Patienten auch für kleine Fortschritte, aber nie grundlos loben M 2: Patienten dazu ermutigen, bei kleineren Anlässen (Morgenrunde) die Moderation zu übernehmen M 2: Selbstvertrauen des Patienten stärken M 2: Patienten ermutigen, sich im Bedarfsfall an die Pflege zu wenden
P: Patient kann seine Ansichten/Meinung nicht gegenüber anderen vertreten		
R: Patient kann sich auf Neues einlassen	Z 3: Patient kann seine Ansichten/Meinung gegenüber anderen in angemessener Weise vertreten	M 3: Bezugspflege M 3: Aufbau einer vertrauensvollen Beziehung M 3: Dem Patienten unterstützend, aber nicht bevormundend begegnen M 3: Patienten dazu ermutigen, seine Meinung zu äußern und zu behaupten M 3: Dies ggf. im Rollenspiel üben M 3: Patienten dazu ermutigen, bei kleineren Anlässen (Morgenrunde) die Moderation zu übernehmen M 3: Sicherheit, Zuversicht und Vertrauen in den Patienten vermitteln M 3: Soziales Kompetenztraining anbieten M 3: Soziale Einbindung des Patienten in die Stationsgemeinschaft fördern M 3: Patienten nicht unter Zeitdruck setzen M 3: Kontinuierliche Gesprächsbereitschaft signalisieren M 3: Regelmäßige entlastende und aufbauende Gespräche führen

11

◻ **Tab. 11.6** Fortsetzung

Probleme *(P)* und Ressourcen *(R)*	Pflegeziel *(Z)*	Pflegemaßnahmen *(M)*
P: Patient kann keine Kritik annehmen		
R: Compliance	Z 4: Patient kann konstruktiv mit Kritik umgehen	M 4: Bezugspflege M 4: Aufbau einer vertrauensvollen Beziehung M 4: Verhalten des Patienten nicht stigmatisieren M 4: Offenes Gesprächsklima auf der Station etablieren M 4: Konstruktiver Umgang mit Fehlern M 4: Gemeinsam mit dem Patienten überlegen, welche negativen Konsequenzen er befürchtet (Kritik, gleich Ablehnung?) M 4: Gemeinsam mit dem Patienten die Unterschiede zwischen inhaltlicher Kritik und Ablehnung als Person erarbeiten M 4: Gemeinsam mit dem Patienten die Unterschiede zwischen destruktiver und konstruktiver Kritik erarbeiten M 4: Ggf. mit dem Patienten die Formulierung konstruktiver Kritik im Rollenspiel übern M 4: Auch selbst offen für Kritik sein und diese ggf. beherzigen M 4: Gemeinsam mit dem Patienten die Vorteile von Kritik erarbeiten M 4: Soziales Kompetenztraining anbieten M 4: Gemeinsam mit dem Patienten Möglichkeiten entwickeln, um sich gegen (ungerechtfertigte) Kritik zur Wehr zu setzen M 4: Regelmäßige entlastende und aufbauende Gespräche führen M 4: Patienten ermutigen, sich im Bedarfsfall an die Pflege zu wenden
P: Patient kann keine oder nur sehr schwer Entscheidungen treffen		
Cave: Dem Patienten mögliche Entscheidungen nicht in den Mund legen!	Z 5: Patient lernt, eigene Entscheidungen zu treffen	M 5: Bezugspflege M 5: Dem Patienten unterstützend, aber nicht bevormundend begegnen M 5: Unrealistische Erwartungen des Patienten an übermäßige Fürsorge durch die Pflege im Gespräch ausräumen M 5: Patienten ggf. begrenzen M 5: Regelmäßige und verbindliche Gesprächstermine vereinbaren M 5: Aktuelle Tagesereignisse besprechen (etwa in der Morgenrunde etc.) M 5: Patienten grundsätzlich auf der Erwachsenenebene ansprechen M 5: Im Gespräch verschiedene Handlungsalternativen aufzeigen und Entscheidungen von dem Patienten verlangen M 5: Patienten auch für kleine Fortschritte, aber nie grundlos loben M 5: Patienten anspornen, auf erreichte Erfolge aufzubauen und so weiter zu machen M 5: So weit wie möglich keine Entscheidungen für den Patienten treffen M 5: Gemeinsam mit dem Patienten eine sinnvolle Tagesstruktur erarbeiten und dabei vor allem auf Vorschläge seitens des Patienten bestehen M 5: Regelmäßige entlastende und aufbauende Gespräche führen M 5: Patienten ermutigen, sich im Bedarfsfall an die Pflege zu wenden

◘ Tab. 11.6   Fortsetzung

Probleme *(P)* und Ressourcen *(R)*	Pflegeziel *(Z)*	Pflegemaßnahmen *(M)*
P: Patient kann keine oder nur sehr schwer Verantwortung übernehmen		
R: Patient ist kognitiv nicht eingeschränkt	Z 6: Patient lernt, Verantwortung zu übernehmen	M 6: Aufbau einer vertrauensvollen Beziehung M 6: Regelmäßige und verbindliche Gesprächstermine vereinbaren M 6: Patienten in die Stationsgruppen einführen M 6: Patienten zur Mitarbeit bzw. Teilnahme an den Stationsgruppen anregen M 6: Patienten zur Übernahme von Stationsdiensten motivieren M 6: Protokoll über Tagesaktivitäten führen lassen M 6: Patienten eine »To-do-Liste« führen lassen für den Tag bzw. für die Woche M 6: Sicherheit, Zuversicht und Vertrauen in den Patienten vermitteln M 6: Patienten zur Übernahme von Eigenverantwortung motivieren M 6: Gemeinsam mit dem Patienten überschaubare Bereiche festlegen, in denen er Verantwortung übernimmt M 6: Auf geregelten Tag- und Nachtrhythmus achten M 6: Gemeinsam mit dem Patienten eine sinnvolle Tagesstruktur erarbeiten M 6: Patienten zur Erledigung seiner persönlichen Angelegenheiten motivieren (Korrespondenz, Behördengänge) M 6: Patienten im Bedarfsfall dabei unterstützen M 6: Patienten zur Übernahme von Patenschaften für Neuankömmlinge motivieren
R: Compliance	Z 7: Patient ist bereit, eigenverantwortlich zu handeln und ggf. auch Verantwortung für negative Konsequenzen zu übernehmen	M 7: Dem Patienten unterstützend, aber nicht bevormundend begegnen M 7: Gemeinsam mit dem Patienten überlegen, was ihn an der Übernahme von Verantwortung hindern könnte M 7: Patienten zur Selbstreflexion anregen M 7: Zuversicht und Vertrauen in die Fähigkeiten des Patienten vermitteln M 7: Gemeinsam mit dem Patienten überlegen, welche Verantwortlichkeiten er im Stationsalltag übernehmen könnte M 7: Gemeinsam mit dem Patienten alltägliche Aufgaben festlegen und deren Erledigung überwachen M 7: Bei Nichterledigung Patienten ansprechen und zur Erledigung der Aufgaben anhalten M 7: Patienten dazu anregen, seine Angelegenheiten innerhalb und außerhalb der Klinik eigenständig zu regeln M 7: Gemeinsam mit dem Patienten überschaubare Bereiche festlegen, in denen er Verantwortung übernimmt

11

◨ **Tab. 11.6** Fortsetzung

Probleme (P) und Ressourcen (R)	Pflegeziel (Z)	Pflegemaßnahmen (M)
		M 7: Verantwortungsbereiche behutsam erweitern, ohne jedoch den Patienten zu überfordern
		M 7: Patienten auch für kleine Fortschritte, aber nie grundlos loben
		M 7: Patienten dazu ermutigen, die Patenschaft für einen neuen Patienten zu übernehmen
		M 7: Patienten ermutigen, im Rahmen seiner Fähigkeiten etwas für die Stationsgruppe zu tun (z. B. Kuchen backen, Ausflugsziele recherchieren etc.)
		M 7: Soziales Kompetenztraining anbieten
		M 7: Auf regelmäßige Teilnahme an den Therapieangeboten achten
		M 7: Auf geregelte Tagesstruktur achten
		M 7: Regelmäßige entlastende und aufbauende Gespräche führen
		M 7: Patienten ermutigen, sich im Bedarfsfall an die Pflege zu wenden

P: Patient ist passiv und zeigt kein/kaum Eigeninitiative

Probleme (P) und Ressourcen (R)	Pflegeziel (Z)	Pflegemaßnahmen (M)
R: Patient möchte sein Verhalten ändern	Z 8: Patient entwickelt zunehmend Eigeninitiative	M 8: Bezugspflege
		M 8: Unrealistische Erwartungen des Patienten an übermäßige Fürsorge durch die Pflege im Gespräch ausräumen
		M 8: Patienten grundsätzlich auf der Erwachsenenebene ansprechen
		M 8: Patienten in die Stationsgruppen einführen
		M 8: Patienten zur Mitarbeit bzw. Teilnahme an den Stationsgruppen anregen
		M 8: Patienten zur Übernahme von Stationsdiensten motivieren
		M 8: Patienten zur Übernahme von Eigenverantwortung motivieren
		M 8: Ggf. gemeinsam mit dem Patienten überlegen, welche Kosten und welcher Nutzen für ihn durch seine Passivität entstehen
		M 8: Auf geregelten Tag- und Nachtrhythmus achten
		M 8: Patienten zur Erledigung seiner persönlichen Angelegenheiten motivieren (Korrespondenz, Behördengänge)
		M 8: Patienten im Bedarfsfall dabei unterstützen
		M 8: Patienten eine »To-do-Liste« führen lassen für den Tag bzw. für die Woche
		M 8: Abarbeiten der To-do-Liste überwachen
		M 8: Gezielt nachfragen, ob bzw. welche Schwierigkeiten der Patient bei der Erledigung der einzelnen Aufgaben gehabt hat und ggf. Veränderungsvorschläge erfragen
		M 8: Vorschläge des Patienten soweit möglich berücksichtigen bzw. umsetzen
		M 8: Patienten zur Teilnahme an externen Aktivitäten ermutigen (Ausflüge, Ausgänge)
		M 8: Verbindliche Belastungsausgänge ansetzen

◻ **Tab. 11.6**   Fortsetzung

Probleme (P) und Ressourcen (R)	Pflegeziel (Z)	Pflegemaßnahmen (M)
	Z 9: Patient lernt, sein Leben aktiv zu gestalten	M 9: Bezugspflege M 9: Unrealistische Erwartungen des Patienten an übermäßige Fürsorge durch die Pflege im Gespräch ausräumen M 9: Patienten ggf. begrenzen M 9: Patienten zur Übernahme von Eigenverantwortung motivieren M 9: Lebenspraktisches Training anbieten (Kochgruppe, Haushaltsführung etc.) M 9: Gemeinsam mit dem Patienten alltägliche Aufgaben festlegen und deren Erledigung überwachen M 9: Bei Nichterledigung Patienten ansprechen und zur Erledigung der Aufgaben anhalten M 9: Gezielt nachfragen, ob bzw. welche Schwierigkeiten der Patient bei der Erledigung der einzelnen Aufgaben gehabt hat und ggf. Veränderungsvorschläge erfragen M 9: Vorschläge des Patienten soweit möglich berücksichtigen bzw. umsetzen M 9: Gemeinsam mit dem Patienten Zielvorstellungen und Zielsetzungen erarbeiten M 9: Gemeinsam mit dem Patienten Strategien zur Zielerreichung erarbeiten M 9: Patienten ermutigen, sich im Bedarfsfall an die Pflege zu wenden
P: Patient leidet an geringem Selbstvertrauen		
R: Patient kann auf bestimmte Ressourcen zurückgreifen R: Patient hat Hobbys/Interessen	Z 10: Selbstvertrauen des Patienten ist gestärkt	M 10: Aufbau einer tragfähigen Vertrauensbeziehung M 10: Patienten ermutigen, im Rahmen seiner Fähigkeiten etwas für die Stationsgruppe zu tun (z. B. Kuchen backen, Ausflugsziele recherchieren etc.) M 10: Patienten dazu ermutigen, sich in der Gruppentherapie zu äußern M 10: Patienten dazu ermutigen, seine Meinung zu äußern und zu behaupten M 10: Dies ggf. im Rollenspiel üben M 10: Patienten dazu ermutigen, bei kleineren Anlässen (Morgenrunde) die Moderation zu übernehmen M 10: Patienten dazu ermutigen, die Patenschaft für einen neuen Patienten zu übernehmen M 10: Gemeinsam mit dem Patienten dessen Fähigkeiten und Ressourcen ermitteln M 10: Patienten auffordern, sich kleinere Ziele für die Zukunft zu setzen M 10: Patienten zur Erledigung seiner persönlichen Angelegenheiten motivieren (Korrespondenz, Behördengänge), ggf. Unterstützung anbieten M 10: Patienten zur Übernahme von Stationsdiensten ermutigen M 10: Regelmäßige entlastende und aufbauende Gespräche führen M 10: Patienten ermutigen, sich im Bedarfsfall an die Pflege zu wenden

◻ Tab. 11.6 Fortsetzung

Probleme (P) und Ressourcen (R)	Pflegeziel (Z)	Pflegemaßnahmen (M)
P: Patient erlebt sich als schwach und hilflos		
R: Patient kann Ressourcen mobilisieren	Z 11: Patient kennt seine Stärken und weiß sich zu helfen	M 11: Dem Patienten unterstützend, aber nicht bevormundend begegnen M 11: Sicherheit, Zuversicht und Vertrauen in den Patienten vermitteln M 11: Gemeinsam mit dem Patienten schauen, was er gut kann (ggf. weniger schlecht) M 11: Patienten ermutigen, sich in dem Bereich eine Beschäftigung zu suchen (z. B. Handarbeit, Sport, Musik, Kunst, handwerkliches Gestalten, Schreiben, Basteln etc.) M 11: Patienten auch für kleine Fortschritte, aber nie grundlos loben M 11: Patienten auffordern, Eigenschaften und Fähigkeiten aufzuschreiben, die er an sich mag M 11: Patienten bitten, aufzuschreiben, was andere an ihm mögen und schätzen M 11: Patienten bitten, aufzuschreiben, was er für sich Gutes tun könnte (Bad, Körperpflege, Spaziergang etc.) M 11: Patienten ermutigen, sich im Bedarfsfall an die Pflege zu wenden
P: Patient zeigt Anforderungsvermeidung		
	Z 12: Patient stellt sich den täglichen Anforderungen	M 12: Bezugspflege M 12: Aufbau einer tragfähigen Vertrauensbeziehung M 12: Offenes Gesprächsklima auf der Station etablieren M 12: Regelmäßige und verbindliche Gesprächstermine vereinbaren M 12: Patienten zur Übernahme leichter und für ihn einfach zu bewältigenden Aufgaben ermutigen M 12: Gemeinsam mit dem Patienten Aufgabenstellung schrittweise erweitern, nach Erfolgen auch auf Bereiche, in denen er nicht so »talentiert« ist M 12: Patienten eine »To-do-Liste« führen lassen für den Tag bzw. für die Woche M 12: Abarbeiten der To-do-Liste überwachen M 12: Gezielt nachfragen, ob bzw. welche Schwierigkeiten der Patient bei der Erledigung der einzelnen Aufgaben gehabt hat und ggf. Veränderungsvorschläge erfragen M 12: Vorschläge des Patienten soweit möglich berücksichtigen bzw. umsetzen M 12: Soziales Kompetenztraining anbieten M 12: Patienten nicht unter Zeitdruck setzen M 12: Kontinuierliche Gesprächsbereitschaft signalisieren M 12: Patienten ermutigen, sich im Bedarfsfall an die Pflege zu wenden

◻ Tab. 11.6 Fortsetzung

Probleme (P) und Ressourcen (R)	Pflegeziel (Z)	Pflegemaßnahmen (M)
P: Patient dekompensiert aufgrund von realem oder befürchtetem Verlust einer Bezugsperson		
R: Patient kann sich bei der Pflege melden	Z 13: Verhinderung von Selbstgefährdung	M 13: Kranken- und Verhaltensbeobachtung M 13: Dokumentation der Stimmungslage des Patienten M 13: Engmaschige, ggf. lückenlose Überwachung des Patienten M 13: Gefährliche Gegenstände aus der Reichweite des Patienten entfernen M 13: Mögliche Suizidalität abklären M 13: Ggf. Ärztin alarmieren M 13: Ggf. Anti-Suizid-Vertrag abschließen lassen (Ärztin!) M 13: Ggf. Bedarfs- bzw. Notfallmedikation nach AVO verabreichen M 13: Medikamenteneinnahme überwachen M 13: Nachkontrollen auf Wirksamkeit M 13: Bei akuter Selbstgefährdung Verlegung auf eine geschützte Station nach AVO
	Z 14: Zustand des Patienten ist stabil	M 14: Stimmungslage des Patienten ernst nehmen, beobachten und dokumentieren M 14: Gespräche anbieten M 14: Bezugspflege M 14: Kontinuierlichen Kontakt zu dem Patienten halten M 14: Regelmäßige und verbindliche Gesprächstermine vereinbaren M 14: Soziale Einbindung des Patienten auf Station fördern M 14: Patienten in Stationsarbeiten einbinden (z. B. Küchendienst) M 14: Auf Rückzugstendenzen achten M 14: Patienten bei Rückzug im Zimmer aufsuchen M 14: Wenn möglich, Patienten aus dem Zimmer holen und in den Stationsalltag integrieren M 14: Gemeinsam mit dem Patienten geregelte Tagesstruktur erarbeiten M 14: Ggf. Medikamenteneinnahme überwachen M 14: Ggf. Nachkontrollen auf Wirksamkeit M 14: Patienten ermutigen, sich bei Bedarf an die Pflege zu wenden
P: Patient leidet an starken Verlustängsten		
R: Patient kann sich auf pflegerische Maßnahmen einlassen	Z 15: Patient kann sich von Verlustängsten lösen	M 15: Bezugspflege M 15: Aufbau einer tragfähigen Vertrauensbeziehung M 15: Ängste des Patienten ernst nehmen M 15: Offenes Gesprächsklima auf der Station etablieren M 15: Patienten ermutigen, über die Verlustängste zu reden M 15: Gemeinsam mit dem Patienten ermitteln, ob bzw. inwieweit ein drohender Verlust der Bezugsperson tatsächlich real ist M 15: Gemeinsam mit dem Patienten erarbeiten, was ihn konkret ängstigt (z. B. Alleinsein, ohne Hilfe nicht leben zu können etc.) M 15: Auf Rückzugstendenzen achten M 15: Patienten bei Rückzug im Zimmer aufsuchen

◨ **Tab. 11.6**   Fortsetzung

Probleme *(P)* und Ressourcen *(R)*	Pflegeziel *(Z)*	Pflegemaßnahmen *(M)*
		M 15: Wenn möglich, Patienten aus dem Zimmer holen und in den Stationsalltag integrieren
		M 15: Ggf. regelmäßige und verbindliche Kurzkontakte mit der Pflege vereinbaren (1-mal pro Schicht)
		M 15: Regelmäßige und verbindliche Gesprächstermine vereinbaren
		M 15: Selbstvertrauen des Patienten stärken
		M 15: Gemeinsam mit dem Patienten dessen Ressourcen, Fähigkeiten und Kompetenzen ermitteln und explizit Benennen
		M 15: Soziales Kompetenztraining anbieten
		M 15: Patienten nicht unter Erfolgsdruck setzen
		M 15: Kontinuierliche Gesprächsbereitschaft signalisieren
		M 15: Gemeinsam mit dem Patienten den Zusammenhang von Verlustangst und »Klammern« in der Beziehung erörtern
		M 15: Gemeinsam mit dem Patienten mögliche Handlungsalternativen entwickeln
		M 15: Patienten ermutigen, diese auch auszuprobieren
		M 15: Ggf. Rollenspiele dazu anbieten
		M 15: Patienten ermutigen, sich bei Bedarf an die Pflege zu wenden
P: Patient ist in hohem Maße abhängig von der jeweiligen Bezugsperson		
	Z 16: Patient kann seine Beziehungen eigenständig und unabhängig gestalten	M 16: Bezugspflege
		M 16: Aufbau einer tragfähigen Vertrauensbeziehung
		M 16: Offenes Gesprächsklima auf der Station etablieren
		M 16: Patienten grundsätzlich auf der Erwachsenenebene ansprechen
		M 16: Regelmäßige und verbindliche Gesprächstermine vereinbaren
		M 16: Patienten ermutigen, über seine Beziehung zu reden
		M 16: Erleben des Patienten ernst nehmen
		M 16: Unrealistische Erwartungen des Patienten an übermäßige Fürsorge durch die Bezugsperson im Gespräch ermitteln und explizit benennen
		M 16: Unrealistische Erwartungen des Patienten an übermäßige Fürsorge durch die Pflege im Gespräch ausräumen
		M 16: Patienten ggf. begrenzen
		M 16: Patienten zur Übernahme von Eigenverantwortung motivieren
		M 16: Patienten zur Selbstreflexion anregen
		M 16: Zuversicht und Vertrauen in die Fähigkeiten des Patienten vermitteln
		M 16: Soziales Kompetenztraining anbieten
		M 16: Patienten dazu ermutigen, seine Wünsche, Bedürfnisse, Meinungen und Vorstellungen zu äußern und zu behaupten
		M 16: Dies ggf. im Rollenspiel üben
		M 16: Im Gespräch verschiedene Handlungsalternativen aufzeigen und Entscheidungen von dem Patienten verlangen
		M 16: Regelmäßige entlastende und aufbauende Gespräche führen
		M 16: Patienten ermutigen, sich im Bedarfsfall an die Pflege zu wenden

◘ Tab. 11.6   Fortsetzung

Probleme (P) und Ressourcen (R)	Pflegeziel (Z)	Pflegemaßnahmen (M)
P: Patient duldet missbräuchliche/gewalttätige Beziehungen, nur um nicht alleine zu sein		
	Z 17: Patient verfügt über angemessenes Selbstwertgefühl	M 17: Dem Patienten unterstützend, aber nicht bevormundend begegnen M 17: Sicherheit, Zuversicht und Vertrauen in den Patienten vermitteln M 17: Gemeinsam mit dem Patienten schauen, was er gut kann (ggf. weniger schlecht) M 17: Patienten ermutigen, sich in dem Bereich eine Beschäftigung zu suchen (z. B. Handarbeit, Sport, Musik, Kunst, handwerkliches Gestalten, Schreiben, Basteln etc.) M 17: Patienten auch für kleine Fortschritte, aber nie grundlos loben M 17: Patienten auffordern, Eigenschaften und Fähigkeiten aufzuschreiben, die er an sich mag M 17: Patienten auffordern, Eigenschaften und Fähigkeiten aufzuschreiben, die er an sich verändern möchte M 17: Gemeinsam mit dem Patienten Aufgabenstellung schrittweise erweitern, nach Erfolgen auch auf Bereiche, in denen er nicht so »talentiert« ist M 17: Regelmäßige entlastende und aufbauende Gespräche führen
	Z 18: Patient kann benennen, was er von einer Beziehung erwartet und was er nicht möchte	M 18: Dem Patienten unterstützend, aber nicht bevormundend begegnen M 18: Sicherheit, Zuversicht und Vertrauen in den Patienten vermitteln M 18: Kontinuierliche Gesprächsbereitschaft signalisieren M 18: Patienten ermutigen, seine Wünsche und Bedürfnisse zu formulieren M 18: Patienten ermutigen, im Gespräch seine Wünsche und Bedürfnisse zu thematisieren M 18: Im Gespräch darauf achten, dass der Patient assoziiert kommuniziert – also nicht etwa »man möchte …«, sondern »ich möchte…« M 18: Selbstwertgefühl des Patienten stärken M 18: Gemeinsam mit dem Patienten Merkmale erarbeiten und auflisten, die für den Patienten ausschlaggebend für eine gut funktionierende Beziehung sind M 18: Gemeinsam mit dem Patienten prüfen, ob diese Merkmale in seiner Beziehung gegeben sind M 18: Patienten darin bestärken, dass er ein Recht auf würdige Behandlung hat M 18: Ggf. Rollenspiele dazu anbieten M 18: Regelmäßige entlastende und aufbauende Gespräche führen M 18: Patienten ermutigen, sich bei Bedarf an die Pflege zu wenden
	Z 19: Patient kann sich aus missbräuchlicher Beziehung lösen	M 19: Bezugspflege M 19: Aufbau einer tragfähigen Vertrauensbeziehung M 19: Kontinuierlichen Kontakt zu dem Patienten halten M 19: Gemeinsam mit dem Patienten dessen Ressourcen, Fähigkeiten und Kompetenzen ermitteln und explizit benennen M 19: Kontinuierliche Gesprächsbereitschaft signalisieren M 19 Selbstbewusstsein des Patienten fördern M 19: Gemeinsam mit dem Patienten Vor- und Nachteile der Beziehung erarbeiten und in Form einer Pro- und Kontraliste gegenüberstellen

☐ **Tab. 11.6**   Fortsetzung

Probleme *(P)* und Ressourcen *(R)*	Pflegeziel *(Z)*	Pflegemaßnahmen *(M)*
		M 19: Patienten nicht unter Zeitdruck setzen
		M 19: Gemeinsam mit dem Patienten negative Folgen der Beziehung benennen und auflisten
		M 19: Gemeinsam mit dem Patienten dessen Rolle innerhalb der Beziehung ermitteln
		M 19: Gemeinsam mit dem Patienten mögliche Alternativen entwickeln
		M 19: Ggf. Rollenspiele dazu anbieten
		M 19: Soziales Kompetenztraining anbieten
		M 19: Selbstvertrauen des Patienten stärken
		M 19: Regelmäßige entlastende und aufbauende Gespräche führen
		M 19: Kontinuierlichen Kontakt zu dem Patienten halten
		M 19: Dem Patienten ggf. notwenige Unterstützung anbieten
		M 19: Ggf. Kontakt zu Selbsthilfe- bzw.- Betroffenengruppen vermitteln
		M 19: Patienten ermutigen, sich bei Bedarf an die Pflege zu wenden
P: Patient ist unselbstständig		
	Z 20: Patient kann ein selbstständiges Leben führen	M 20: Bezugspflege
		M 20: Unrealistische Erwartungen des Patienten an übermäßige Fürsorge durch die Pflege im Gespräch ausräumen
		M 20: Patienten ggf. begrenzen
		M 20: Patienten zur Übernahme von Eigenverantwortung motivieren
		M 20: Im Gespräch darauf achten, dass der Patient assoziiert kommuniziert – also nicht etwa »man möchte …«, sondern »ich möchte…«
		M 20: Lebenspraktisches Training anbieten (Kochgruppe, Haushaltsführung etc.)
		M 20: Gemeinsam mit dem Patienten alltägliche Aufgaben festlegen und deren Erledigung überwachen
		M 20: Bei Nichterledigung Patienten ansprechen und zur Erledigung der Aufgaben anhalten
		M 20: Gemeinsam mit dem Patienten Zielvorstellungen und Zielsetzungen erarbeiten
		M 20: Gemeinsam mit dem Patienten Strategien zur Zielerreichung erarbeiten
		M 20: Patienten über ambulante Unterstützungsangebote informieren
		M 20: Patienten zur Kontaktaufnahme ermutigen
		M 20: Ggf. Patienten zunächst dabei unterstützen
		M 20: Patienten ermutigen, sich im Bedarfsfall jederzeit an die Pflege zu wenden
		M 20: Professionelles Entlassungsmanagement
		M 20: Sozialberatung anbieten
		M 20: Ggf. Kontakt zu Selbsthilfe- bzw.- Betroffenengruppen vermitteln
		M 20: Ggf. Bewerbungstraining anbieten
		M 20: Sicherstellen, dass der Patient alle für ihn relevanten ambulanten Anlaufstellen kennt

AVO ärztliche Verordnung.

◻ Tab. 11.7 Module des Skills-Trainings bei BPS

Modul	Problembereiche bei BPS
Verbesserung der inneren Achtsamkeit	Negative Selbstbewertung Instabiles Selbstbild Undifferenzierte Gefühlswahrnehmung
Zwischenmenschliche Fertigkeiten	Wechselhafte und instabile zwischenmenschliche Beziehungen Eingeschränkte soziale Kompetenzen
Umgang mit Gefühlen	Fehlende bzw. mangelhafte Affektregulation Dominanz negativer Gefühle
Erhöhung der Stresstoleranz	Erhöhte Reagibilität auf äußere Faktoren Anhaltende Gefühle von Leere Aversive Anspannung Geringe Verhaltenskontrolle

11.3.3 Anmerkungen für die ambulante Pflege

Hier liegt das Hauptaugenmerk darauf, dass sich der Pflegedienst – zumindest mittelfristig – selbst überflüssig macht. Die ambulante Versorgung erfolgt meist im Anschluss an einen stationären Aufenthalt und ist darauf ausgerichtet, dem Patienten so schnell wie möglich eine eigenständige und eigenverantwortliche Lebensführung zu ermöglichen. Die Devise lautet daher: Hilfe zur Selbsthilfe. Als Führungskraft sollten Sie genau darauf achten, dass Ihre Mitarbeiterinnen die vorgegebenen Einsatzzeiten einhalten und bei einer Überschreitung eine plausible Begründung verlangen. So können Sie der Gefahr, dass sich eine Pflegekraft zur »großen Schwester« bzw. zum »großen Bruder« des Patienten machen lässt, zumindest weitgehend vorbeugen. Wichtig sind auch hier der kollegiale Austausch und die kontinuierliche Fort- und Weiterbildung der Pflegekräfte. Bei bestehenden missbräuchlichen Beziehungen des Patienten empfiehlt sich eine Vernetzung mit Selbsthilfegruppen und sozialpädagogischen Anlauf- und Beratungsstellen. Sobald Gewalttätigkeiten zu erwarten sind, ziehen Sie Ihre Pflegekräfte sofort von dem Einsatz ab und benachrichtigen Sie ggf. die Polizei oder andere zuständige Stellen (Frauenhäuser etc.).

11.4 Exkurs: Pflegetherapeutische Gruppen – Skills-Training

Skills bedeutet übersetzt Fertigkeiten. Hier bezeichnet der Begriff grundsätzlich jede Verhaltensweise des Patienten, die ihm in einer Krisensituation kurzfristig hilft, ohne dabei mittel- oder langfristig negative Auswirkungen zu haben. Im Skills-Training lernt der Patient neue Fertigkeiten kennen und übt zudem, sich bereits vorhandene bewusst und nutzbar zu machen. Es gibt handlungsbezogene (behaviorale), gedankenbezogene (kognitive), sinnesbezogene (sensorische), körperbezogene (physiologische), sensomotorische und interaktive Skills (vgl. Sendera u. Sendera 2007a, S. 99 f.). Das Skills-Training ist ein wesentlicher Bestandteil der Dialektisch-Behavioralen Therapie (DBT) nach Marsha Linehan und wurde speziell für die Behandlung von BPS entwickelt (weiter dazu: Bohus 2002, S. 18 ff.). Das Skills-Training wird jedoch auch bei Patienten, die an einer PTBS leiden, erfolgreich angewendet (weiter dazu: Sendera u. Sendera 2007a, S. 4–11). Der Aufbau des Skills-Trainings umfasst die in ◻ Tab. 11.7 aufgeführten Module (vgl. Armbrust 2009, S. 14).

Im stationären Rahmen wird das Skills-Training in der Regel zweimal pro Woche angeboten und während eines Aufenthalts nehmen die

Patienten für gewöhnlich an 30 Sitzungen teil (vgl. Bohus u. Arehult 2013, S. 29). Der zeitliche Ablauf einer Sitzung sieht im stationären Setting aus wie folgt (vgl. Bohus u. Wolf-Arehult 2013, S. 33):

1. Achtsamkeitsübung: 3 Minuten
2. Besprechung der Hausaufgaben: 15 Minuten
3. Vermittlung neuer Inhalte: 30 Minuten
4. Erteilung neuer Hausaufgaben: 5 Minuten
5. Achtsamkeitsübungen: 3 Minuten

Die vordringlichste Zielsetzung des Skills-Training besteht darin, dass die Patienten Handlungsalternativen erlernen bzw. sich selbst erarbeiten, mit denen sie Selbstverletzungen und/oder andere Formen von selbstschädigendem Verhalten vermeiden und in Krisensituationen für sie persönlich sinnvolle und konstruktive Fertigkeiten (Skills) anwenden können. Das Skills-Training sollte ausschließlich von einer in DBT ausgebildeten Pflegekraft durchgeführt werden. Idealerweise übernehmen zwei Trainer eine Gruppe von 6–8 Patienten, wobei für die beiden Trainer verschiedene Schwerpunkte im Vordergrund stehen: Während der Fokus der Gruppenleiterin auf der Einhaltung der Struktur, der Wissensvermittlung und der Hausaufgabenkontrolle liegt und sie eher fordernd auftritt, liegt der Fokus der Kotherapeutin auf den individuellen Bedürfnissen und Schwierigkeiten der Patienten und auf dem Lernprozess, sie ist eher verständnisvoll und kümmert sich zudem um die Stimmung in der Gruppe (vgl. Bohus u. Wolf-Arehult 2013, S. 6).

Das Skills-Training beinhaltet neben der Vermittlung theoretischen Wissens auch die Einübung und die Anwendung der jeweiligen Skills – sowohl in der Gruppe als auch im Anschluss an die Gruppe als Hausaufgabe für die Patienten. Die Vermittlung der Skills erfolgt in vier Schritten (Bohus u. Wolf-Arehult 2013, S. 64):

- Schritt I: Vermittlung von theoretischem Wissen
- Schritt II: Individuelle Anpassung der Skills
- Schritt III: Übungen mit den Skills unter Non-Stress-Bedingungen
- Schritt IV: Einsatz der Skills als zielförderndes Alternativverhalten

Bevor Sie einen Patienten in der Skills-Gruppe aufnehmen, sollte mit ihm zunächst eine Vorbesprechung durchgeführt werden. Hier empfiehlt es sich, mindestens zwei Einzelgesprächstermine zu vereinbaren, in denen mit dem Patienten die Diagnose abgeklärt, die Therapieziele besprochen sowie sein soziales Umfeld erfragt (Wohnsituation, Familienstand etc.) wird. Falls noch nicht in der Einzeltherapie erfolgt, sind ein Therapievertrag und ein Anti-Suizid-Vertrag zu schließen (anderenfalls erneut zu besprechen). Und nicht zuletzt ist dem Patienten der Ablauf des Trainings zu erläutern (vgl. Bohus u. Wolf-Arehult 2013, S. 7). In ◘ Tab. 11.8 findet sich eine nach den Modulen des Skills-Trainings geordnete Übersicht über Übungsbereiche und Beispielübungen (weiter dazu: Sendera u. Sendera 2007a, S. 120–145).

Wichtig ist, dass der Skills-Trainer in kontinuierlichem Austausch mit der Einzeltherapeutin und dem Team steht (vgl. Sendera u. Sendera 2007b, S. 83). Hierbei erteilt die Einzeltherapeutin den Skills-Trainern gewissermaßen den Auftrag, mit dem Patienten zu arbeiten. Die Einzeltherapeutin händigt dem Patienten den Behandlungsplan aus. Am Anfang der Gruppensitzung sammeln die Skills-Trainer die Pläne ein und bearbeiten sie in der Gruppe. So entsteht ein Höchstmaß an Transparenz für den Patienten. Die Vermittlung neuer Inhalte erfolgt in der Regel in der Einzeltherapie, ebenso die Übung der Skills unter Non-Stress-Bedingungen. Die Schritte II und IV werden im Skills-Training vermittelt. Die Bezugspflege übernimmt vor allem unterstützende Aufgaben, hilft etwa im Rahmen der Bezugspflegegespräche bei der Umsetzung der Skills und bei der Erledigung der Hausaufgaben. Für den Austausch zwischen Einzeltherapeutin und Skills-Trainern sollten pro Patient ca. 10 Minuten wöchentlich eingeplant werden (vgl. Bohus u. Wolf-Arehult 2013, S. 31–35). Die ◘ Abb. 11.1 verdeutlicht noch einmal die Zusammenarbeit von Skills-Trainer, Einzeltherapeutin, Bezugspflege und Patient.

◨ Tab. 11.8 Beispielübungen für das Skills-Training

Modul	Übungen	Beispiele
Verbesserung der inneren Achtsamkeit	Wahrnehmung und Beschreibung unter Beachtung der fünf Sinne:	
	– Sehen	Bewusstes Betrachten und Beschreiben von Gegenständen, Fotos, Blumen, Tieren, Landschaft Memory-Spiele Konzentrationsspiele (Suchbilder)
	– Hören	Bewusstes Wahrnehmen und Beschreiben von Musik, Geräuschen, Rhythmen, Stimmen Hörpuzzle Musik oder Geräusche machen
	– Fühlen	Bewusstes Ertasten, Erkennen und Beschreiben von Gegenständen Igelball abrollen oder Coolpack fühlen Bewussten Körperkontakt zu Boden oder Stuhllehne herstellen Stein oder Wasser fühlen Barfuß im Gras oder Sand gehen
	– Schmecken	Bewusstes Wahrnehmen und Beschreiben von süßen, sauren, bitteren und salzigen Geschmacksproben (z. B. Chili-Weingummi)
	– Riechen	Bewusstes Wahrnehmen und Beschreiben von angenehmen und unangenehmen Gerüchen (z. B. intensives Parfüm oder Ammoniak)
Zwischenmenschliche Fertigkeiten	– Erfahrung von abhängigem und selbstschädigendem Verhalten	A und B stehen sich gegenüber, halten direkten Blickkontakt. A stellt 10 Forderungen an B, die immer massiver und unzumutbarer werden; B soll verbal auf diese Forderungen eingehen Anschließende Besprechung in der Gruppe (Reaktionsmöglichkeiten, eigene Grenzen setzen)
	– Rollenspiele	Alltägliche Situationen (Familie, Arbeitsplatz etc.) in der Gruppe nachspielen und besprechen Blickkontaktübungen
	– Dysfunktionale und förderliche Gedanken identifizieren und benennen	**Dysfunktionale Gedanken:** Wenn ich um etwas bitte, bedeutet dies, dass ich schwach und unfähig bin. Ich muss auf alle Wünsche meines Gegenübers eingehen, sonst mag sie/er mich nicht. Ich darf keine Bitte ablehnen, sonst bin ich egoistisch. **Förderliche Gedanken:** Ich darf andere um etwas bitten. Ich muss nicht immer zu allem ja sagen, um von meinem Gegenüber gemocht zu werden. Wenn ich einer Bitte nicht nachkommen möchte, darf ich sie ablehnen.

☐ Tab. 11.8 Fortsetzung

Modul	Übungen	Beispiele
Umgang mit Gefühlen	Regulation der Gefühle durch:	
	– Veränderung der Reizexposition	Gezielte Exposition unter therapeutischer Begleitung Vermeidung, sich alleine Reizen/Triggern auszusetzen
	– Veränderung der Wahrnehmung und Bewertung von Gefühlen	Bewusstes Wahrnehmen und Beschreiben von Gefühlen Verständnis für körperlichen Ausdruck von Gefühlen trainieren (Herzrasen, Brechreiz, Übelkeit etc.), um Fehlinterpretationen zu vermeiden Verständnis für Zusammenhang von Kognition und Bewertung in der Gruppe trainieren
	– Angemessene Handlung	Handlungsimpuls erfragen und gemeinsam mit dem Patienten überlegen, ob er diesem folgen möchte (ist dies sinnvoll?) Patient kann die Entscheidungsfreiheit erkennen: Gefühle sind nicht schlecht, aber ich habe die Wahl, ob ich ihnen nachkomme oder nicht: Ich bin nicht mein Gefühl, ich habe ein Gefühl!
Erhöhung der Stresstoleranz	– Sensorische Ebene	Eiswürfel in der Hand drücken Igelball abrollen oder Coolpack auflegen Kalte Unterarmbäder Kalte Dusche
	– Motorische Ebene	Sportliche Aktivitäten: Joggen, Radfahren, Ballspiele, Fitnesstraining Bewegung und Beschäftigung: Tanzen, Spaziergang, Gartenarbeit, Hausarbeit, Telefonate Bewusste Körperhaltung Atemübungen
	– Kognitive Ebene	Hirn-Flickflacks: Ratespiele, Kopfrechnen, in schneller Folge jeweils 7 von 100 abziehen Fantasieübungen: sicheren Ort aufsuchen, innere Helfer mobilisieren Pro und contra abwägen – auch unter mittel- und langfristigen Erwägungen (was spricht für, was gegen eine Selbstverletzung/Selbstschädigung?)
	– Handlungsebene	Time-out: in Gedanken oder tatsächlich eine Pause machen, je nach Notwenigkeit und Möglichkeit von ein paar Minuten bis zu ein paar Tagen Notfallkoffer: Notfalltelefonnummern, Kontaktadressen, Aktivitäten und gut erprobte Skills zusammenstellen (hierarchische Anordnung)

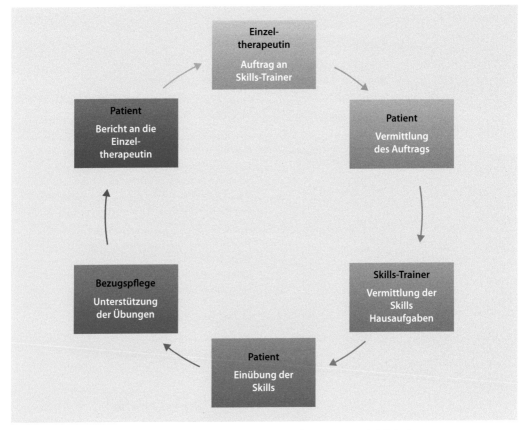

◘ **Abb. 11.1**   Zusammenspiel und wechselseitiger Austausch von Einzeltherapeutin und Skills-Trainer

Literatur

Armbrust M (Hrsg) (2009) Stationäre Psychotherapie der Borderline-Störungen: Therapiespektrum und klinikspezifische Behandlungskonzepte. Schattauer, Stuttgart
Bohus M (2002) Borderline-Störung. Hogrefe, Göttingen
Bohus M, Wolf-Arehult M (2013) Interaktives Skills-Training für Borderline-Patienten. Das Therapeutenmanual, 2. Aufl. Schattauer, Stuttgart
Bronisch T et al. (2009) Krisenintervention bei Persönlichkeitsstörungen: Therapeutische Hilfe bei Suizidalität, Selbstschädigung, Impulsivität, Angst und Dissoziation, 4. Aufl. Klett-Cotta, Stuttgart
Butcher JN, Mineka S, Hooley JM (2009) Klinische Psychologie, 13. Aufl. Pearson Education, München
Dulz B et al. (2011) Handbuch der Borderline-Störungen. Schattauer, Stuttgart
Dulz B, Schneider A (2001) Borderline-Störung. Theorie und Therapie, 2. Auf. Schattauer, Stuttgart
Finke J (2010) Gesprächspsychotherapie: Grundlagen und spezifische Anwendungen, 4. Aufl. Thieme, Stuttgart
Gratz KL, Chapmann AL (2014) Borderline-Persönlichkeitsstörung: Ein Wegweiser für Betroffene. Jungfermann, Paderborn

Holnburger M (2004) Pflegestandards in die Psychiatrie, 3. Aufl. Elsevier, Urban & Fischer, München
Sachse R, Fasbender J, Breil J, Sachse M (2012) Klärungsorientierte Psychotherapie der histrionischen Persönlichkeitsstörung (Praxis der Psychotherapie von Persönlichkeitsstörungen 3). Hogrefe, Göttingen
Sendera A, Sendera M (2007a) Skills-Training bei Borderline- und Posttraumatischer Belastungsstörung, 2. Aufl. Springer, Wien
Sendera A, Sendera M (2007b) Skills-Training bei Borderline- und Posttraumatischer Belastungsstörung. CD-Rom: Arbeitsblätter und Handouts. Springer, Wien
Thiel H, Jensen M, Traxler S (2004) Klinikleitfaden Psychiatrische Pflege. Elsevier, München
Tress W (Hrsg) (2002) Persönlichkeitsstörungen. Leitlinie und Quellentext. Schattauer, Stuttgart
Wöller W (2006) Trauma und Persönlichkeitsstörung. Psychodynamisch-integrative Therapie. Schattauer, Stuttgart
Vogelsang M (2014) Die abhängige Persönlichkeitsstörung. Diagnosestellung, Entstehung und Therapie. Psychotherapie Dialog 3: 72–75

Gerontopsychiatrische Störungen (F00–F01)

Heike Ulatowski

H. Ulatowski, *Pflegeplanung in der Psychiatrie*,
DOI 10.1007/978-3-662-48546-0_12, © Springer-Verlag Berlin Heidelberg 2016

In diesem Kapitel werden die Demenz vom Alzheimer-Typ und die vaskuläre Demenz behandelt,
da diese Krankheitsbilder in der gerontopsychiatrischen Pflege am häufigsten auftreten. Insbesondere
demenzielle Erkrankungen gewinnen nicht zuletzt
aufgrund der Zunahme hochaltriger Menschen immer mehr an Bedeutung. Eine Demenzerkrankung
verläuft in verschiedenen Stadien, wobei ein zu-
nehmender geistiger und körperlicher Verfall der
Patienten zu beobachten ist. Gerontopsychiatrische
Störungen sind von »normalen« psychogenen Veränderungen, die mit fortschreitendem Alter einhergehen, abzugrenzen. Zu diesen altersbedingten
psychogenen Veränderungen zählen vor allem:
- Überzeichnung bereits bestehender Persönlichkeitsmerkmale,
- Abnahme der Stimulier- und Motivierbarkeit,
- verminderte Ausdauer und schnellere Er-
  schöpfbarkeit,
- verminderte Konzentrations- und Merkfähig-
  keit,
- Veränderungen des Schlafverhaltens (vgl. Thiel
  et al. 2004, S. 352).

Neben einem Überblick über die wesentlichen
Merkmale demenzieller Erkrankungen sowie praktischen Hinweisen für den pflegerischen Umgang
mit demenziell veränderten Menschen werden bei-
spielhafte Pflegeplanungen für die Demenz vom
Alzheimer-Typ und die vaskuläre Demenz vorgestellt.

12.1 Demenz vom Alzheimer-Typ (F00.0)

12.1.1 Merkmale

Die Demenz vom Alzheimer-Typ (DAT) stellt mit
55–70% der Fälle die häufigste Form der demen-
ziellen Erkrankungen dar, ca. 15% aller demenziell
erkrankten Menschen leiden an einer vaskulären
Demenz (vgl. Becker-Pfaff u. Engel 2010, S. 135). Zu
den pathologischen Veränderungen einer Demenzerkrankung gehören Beeinträchtigungen bzw. Ein-
bußen in den folgenden Bereichen:

- Denk- und Konzentrationsfähigkeit,
- Orientierungsvermögen,
- Auffassungsgabe,
- Sprach- und Rechenvermögen,
- Lernfähigkeit,
- Urteilsfähigkeit,
- Sozialverhalten,
- Tag-Nacht-Rhythmus,
- Motivierbarkeit,
- emotionale Kontrolle,
- Wahrnehmung (vgl. Holnburger 2004, S. 291).

Es lassen sich verschiedene Krankheitsstadien mit
jeweils typischen Symptomen und Einschränkungen unterscheiden, wobei DAT einen malignen
progredienten Verlauf aufweist (weiter dazu: Maurer et al. 2013, S. 24–27). ◘ Tab. 12.1 verdeutlicht die
Krankheitsstadien, die Leitsymptome und den entsprechenden Fokus der pflegerischen Maßnahmen
(vgl. Fischer-Börold u. Zettl 2006, S. 54 ff.):

> **Praxistipp**
>
> Im pflegerischen Umgang mit Menschen, die
> an einer DAT erkrankt sind, sind in erster Linie
> Empathie und Geduld gefragt. Zudem ist wich-
> tig, dass Sie Ihre pflegerische Intervention an
> dem jeweiligen Grad der DAT ausrichten, um
> eine Unterforderung bzw. eine Überforderung
> des Patienten zu vermeiden. Die Stations-
> einrichtung sollte möglichst wohnlich und
> übersichtlich gestaltet sein und neben den
> üblichen Beschilderungen auch farbige Unter-
> scheidungsformen und Piktogramme umfas-
> sen, um die Orientierung zu erleichtern. Wenn
> möglich, eine teilsegregative Unterbringung
> der dementen Patienten anbieten – also stun-
> denweise getrennte Betreuung von dementen
> und nichtdementen Patienten – um den De-
> menzkranken einen geschützten Rahmen zu
> bieten und die nichtverwirrten Patienten zu
> entlasten. Nicht zuletzt sollten Sie bedenken,
> dass sich die Symptome einer Demenz bei
> Aufnahme in eine stationäre Einrichtung schon
> allein durch den Orts- und Situationswechsel
> verschlechtern können (vgl. Holnburger 2004,
> S. 294).

◨ Tab. 12.1 Stadien, Leitsymptome und Fokus der Pflegemaßnahmen bei Demenz vom Alzheimer-Typ

Stadium	Leitsymptome	Einschränkungsgrad	Fokus der Pflegemaßnahmen
Grad 1	Symptomfrei	Keine kognitiven Leistungseinbußen Altersentsprechend normal	Geistige und körperliche Aktivierung Förderung der Ressourcen, der Freizeitaktivitäten und der Teilnahme am sozialem Leben
Grad 2	Vergesslichkeit	Sehr geringe kognitive Leistungseinbußen Altersentsprechend normal	Geistige und körperliche Aktivierung Förderung der Ressourcen, der Freizeitaktivitäten und der Teilnahme am sozialem Leben Beruhigung und emotionale Entlastung Gedächtnistraining, kognitives Training
Grad 3: leichte Demenz	Schwierigkeiten bei komplexen Aufgaben und in ungewohnten Situationen	Geringe kognitive Leistungseinbußen	Geistige und körperliche Aktivierung Förderung der Ressourcen, der Freizeitaktivitäten und der Teilnahme am sozialem Leben Beruhigung und emotionale Entlastung (Angst) Gedächtnistraining, kognitives Training Vereinfachung von Aufgaben und Lebensumständen
Grad 4: leichte bis mittelschwere Demenz	Hilfestellung bei komplexen Aufgaben des Alltags nötig	Mäßige kognitive Leistungseinbußen	Geistige und körperliche Aktivierung Förderung der Ressourcen, der Freizeitaktivitäten und der Teilnahme am sozialem Leben Beruhigung und emotionale Entlastung (Angst, Depressionen, Verwirrung) Gedächtnistraining, kognitives Training Vereinfachung der Lebensumstände Kontrolle der selbstständigen Lebensführung (Finanzen!) Erhaltung der Eigenständigkeit in der eigenen Häuslichkeit
Grad 5: mittelschwere Demenz	Hilfestellung bei der alltäglichen Lebensführung	Mittelschwere kognitive Leistungseinbußen	Geistige und körperliche Aktivierung Förderung der Ressourcen, der Freizeitaktivitäten und der Teilnahme am sozialem Leben Beruhigung und emotionale Entlastung (Angst, Depressionen, Verwirrung) Gedächtnistraining, kognitives Training Vereinfachung der Lebensumstände Teilweise Übernahme der Lebensorganisation durch Angehörige oder gesetzliche Betreuer (Finanzen!) Erhaltung der Eigenständigkeit in der eigenen Häuslichkeit Strukturierung des Tagesablaufs

▣ Tab. 12.1 Fortsetzung

Stadium	Leitsymptome	Einschränkungsgrad	Fokus der Pflegemaßnahmen
Grad 6: mittelschwere bis schwere Demenz	Hilfestellung bei Körperpflege, Ankleiden, Ernährung Inkontinenz	Schwere kognitive Leistungseinbußen	Geistige und körperliche Aktivierung Förderung der Ressourcen, der Freizeitaktivitäten und der Teilnahme am sozialem Leben Beruhigung und emotionale Entlastung (Angst, Depressionen, Verwirrung) Vereinfachung des Tagesablaufs Vereinfachtes kognitives Training Übernahme der gesamten Lebensorganisation durch Angehörige oder gesetzliche Betreuer (»Rundumbetreuung«) 24 Stunden Betreuung in der eigenen Häuslichkeit oder (teil-)stationär Unterstützung in allen Bereichen des täglichen Lebens Dekubitusprophylaxe Kontrakturenprophylaxe Aktivierende Pflege
Grad 7: schwere Demenz	Sprachverlust Verlust der Mobilität	Sehr schwere kognitive Leistungseinbußen	Aktivierende Pflege (Passive) Mobilisation Dekubitusprophylaxe Kontrakturenprophylaxe Sicherung der Flüssigkeits- und Nahrungszufuhr Erhaltung der Körperfunktionen Sterbebegleitung

12

12.1.2 **Pflegeplanung Demenz vom Alzheimer-Typ**

◨ Tab. 12.2

◨ **Tab. 12.2** Pflegeplanung Demenz vom Alzheimer-Typ		
Probleme *(P)* und Ressourcen *(R)*	**Pflegeziel *(Z)***	**Pflegemaßnahmen *(M)***
P: Patient leidet an abnehmender Gedächtnisleistung		
Cave: Stationäre Aufenthalte auf das absolut nötige Minimum reduzieren	Z 1: Selbstständigkeit des Patienten bleibt so weit wie möglich erhalten	M 1: Bezugspflege M 1: Patienten so weit wie möglich in die Planung pflegerischer Maßnahmen einbeziehen M 1: Wünsche und Vorstellungen des Patienten erfragen und – sofern möglich – berücksichtigen M 1: Regelmäßig kognitives Training mit dem Patienten durchführen (z. B. Bilder beschreiben oder Tätigkeiten beschreiben lassen) M 1: Patienten aus der Tageszeitung vorlesen lassen und Gespräche über das Tagesgeschehen führen M 1: Ggf. Übungen zur zeitlichen und/oder räumlichen Orientierung anbieten M 1: Patienten zu körperlichen Aktivitäten anregen (Spaziergänge, Gymnastik etc.) M 1: Eigenständige Medikamenteneinnahme des Patienten fördern (ggf. Kontrolle) M 1: Eigenständige Verrichtung des alltäglichen Lebens fördern, ggf. Unterstützung anbieten M 1: Gemeinsam mit dem Patienten Tagesstruktur erstellen (ggf. Einhaltung kontrollieren) M 1: Patienten in Stationsgemeinschaft integrieren M 1: Patienten zur Übernahme von Stationsdiensten motivieren M 1: Patienten dazu anregen, dass er seine persönlichen Angelegenheiten möglichst eigenständig erledigt (ggf. Kontrolle, vor allem bei finanziellen Angelegenheiten) M 1: Patienten zur Übernahme von Patenschaften für Neuankömmlinge motivieren M 1: Angehörige einbeziehen
	Z 2: Patient kann sich Hilfe holen	M 2: Auf Beziehungskontinuitäten achten M 2: Aufbau einer tragfähigen Vertrauensbeziehung M 2: Sicherheit und Hilfsbereitschaft vermitteln M 2: Im Kontakt mit dem Patienten Verlässlichkeit, Zugewandtheit und Authentizität vermitteln M 2: Räumliche und personelle Orientierung erleichtern (Piktogramme, Namensschilder) M 2: Regelmäßige und verbindliche Gesprächstermine vereinbaren M 2: Auch darüber hinaus Gesprächsbereitschaft signalisieren M 2: Patienten ermutigen, sich im Bedarfsfall jederzeit an die Pflege zu wenden M 2: Patienten dazu ermutigen, im Notfall die Klingel am Bett zu betätigen (ggf. gemeinsam üben)

□ Tab. 12.2 Fortsetzung

Probleme (P) und Ressourcen (R)	Pflegeziel (Z)	Pflegemaßnahmen (M)
	Z 3: Patient kann die Hilfe annehmen	M 3: Dem Patienten mit Respekt und Wertschätzung begegnen M 3: Alle Anliegen und Vorschläge des Patienten ernst nehmen – auch bei ungewöhnlichen oder unangebrachten Vorschlägen oder Anliegen nicht aus der Ruhe bringen lassen und freundlich bleiben M 3: Offenes Gesprächsklima auf der Station etablieren M 3: Unterstützung nur so weit wie nötig anbieten M 3: Genaue Beobachtung des Patienten und entsprechende Dokumentation, um Über- bzw. Unterforderung zu vermeiden M 3: Gemeinsam mit dem Patienten dessen individuellen Bedarf an Unterstützung ermitteln M 3: Patienten so weit wie möglich in die Planung pflegerischer Maßnahmen einbeziehen M 3: Ängste und Befürchtungen des Patienten erfragen und, wenn möglich, besprechen M 3: Patienten für seine Mitarbeit loben
P: Patient ist zunehmend desorientiert		
Cave: Gefahr der Fremd- und Selbstgefährdung	Z 4: Verhinderung von Fremd- und Selbstgefährdung	M 4 : Krankenbeobachtung M 4: Beobachtung und Dokumentation der Verhaltensweisen des Patienten M 4: Engmaschige, ggf. lückenlose Überwachung des Patienten M 4: Gefährliche Gegenstände aus der Reichweite des Patienten entfernen M 4: Patienten ggf. von Mitpatienten fernhalten (Einzelzimmer) M 4: Patienten im Gespräch beruhigen und entlasten M 4: Ggf. Ärztin alarmieren M 4: Ggf. Bedarfs- bzw. Notfallmedikation nach AVO verabreichen M 4: Medikamenteneinnahme überwachen M 4: Nachkontrollen auf Wirksamkeit M 4: Ggf. Patienten auf eine geschützte Station verlegen lassen M 4: Im äußersten Notfall Patienten fixieren nach AVO und ggf. rechtliche Betreuerin informieren
	Z 5: Patient kann mit Unterstützung sein Leben so eigenständig wie möglich führen	M 5: Bezugspflege M 5 : Patienten so weit wie möglich in die Planung pflegerischer Maßnahmen einbeziehen M 5: Wünsche und Vorstellungen des Patienten erfragen und – sofern möglich – berücksichtigen M 5: Regelmäßig kognitives Training mit dem Patienten durchführen (z. B. Bilder beschreiben oder Tätigkeiten beschreiben lassen) M 5: Ggf. Übungen zur zeitlichen und/oder räumlichen Orientierung anbieten M 5: Patienten zu körperlichen Aktivitäten anregen (Spaziergänge, Gymnastik etc.) M 5: Eigenständige Verrichtung des alltäglichen Lebens fördern, ggf. Unterstützung anbieten M 5: Auf regelmäßige Körperpflege achten, ggf. Unterstützung anbieten M 5: Auf angemessene Kleidung achten M 5: Gemeinsam mit dem Patienten Tagesstruktur erstellen (ggf. Einhaltung kontrollieren) M 5: Patienten in Stationsgemeinschaft integrieren M 5: Patienten zur Übernahme von einfachen Stationsdiensten motivieren M 5: Angehörige einbeziehen

◘ **Tab. 12.2** Fortsetzung

Probleme (P) und Ressourcen (R)	Pflegeziel (Z)	Pflegemaßnahmen (M)
P: Patient leidet an Wahrnehmungsstörungen		
	Z 6: Verhinderung von Folgeschäden	M 6: Genaue Kranken- und Verhaltensbeobachtung und Dokumentation M 6: Ärztin informieren M 6: Ggf. fachärztliche Konsile veranlassen M 6: Ggf. Spezialtherapeutinnen hinzuziehen (Physiotherapie, Ergotherapie etc.) M 6: Gefährliche Gegenstände nur unter Aufsicht benutzen lassen M 6: Gefährliche Tätigkeiten nur unter Aufsicht durchführen lassen M 6: Auf angemessene Kleidung achten M 6: Ggf. Verlegung in ein Allgemeines Krankenhaus veranlassen M 6: Regelmäßige Medikamenteneinnahme nach AVO sicher stellen M 6: Ggf. Bedarfsmedikation nach AVO verabreichen M 6: Nachkontrollen auf Wirksamkeit M 6: Patienten ermutigen, sich im Bedarfsfall jederzeit an die Pflege zu wenden M 6: Patienten dazu ermutigen, im Notfall die Klingel am Bett zu betätigen (ggf. gemeinsam üben)
	Z 7: Patient kann über Wahrnehmungsstörungen sprechen	M 7: Bezugspflege M 7: Aufbau einer tragfähigen Vertrauensbeziehung M 7: Dem Patienten mit Respekt und Wertschätzung begegnen M 7: Sorgen und Nöte des Patienten ernst nehmen M 7: Nicht der Ruhe bringen lassen und immer freundlich bleiben M 7: Offenes Gesprächsklima auf der Station etablieren M 7: Verhaltensweisen des Patienten nicht stigmatisieren M 7: Genaue Beobachtung des Patienten und entsprechende Dokumentation, um Über- bzw. Unterforderung zu vermeiden M 7: Gemeinsam mit dem Patienten dessen individuellen Bedarf an Unterstützung ermitteln M 7: Patienten so weit wie möglich in die Planung pflegerischer Maßnahmen einbeziehen M 7: Ängste und Befürchtungen des Patienten erfragen und, wenn möglich, besprechen M 7: Patienten für seine Mitarbeit loben M 7: Patienten ermutigen, sich im Bedarfsfall jederzeit an die Pflege zu wenden M 7: Patienten dazu ermutigen, im Notfall die Klingel am Bett zu betätigen (ggf. gemeinsam üben)

◘ Tab. 12.2 Fortsetzung

Probleme *(P)* und Ressourcen *(R)*	Pflegeziel *(Z)*	Pflegemaßnahmen *(M)*
P: Tag-Nacht-Rhythmus des Patienten ist gestört		
	Z 8: Patient erhält ausreichend Schlaf	M 8: Für Nachtruhe und Rückzugsmöglichkeiten sorgen M 8: Gemeinsam mit dem Patienten Einschlafrituale erarbeiten M 8: Schlafgewohnheiten des Patienten beobachten und dokumentieren M 8: Kalte Armwaschungen anbieten M 8: Gemeinsam mit dem Patienten einen geregelten Tagesablauf planen M 8: Am Tage körperliche Aktivitäten anbieten M 8: Gerade im abendlichen bzw. nächtlichen Kontakt Sicherheit und Geborgenheit vermitteln M 8: Ggf. Nachtmedikation nach AVO M 8: Nachkontrollen auf Wirksamkeit M 8: Patienten ermutigen, sich im Bedarfsfall jederzeit an die Pflege zu wenden (auch per Klingel)
	Z 9: Patient fühlt sich wohl und geborgen	M 9: Auf Beziehungskontinuitäten achten M 9: Nachtruhe nicht aufzwingen M 9: Im Kontakt Sicherheit vermitteln M 9: Wenn kein geregelter Tag-Nacht-Rhythmus mehr möglich ist, Patienten zu ruhigen Aktivitäten anleiten M 9: Umfeld auf der Station schaffen, in dem sich der Patient geborgen fühlen kann M 9: Genügend Räumlichkeiten zur Verfügung stellen, damit nächtliche Aktivitäten nicht stören M 9: Tagsüber Ruhezonen für die nachtaktiven Patienten schaffen M 9: Patienten ggf. auf eine »Dementenstation« verlegen lassen
P: Patient zeigt motorische Unruhe und nicht zielgerichtete Aktivitäten		
Cave: Eigenarten, die in der Person des Patienten begründet sind, beibehalten, sofern dies im stationären Rahmen möglich ist!	Z 10: Aktivitätspotenzial des Patienten wird in sinnvolle Bahnen gelenkt	M 10: Genaue Verhaltensbeobachtung und Dokumentation (was macht der Patient wann etc.) M 10: Patienten auf gesteigerte Aktivität ansprechen M 10: Genau beobachten und dokumentieren, wie sich der Patient bei Intervention durch die Pflege verhält M 10: Ggf. Art der Ansprache und pflegerische Intervention modifizieren M 10: Wenn möglich gemeinsam mit dem Patienten herausfinden, welche Interessen und Gewohnheiten er hat M 10: Diese nach Möglichkeit mittels entsprechender Beschäftigungsangebote umsetzen M 10: Wenn möglich gemeinsam mit dem Patienten einen täglich einen Tagesablaufplan mit Tätigkeiten erstellen, die den Vorlieben des Patienten entsprechen M 10: Ergotherapie anbieten M 10: Körperliche Aktivitäten anbieten M 10: Nachtschrank und Kleidung des Patienten in dessen Beisein nach Besitztümern anderer Patienten durchsuchen M 10: Ggf. Rückgabe ohne großes Aufsehen durchführen M 10: Patienten und Mitpatienten ermutigen, sich im Bedarfsfall an die Pflege zu wenden und etwaige Konflikte nicht untereinander auszutragen

12

◘ **Tab. 12.2**   Fortsetzung

Probleme *(P)* und Ressourcen *(R)*	Pflegeziel *(Z)*	Pflegemaßnahmen *(M)*
P: Patient leidet an Störungen der Sprachfähigkeit		
	Z 11: Sprachfähigkeit des Patienten bleibt so weit wie möglich erhalten	M 11: Bezugspflege M 11: Kranken- und Verhaltensbeobachtung und Dokumentation M 11: Noch vorhandenen Wortschatz des Patienten möglichst exakt erfassen M 11: Regelmäßige Sprech- und Sprachübungen durchführen und dokumentieren M 11: Patienten zum Sprechen motivieren M 11: Dafür sorgen, dass der Patient im Stationsalltag ausreichend zu Wort kommt M11: Patienten ggf. vor Spott der Mitpatienten schützen
	Z 12: Patient kann sich mitteilen	M 12: Im Gespräch einfache Wort benutzen und auf den Wortschatz des Patienten eingehen M 12: Patienten nicht unter Zeitdruck setzen M 12: Vertrauensvolle und offene Gesprächsatmosphäre schaffen M 12: Patienten zum Sprechen motivieren M 12: Dafür sorgen, dass der Patient im Stationsalltag ausreichend zu Wort kommt M 12: Patienten ggf. vor Spott der Mitpatienten schützen M 12: Patienten für Mitarbeit loben M 12: Patienten ermutigen, sich im Bedarfsfall jederzeit an die Pflege zu wenden
P: Urteilsvermögen des Patienten ist gestört		
	Z 13: Verhinderung von Folgeschäden	M 13: Genaue Kranken- und Verhaltensbeobachtung und Dokumentation M 13: Ärztin informieren M 13: Ggf. fachärztliche Konsile veranlassen M 13: Ggf. Spezialtherapeutinnen hinzuziehen (Physiotherapie, Ergotherapie etc.) M 13: Gefährliche Gegenstände nur unter Aufsicht benutzen lassen M 13: Gefährliche Tätigkeiten nur unter Aufsicht durchführen lassen M 13: Alle finanziellen und behördlichen Angelegenheiten des Patienten kontrollieren und ihn bei deren Erledigung unterstützen M 13: Regelmäßige Medikamenteneinnahme nach AVO sicherstellen M 13: Ggf. Bedarfsmedikation nach AVO verabreichen M 13: Nachkontrollen auf Wirksamkeit M 13: Patienten ermutigen, sich im Bedarfsfall jederzeit an die Pflege zu wenden M 13: Patienten dazu ermutigen, im Notfall die Klingel am Bett zu betätigen (ggf. gemeinsam üben)

□ Tab. 12.2   Fortsetzung

Probleme *(P)* und Ressourcen *(R)*	Pflegeziel *(Z)*	Pflegemaßnahmen *(M)*
	Z 14: Patient erhält die notwenige Unterstützung	M 14: Bezugspflege M 14: Tragfähige Vertrauensbeziehung aufbauen M 14: Einbeziehung der Angehörigen M 14: Ggf. gesetzliche Betreuung anregen M 14: Ggf. fachärztliche Konsile veranlassen M 14: Ggf. Spezialtherapeutinnen hinzuziehen (Physiotherapie, Ergotherapie etc.) M 14: Regelmäßige Medikamenteneinnahme nach AVO sicherstellen M 14: Nachkontrollen auf Wirksamkeit M 14: Kooperative Zusammenarbeit mit Angehörigen und/oder gesetzlichen Betreuerinnen M 14: Patienten ermutigen, sich im Bedarfsfall jederzeit an die Pflege zu wenden M 14: Patienten dazu ermutigen, im Notfall die Klingel am Bett zu betätigen (ggf. gemeinsam üben)
P: Sozialverhalten des Patienten ist gestört		
	Z 15: Patient kann über seine Defizite sprechen	M 15: Bezugspflege M 15: Aufbau einer tragfähigen Vertrauensbeziehung M 15: Dem Patienten mit Respekt und Wertschätzung begegnen M 15: Auch bei inadäquatem Verhalten nicht aus der Ruhe bringen lassen und immer freundlich bleiben M 15: Offenes Gesprächsklima auf der Station etablieren M 15: Verhaltensweisen des Patienten nicht stigmatisieren, aber deutlich benennen M 15: Patienten auf unangemessen Verhaltensweisen hinweisen M 15: Gemeinsam mit dem Patienten dessen Wirkung auf andere benennen M 15: Patienten für Mitarbeit loben M 15: Patienten ermutigen, sich im Bedarfsfall jederzeit an die Pflege zu wenden M 15: Patienten dazu ermutigen, im Notfall die Klingel am Bett zu betätigen (ggf. gemeinsam üben)
	Z 16: Patient befolgt die angeordnete Therapie	M 16: Patienten auf die Nichtbefolgung hinweisen M 16: Ärztin informieren M 16: Verhaltensweisen des Patienten nicht stigmatisieren M 16: Nach Gründen für die Nichtbefolgung fragen (vergessen?) M 16: Patienten in Ruhe über Notwendigkeit der Therapiemaßnahmen aufklären M 16: Ggf. einzelne Maßnahmen in verständlicher Form erörtern M 16: Patienten nicht unter Zeitdruck setzen M 16: Ggf. Wünsche und Vorstellungen des Patienten erfragen und nach Möglichkeit berücksichtigen M 16: Patienten ggf. immer wieder zur Teilnahme an den Therapiemaßnahmen anregen M 16: Patienten ggf. immer wieder an anstehende therapeutische Maßnahmen erinnern

12

▣ Tab. 12.2 Fortsetzung

Probleme (P) und Ressourcen (R)	Pflegeziel (Z)	Pflegemaßnahmen (M)
	Z 17: Verhalten des Patienten ist möglichst sozial kompatibel	M 17: Verhaltensweisen des Patienten nicht stigmatisieren M 17: Gemeinsam mit dem Patienten dessen Ressourcen erarbeiten M 17: Gemeinsam mit dem Patienten sozial kompatible Verhaltensalternativen erarbeiten M 17: Soziales Kompetenztraining anbieten M 17: Ergotherapie anbieten M 17: Sinn und Inhalt der Haus- bzw. Stationsordnung erläutern M 17: Patienten zur Teilnahme an den Stationsgruppen motivieren M 17: Verhalten des Patienten dokumentieren M 17: Dem Patienten seine Verhaltensweisen aufzeigen M 17: Fortschritte deutlich machen M 17: Weiteres Verbesserungspotenzial aufzeigen M 17: Patienten für Erreichtes loben M 17: Patienten für Zusammenarbeit loben M 17: Patienten ermutigen, sich im Bedarfsfall jederzeit an die Pflege zu wenden M 17: Patienten dazu ermutigen, im Notfall die Klingel am Bett zu betätigen (ggf. gemeinsam üben)

P: Emotionale Kontrolle des Patienten ist gestört

Probleme (P) und Ressourcen (R)	Pflegeziel (Z)	Pflegemaßnahmen (M)
	Z 18: Gefühlszustand des Patienten ist ausgeglichen	M 18: Bezugspflege M 18: Aufbau einer tragfähigen Vertrauensbeziehung M 18: Stimmungslage des Patienten möglichst präzise erfassen M 18: Genaue Verhaltensbeobachtung und Dokumentation M 18: Erleben des Patienten ernst nehmen M 18: Erfragen, was dem Patienten nach eigenem Ermessen helfen könnte und dies, sofern möglich, umsetzen M 18: Patienten ermutigen, über seine Gefühle zu sprechen M 18: Patienten auf unangemessene Gefühlsäußerungen und mangelnde Kontrolle ansprechen M 18: Gemeinsam mit dem Patienten Möglichkeiten einer verbesserten emotionalen Kontrolle entwickeln M 18: Körperliche Aktivitäten anbieten M 18: Ergotherapie anbieten M 18: Soziale Einbindung des Patienten auf Station fördern M 18: Patienten ermutigen, sich bei Bedarf an die Pflege zu wenden

P: Patient lässt sich nur schwer motivieren

Probleme (P) und Ressourcen (R)	Pflegeziel (Z)	Pflegemaßnahmen (M)
Cave: Auf Tendenzen zum sozialen Rückzug und zu beginnender Depression achten!	Z 19: Motivation des Patienten ist verbessert	M 19: Mangelnde Motivation des Patienten ernst nehmen M 19: Im Gespräch mögliche Ursachen für die mangelnde Motivation des Patienten ermitteln M 19: Auf Anzeichen von Unter- bzw. Überforderung achten M 19: Auf Anzeichen einer beginnenden Depression achten M 19: Auf Anzeichen eines sozialen Rückzugs achten M 19: Persönliche Interessen und Vorlieben des Patienten erfragen M 19: Aktivitäts- und Freizeitangebote danach ausrichten M 19: Vorhandene Ängste des Patienten im Gespräch thematisieren und, soweit möglich, abbauen M 19: Maßnahmen erfragen, die dem Patienten den Aufenthalt auf der Station erleichtern würden M 19: Patienten ermutigen, sich im Bedarfsfalle jederzeit an die Pflege zu wenden

◻ Tab. 12.2 Fortsetzung

Probleme *(P)* und Ressourcen *(R)*	Pflegeziel *(Z)*	Pflegemaßnahmen *(M)*
P: Patient ist inkontinent		
Cave: Hautbeobachtung!	Z 20: Verhinderung von Folgeschäden	M 20: genaue Kranken- und Verhaltensbeobachtung und Dokumentation (Hautbeobachtung!) M 20: Ärztin informieren M 20: Ggf. fachärztliche Konsile veranlassen M 20: Kontinenztraining anbieten M 20: Pflege bei Inkontinenz nach Standard durchführen M 20: Angemessenes Inkontinenzmaterial bereitstellen M 20: Ggf. Spezialtherapeutinnen hinzuziehen (Physiotherapie, Ergotherapie etc.) M 20: Ggf. Verlegung in ein Allgemeines Krankenhaus veranlassen M 20: Regelmäßige Medikamenteneinnahme nach AVO sicherstellen M 20: Ggf. Bedarfsmedikation nach AVO verabreichen M 20: Nachkontrollen auf Wirksamkeit M 20: Patienten ermutigen, sich im Bedarfsfall (Toilettengang) jederzeit an die Pflege zu wenden M 20: Patienten dazu ermutigen, im Notfall die Klingel am Bett zu betätigen (ggf. gemeinsam üben)
P: Patient leidet an schwerer Demenz (Verlust des Sprachvermögens, der Kontinenz und der Mobilität)		
Cave: DD Delirium!	Z 21: Verhinderung weiterer Folgeschäden	M 21: Pflege bei Inkontinenz nach Standard M 21: Grundsätze der aktivierenden Pflege befolgen M 21: Regelmäßige Medikamenteneinnahme nach AVO sicherstellen M 21: Ggf. Bedarfsmedikation nach AVO verabreichen M 21: Nachkontrollen auf Wirksamkeit
	Z 22: Zustand ist für den Patienten erträglich	M 22: Basale Stimulation anbieten M 22: Für Schmerzfreiheit sorgen und Standard-Schmerzmanagement anwenden M 22: Angehörige einbeziehen

AVO ärztliche Verordnung, *DD* Delirium.

12.1.3 Anmerkungen für die ambulante Pflege

Eine ambulante pflegerische Versorgung ist bei leichten bis mittelschweren Stadien einer DAT gut durchführbar, vorausgesetzt, dass die Betreuung des Patienten angemessen umfassend ist und unter der Leitung ausgebildeter Fachkräfte erfolgt. Begünstigend ist in jedem Fall ein möglichst intaktes familiäres bzw. soziales Umfeld, das den Patienten zumindest ein Stück weit trägt und auffängt. Sollte dies nicht gegeben sein, so ist ab einem gewissen Grad der DAT eine möglichst engmaschige Betreuung etwa unter Zuhilfenahme von geschulten Ehrenamtlichen und Besuchsdiensten erforderlich, wobei die Pflegefachkräfte hier die anfallenden logistischen, organisatorischen, koordinierenden und edukativen Aufgaben übernehmen. Je weiter die Erkrankung fortschreitet, desto schwieriger wird eine Versorgung des Patienten in der eigenen Häuslichkeit, insbesondere bei mobilen Patienten besteht dann eine zunehmende Gefahr der Selbst- oder auch Fremdgefährdung, etwa durch das Weglaufen von Zuhause. Hier ist es dann die Aufgabe der Bezugspflegekraft vor Ort, den Patienten auf den Umzug in eine stationäre Pflegeeinrichtung vorzubereiten und ggf. die notwendigen organisatorischen Schritte einzuleiten.

Tab. 12.3 Störungsbereiche, Symptome und Komplikationen der vaskulären Demenz		
Kognitive bzw. neurologische Einschränkungen	Wesens- bzw. Persönlichkeitsver- änderungen	Komplikationen bzw. Folgeerkrankun- gen
Intellektuelle Einbußen	Enthemmung	Diabetes mellitus
Konzentrations- und Gedächt- nisstörungen	Ich-Bezogenheit	Bluthochdruck
Aphasie	Paranoide Tendenzen	Schilddrüsenerkrankungen
Lähmungen	Erhöhte Reizbarkeit	Nierenerkrankungen
Fazialisparese	Erhöhte Sturheit/Starrsinn	Erkrankungen der Atemwege/Aspiration
Gangstörungen	Fremd- und Selbstgefährdung	Inkontinenz
Hirndruckzeichen	Hirnorganisches Psychosyndrom	Bewegungseinschränkungen

12.2 Vaskuläre Demenz (F01.0)

12.2.1 Merkmale

Eine vaskuläre Demenz entsteht infolge eines durch Verengung der Blutgefäße im Gehirn aufgetretenen Hirninfarkts; in der Regel gehen ihr mehrere tran- sitorisch-ischämische Attacken (TIA), in einigen Fällen auch ein singulärer Schlaganfall voraus (vgl. Hegedusch u. Hegedusch 2010, S. 21). Die Behand- lung der vaskulären Demenz zielt vor allem ab auf:
- Kompetenzerhaltung,
- Verbesserung der kognitiven Leistungsfähigkeit,
- Reduktion der Risikofaktoren (Rauchen, Ernährung, Flüssigkeits- und Bewegungsman- gel),
- Erhalt bzw. Förderung der Lebensqualität (vgl. Hegedusch u. Hegedusch 2010, S. 24).

Die Symptome bei dieser Form der Demenz treten im Gegensatz zu der Demenz vom Alzheimer-Typ (DAT) meistens plötzlich auf; weitere Abgren- zungskriterien sind der schrittweise Verlauf der Er- krankung und die vorhandene Krankheitseinsicht sowie die Tatsache, dass vor allem Männer zwi- schen 50 und 70 Jahren erkranken (bei der DAT sind vor allem Frauen über 70 Jahre betroffen) und dass der CT-Befund im Gegensatz zur DAT keine Atrophie, sondern Hirninfarkte zeigt (vgl. Grond 2005, S. 31). Die Symptome umfassen kognitive bzw. neurologische Störungen ebenso wie Verän- derungen des Wesens und/oder der Persönlichkeit des Patienten, zudem können Komplikationen bzw. Folgeerkrankungen auftreten (◘ Tab. 12.3).

Praxistipp

Im pflegerischen Umgang mit Menschen, die an einer vaskulären Demenz leiden, sind vor allem Empathie und Geduld von Bedeutung. Versuchen Sie den Patienten dort abzuholen, wo er steht, d. h. passen Sie Ihre pflegerischen Interventionen an die jeweilige Verfassung bzw. »Tagesform« des Patienten an. Außerdem ist auf eine regelmäßige und ausreichende Flüssigkeitszufuhr zu achten. Allerdings ist hier hinsichtlich der Flüssigkeitsmenge ggf. eine Komorbidität zu berücksichtigen, etwa Herz- oder Niereninsuffizienz. Die Stationsein- richtung sollte möglichst wohnlich und über- sichtlich gestaltet sein und neben den üblichen Beschilderungen auch farbige Unterschei- dungsformen und Piktogramme umfassen, um die Orientierung zu erleichtern. Wenn möglich, eine teilsegregative Unterbringung der demen- ten Patienten anbieten – also stundenweise getrennte Betreuung von dementen und nicht- dementen Patienten – um den Demenzkranken einen geschützten Rahmen zu bieten und die nichtverwirrten Patienten zu entlasten. Nicht zuletzt sollten Sie bedenken, dass sich die Symptome einer Demenz bei Aufnahme in eine stationäre Einrichtung schon allein durch den Orts- und Situationswechsel verschlechtern können (vgl. Holnburger 2004, S. 294).

12.2.2 Pflegeplanung vaskuläre Demenz

◘ Tab. 12.4

◘ Tab. 12.4 Pflegeplanung vaskuläre Demenz		
Probleme *(P)* und Ressourcen *(R)*	Pflegeziel *(Z)*	Pflegemaßnahmen *(M)*
P: Patient ist intellektuell bzw. kognitiv beeinträchtigt		
R: Patient ist nur teilweise kognitiv eingeschränkt	Z 1: Zustand des Patienten ist stabil	M 1: Bezugspflege M 1: Patienten so weit wie möglich in die Planung pflegerischer Maßnahmen einbeziehen M 1: Auf ausreichende Flüssigkeitsaufnahme achten M 1: Flüssigkeitszufuhr ggf. bilanzieren M 1: Wünsche und Vorstellungen des Patienten erfragen und – sofern möglich – berücksichtigen M 1: Regelmäßig kognitives Training mit dem Patienten durchführen (z. B. Bilder beschreiben oder Tätigkeiten beschreiben lassen) M 1: Ggf. Übungen zur zeitlichen und/oder räumlichen Orientierung anbieten M 1: Patienten zu körperlichen Aktivitäten anregen (Spaziergänge, Gymnastik etc.) M 1: Eigenständige Medikamenteneinnahme des Patienten fördern (ggf. Kontrolle) M 1: Nachkontrollen auf Wirksamkeit M 1: Eigenständige Verrichtung des alltäglichen Lebens fördern, ggf. Unterstützung anbieten M 1: Gemeinsam mit dem Patienten Tagesstruktur erstellen (ggf. Einhaltung kontrollieren) M 1: Patienten in Stationsgemeinschaft integrieren M 1: Patienten zur Übernahme von Stationsdiensten motivieren M 1: Patienten dazu anregen, dass er seine persönlichen Angelegenheiten möglichst eigenständig erledigt (ggf. Kontrolle, vor allem bei finanziellen Angelegenheiten) M 1: Patienten zur Übernahme von Patenschaften für Neuankömmlinge motivieren M 1: Angehörige einbeziehen M 1: Patienten ermutigen, sich im Bedarfsfall jederzeit an die Pflege zu wenden

12

◻ Tab. 12.4   Fortsetzung

Probleme (P) und Ressourcen (R)	Pflegeziel (Z)	Pflegemaßnahmen (M)
R: Patient möchte seinen Zustand verbessern	Z 2: Patient ist kooperativ	M 2: Aufbau einer tragfähigen Vertrauensbeziehung M 2: Patienten für bisherige Kooperation loben M 2: Bei fehlender Kooperation Patienten darauf hinweisen M 2: Ggf. Ärztin informieren M 2: Verhaltensweisen des Patienten nicht stigmatisieren M 2: Nach Gründen für die mangelnde Kooperation fragen (Angst?, Termine vergessen?) M 2: Patienten in Ruhe über Notwendigkeit der Therapiemaßnahmen aufklären M 2: Ggf. einzelne Maßnahmen in verständlicher Form erörtern M 2: Patienten nicht unter Zeitdruck setzen M 2: Regelmäßige Medikamenteneinnahme sicherstellen M 2: Nachkontrollen auf Wirksamkeit M 2: Ggf. Wünsche und Vorstellungen des Patienten erfragen und nach Möglichkeit berücksichtigen M 2: Patienten ggf. immer wieder zur Teilnahme an den Therapiemaßnahmen anregen M 2: Patienten ggf. immer wieder an anstehende therapeutische Maßnahmen erinnern M 2: Bisherige Erfolge aufzeigen M 2: Patienten immer wieder darauf hinweisen, wie wichtig seine Mitarbeit ist M 2: Patienten ermutigen, sich im Bedarfsfall jederzeit an die Pflege zu wenden
Cave: Auf ausreichende Flüssigkeitsaufnahme achten!	Z 3: Selbstständigkeit des Patienten bliebt möglichst erhalten	M 3: Bezugspflege M 3: Patienten so weit wie möglich in die Planung pflegerischer Maßnahmen einbeziehen M 3: Wünsche und Vorstellungen des Patienten erfragen und – sofern möglich – berücksichtigen M 3: Regelmäßig kognitives Training mit dem Patienten durchführen (z. B. Bilder beschreiben oder Tätigkeiten beschreiben lassen) M 3: Ggf. Übungen zur zeitlichen und/oder räumlichen Orientierung anbieten M 3: Patienten zu körperlichen Aktivitäten anregen (Spaziergänge, Gymnastik etc.) M 3: Eigenständige Verrichtung des alltäglichen Lebens fördern, ggf. Unterstützung anbieten M 3: Auf regelmäßige Körperpflege achten, ggf. Unterstützung anbieten M 3: Ggf. auf angemessene Kleidung achten M 3: Gemeinsam mit dem Patienten Tagesstruktur erstellen (ggf. Einhaltung kontrollieren) M 3: Patienten in Stationsgemeinschaft integrieren M 3: Patienten zur Übernahme von einfachen Stationsdiensten motivieren M 3: Angehörige einbeziehen M 3: Patienten ermutigen, sich im Bedarfsfall jederzeit an die Pflege zu wenden

▣ Tab. 12.4   Fortsetzung

Probleme *(P)* und Ressourcen *(R)*	Pflegeziel *(Z)*	Pflegemaßnahmen *(M)*
P: Patient leidet an Konzentrations- und Gedächtnisstörungen		
R: Patient ist nur teilweise kognitiv eingeschränkt	Z 4: Konzentrations- und Gedächtnisleistungen des Patienten bleiben erhalten/ sind verbessert	M 4: Bezugspflege M 4: Patienten so weit wie möglich in die Planung pflegerischer Maßnahmen einbeziehen M 4: Auf ausreichende Flüssigkeitsaufnahme achten M 4: Flüssigkeitszufuhr ggf. bilanzieren M 4: Wünsche und Vorstellungen des Patienten erfragen und – sofern möglich – berücksichtigen M 4: Patienten aus der Tageszeitung vorlesen lassen und Gespräche über das Tagesgeschehen führen M 4: Gespräche strukturieren, Patienten ggf. immer wieder zum roten Faden des Gesprächs zurückführen M 4: Konzentrationsspiele durchführen und Verlauf dokumentieren M 4: Regelmäßig kognitives Training mit dem Patienten durchführen (z. B. Bilder beschreiben oder Tätigkeiten beschreiben lassen) M 4: Patienten nicht unter Zeitdruck setzen M 4: Gemeinsam mit dem Patienten Tagesstruktur erstellen (ggf. Einhaltung kontrollieren) M 4: Patienten zur Übernahme von Stationsdiensten motivieren M 4: Patienten zur Übernahme von Patenschaften für Neuankömmlinge motivieren M 4: Patienten dazu anregen, dass er seine persönlichen Angelegenheiten möglichst eigenständig erledigt (ggf. Kontrolle, vor allem bei finanziellen Angelegenheiten) M 4: Angehörige einbeziehen M 4: Patienten ermutigen, sich im Bedarfsfall jederzeit an die Pflege zu wenden
P: Patient leidet an Aphasie		
R: Patient ist nur teilweise kognitiv eingeschränkt R: Patient ist kooperativ	Z 5: Patient kann sich mitteilen	M 5: Bezugspflege M 5: Kranken- und Verhaltensbeobachtung und Dokumentation M 5: Schaffung einer vertrauensvollen und offenen Gesprächsatmosphäre M 5: Patienten nicht unter Zeitdruck setzen M 5: Noch vorhandenen Wortschatz des Patienten möglichst exakt erfassen M 5: Im Gespräch einfache Wörter benutzen und auf den Wortschatz des Patienten eingehen M 5: Regelmäßige Sprech- und Sprachübungen durchführen und dokumentieren M 5: Logopädische Behandlung anbieten M 5: Patienten zum Sprechen motivieren M 5: Dafür sorgen, dass der Patient im Stationsalltag ausreichend zu Wort kommt M 5: Patienten ggf. vor Spott der Mitpatienten schützen M 5: Regelmäßige Medikamenteneinnahme nach AVO sicherstellen M 5: Nachkontrollen auf Wirksamkeit M 5: Patienten für Mitarbeit loben M 5: Regelmäßige und verbindliche Gesprächstermine vereinbaren M 5: Auch darüber hinaus Gesprächsbereitschaft signalisieren M 5: Patienten ermutigen, sich im Bedarfsfall jederzeit an die Pflege zu wenden

12

◨ **Tab. 12.4** Fortsetzung

Probleme (P) und Ressourcen (R)	Pflegeziel (Z)	Pflegemaßnahmen (M)
P: Patient leidet an Lähmungen		
Cave: DD Schlaganfall!	Z 6: Verhinderung dauerhafter Schädigungen	M 6: Ärztin informieren M 6: Ansprechbarkeit des Patienten prüfen M 6: Ggf. notfallmäßige Verlegung in die Stroke Unit eines Allgemeinen Krankenhauses M 6: Ggf. Notfallmaßnahmen nach AVO durchführen M 6: Ggf. Notfallmedikation nach AVO verabreichen M 6: Neurologisches Konsil veranlassen M 6: Regelmäßige Medikamenteneinnahme nach AVO sicherstellen M 6: Nachkontrollen auf Wirksamkeit M 6: Patienten ermutigen, sich im Bedarfsfall (Toilettengang) jederzeit an die Pflege zu wenden M 6: Patienten dazu ermutigen, im Notfall die Klingel am Bett zu betätigen (ggf. gemeinsam üben)
R: Patient ist kooperativ	Z 7: Zustand ist für den Patienten erträglich	M 7: Bezugspflege M 7: Kranken- und Verhaltensbeobachtung und Dokumentation M 7: Patienten so weit wie möglich in die Planung pflegerischer Maßnahmen einbeziehen M 7: Gemeinsam mit dem Patienten dessen Ressourcen ermitteln M 7: Aktivierende Pflege durchführen M 7: Ggf. Anwendung des Bobath-Konzepts M 7: Ggf. Anziehtraining nach Bobath durchführen M 7: Erfragen, was dem Patienten gut tun bzw. helfen könnte M 7: Wünsche und Vorstellungen des Patienten möglichst umsetzen M 7: Ggf. Unterstützung bei der Körperpflege anbieten M 7: Wahrung der Intimsphäre M 7: Physiotherapie anbieten M 7: Patienten zu körperlicher Betätigung motivieren M 7: Patienten auch für kleinere Fortschritte loben M 7: Patienten in die Stationsgemeinschaft integrieren M 7: Regelmäßige Medikamenteneinnahme nach AVO sicherstellen M 7: Nachkontrolle auf Wirksamkeit M 7: Patienten ermutigen, sich im Bedarfsfall (Toilettengang) jederzeit an die Pflege zu wenden M 7: Patienten dazu ermutigen, im Notfall die Klingel am Bett zu betätigen (ggf. gemeinsam üben)
P: Patient hat Gangstörungen		
Cave: Sturzgefahr!	Z 8: Verhinderung von Stürzen	M 8: Bezugspflege M 8: Ermittlung der individuellen Sturzrisikos M 8: Ermittlung der Sturzgefahr vor Ort M 8: Ggf. Beseitigung von Stolperfallen M 8: Maßnahmen zur Sturzprophylaxe durchführen M 8: Ggf. Unterstützung bei der Körperpflege anbieten M 8: Wahrung der Intimsphäre M 8: Regelmäßige Medikamenteneinnahme nach AVO sicherstellen M 8: Nachkontrollen auf Wirksamkeit M 8: Patienten ermutigen, sich im Bedarfsfall (Toilettengang) jederzeit an die Pflege zu wenden M 8: Patienten dazu ermutigen, im Notfall die Klingel am Bett zu betätigen (ggf. gemeinsam üben)

◘ Tab. 12.4 Fortsetzung

Probleme (P) und Ressourcen (R)	Pflegeziel (Z)	Pflegemaßnahmen (M)
R: Patient möchte mobil bleiben	Z 9: Mobilität des Patienten bleibt erhalten	M 9: Patienten so weit wie möglich in die Planung pflegerischer Maßnahmen einbeziehen M 9: Ggf. Rollator anbieten M 9: Ggf. Hüftprotektoren anbieten M 9: Physiotherapie anbieten M 9: Sitzgymnastik anbieten M 9: So viel Unterstützung wie nötig, so wenig Unterstützung wie möglich anbieten M 9: Patienten zu körperlicher Betätigung motivieren M 9: Patienten zur Teilnahme an den Stationsgruppen motivieren M 9: Patienten zur Teilnahme an Ausflügen und Veranstaltungen motivieren M 9: Patienten zur Selbstständigkeit anregen M 9: Patienten auch für kleinere Fortschritte loben M 9: Regelmäßige Medikamenteneinnahme nach AVO sicherstellen M 9: Nachkontrollen auf Wirksamkeit M 9: Patienten ermutigen, sich im Bedarfsfall (Toilettengang) jederzeit an die Pflege zu wenden M 9: Patienten dazu ermutigen, im Notfall die Klingel am Bett zu betätigen (ggf. gemeinsam üben)
P: Patient zeigt Hirndruckzeichen		
Cave: Auf Kopfschmerzen in Kombination mit Müdigkeit und Benommenheit und/oder plötzlich auftretendem Erbrechen achten!	Z 10: Verhinderung weiterer Folgeschäden	M 10: Ärztin informieren M 10: Vitalzeichenkontrolle (Körpertemperatur!) M 10: Ansprechbarkeit des Patienten prüfen M 10: Ggf. notfallmäßige Verlegung auf die Intensivstation eines Allgemeinen Krankenhauses M 10: Ggf. Notfallmaßnahmen nach AVO durchführen M 10: Kontrollierte Hyperventilation mit BGA nach AVO M 10: Milde Hyperthermie (32–34°C) nach AVO (Raumtemperatur senken, teilweises Entkleiden) M 10: Oberkörperhochlagerung (30°) M 10: Flüssigkeitszufuhr möglichst gering halten und bilanzieren M 10: Krankenbeobachtung und Dokumentation M 10: Regelmäßige Medikamentengabe nach AVO M 10: Nachkontrollen auf Wirksamkeit M 10: Patienten überwachen M 10: Für gute Erreichbarkeit der Pflege im Notfall sorgen (Klingelkabel ans Bett) M 10: Neurologisches Konsil veranlassen (EEG!) M 10: Augenärztliches Konsil veranlassen

12

Tab. 12.4 Fortsetzung

Probleme (P) und Ressourcen (R)	Pflegeziel (Z)	Pflegemaßnahmen (M)
P: Wesen und/oder Persönlichkeit des Patienten sind verändert		
Cave: Selbst- und Fremdgefähr-dungstendenzen!	Z 11: Verhinderung von Selbst- oder Fremdschädigung	M 11: Krankenbeobachtung M 11: Beobachtung und Dokumentation der Verhaltensweisen des Patienten M 11: Engmaschige, ggf. lückenlose Überwachung des Patienten M 11: Gefährliche Gegenstände aus der Reichweite des Patienten entfernen M 11: Mögliche Suizidalität abklären M 11: Patienten ggf. von Mitpatienten isolieren (Einzelzimmer) M 11: Patienten im Gespräch beruhigen und entlasten M 11: Ggf. Ärztin alarmieren M 11: Ggf. Bedarfs- bzw. Notfallmedikation nach AVO verabreichen M 11: Medikamenteneinnahme überwachen M 11: Nachkontrollen auf Wirksamkeit M 11: Im äußersten Notfall Patienten fixieren nach AVO und ggf. rechtliche Betreuerin informieren M 11: Ggf. Patienten auf eine geschützte Station verlegen
R: Patient ist nur teilweise kognitiv eingeschränkt	Z 12: Verhalten des Patienten lässt sich in sozial verträgliche Bahnen lenken	M 12: Aufbau eines tragfähigen Vertrauensverhältnisses M 12: Verhalten des Patienten dokumentieren M 12: Dem Patienten seine Verhaltensweisen aufzeigen M 12: Verhaltensweisen des Patienten nicht stigmatisieren M 12: Dem Patienten aufzeigen, wie sein Verhalten auf andere Menschen wirkt M 12: Gemeinsam mit dem Patienten dessen Ressourcen erarbeiten M 12: Sozial kompatible Eigenschaften des Patienten fördern M 12: Gemeinsam mit dem Patienten sozial kompatible Verhaltens-alternativen erarbeiten M 12: Soziales Kompetenztraining anbieten M 12: Ergotherapie anbieten M 12: Soziale Kontakte des Patienten auf der Station fördern M 12: Patienten zur Teilnahme an den Stationsgruppen motivieren M 12: Ggf. Fortschritte deutlich machen und Positives herausstellen M 12: Ggf. Patienten für bereits Erreichtes loben M 12: Weiteres Verbesserungspotenzial aufzeigen M 12: Patienten für bisherige Zusammenarbeit loben M 12: Patienten ermutigen, sich im Bedarfsfall jederzeit an die Pflege zu wenden

▣ Tab. 12.4 Fortsetzung

Probleme *(P)* und Ressourcen *(R)*	Pflegeziel *(Z)*	Pflegemaßnahmen *(M)*
P: Patient leidet an Komplikationen bzw. Folgeerkrankungen		
R: Patient möchte seinen Zustand verbessern	Z 13: Verhinderung weiterer Folgeschäden	M 13: Ärztin informieren M 13: Vitalzeichenkontrolle M 13: Ansprechbarkeit des Patienten prüfen M 13: Ggf. notfallmäßige Verlegung auf die Intensivstation eines Allgemeinen Krankenhauses M 13: Ggf. Notfallmaßnahmen nach AVO durchführen M 13: Krankenbeobachtung und Dokumentation M 13: Regelmäßige Medikamentengabe nach AVO M 13: Nachkontrollen auf Wirksamkeit M 13: Patienten ggf. überwachen M 13: Für gute Erreichbarkeit der Pflege im Notfall sorgen (Klingelkabel ans Bett) M 13: Fachärztliche Konsile veranlassen M 13: Alle fachärztliche Befunde anfordern M 13: Spezielle Therapien anbieten M 13: Soweit möglich, psychoedukative Maßnahmen durchführen M 13: Patienten ermutigen, sich im Bedarfsfall jederzeit an die Pflege zu wenden M 13: Patienten dazu ermutigen, im Notfall die Klingel am Bett zu betätigen (ggf. gemeinsam üben)
P: Patient ist aufgrund seiner Erkrankung bzw. etwaiger Folgeerkrankungen in seiner Selbstständigkeit eingeschränkt		
R: Patient ist weitgehend introspektionsfähig	Z 14: Patient kann ein möglichst eigenständiges Leben führen	M 14: Bezugspflege M 14: Patienten so weit wie möglich in die Planung pflegerischer Maßnahmen einbeziehen M 14: Wünsche und Vorstellungen des Patienten erfragen und – sofern möglich – berücksichtigen M 14: Patienten zu ausreichender Flüssigkeitsaufnahme motivieren M 14: Regelmäßig kognitives Training mit dem Patienten durchführen M 14: Eigenständige Medikamenteneinnahme des Patienten fördern (ggf. Kontrolle) M 14: Soweit möglich, psychoedukative Maßnahmen durchführen M 14: Patienten über etwaige Komplikationen bzw. Folgeerkrankungen informieren M 14: Sicherstellen, dass die dafür notwenigen Therapien eingehalten werden M 14: Sicherstellen, dass der Patient mit etwaigen Komplikationen bzw. Folgeerkrankungen möglichst eigenständig umgehen kann (ggf. kontrollieren) M 14: Patienten zur eigenständigen Wahrnehmung von Terminen anregen (ggf. kontrollieren) M 14: Eigenständige Verrichtungen des alltäglichen Lebens fördern, ggf. Unterstützung anbieten M 14: Gemeinsam mit dem Patienten Tagesstruktur erstellen M 14: Patienten zu körperlichen Aktivitäten anregen (Spaziergänge, Gymnastik etc.) M 14: Patienten in Stationsgemeinschaft integrieren M 14: Patienten zur Übernahme von Stationsdiensten motivieren M 14: Patienten dazu anregen, dass er seine persönlichen Angelegenheiten möglichst eigenständig erledigt (ggf. Kontrolle, vor allem bei finanziellen Angelegenheiten) M 14: Patienten zur Übernahme von Patenschaften für Neuankömmlinge motivieren M 14: Angehörige einbeziehen

AVO ärztliche Verordnung, *BGA* Blutgasanalyse, *DD* Differenzialdiagnose, *EEG* Elektroenzephalogramm.

12.2.3 Anmerkungen für die ambulante Pflege

Die ambulante pflegerische Versorgung eines Patienten mit vaskulärer Demenz unterscheidet sich kaum von der eines DAT-Patienten. Auch hier gilt es, die Selbstständigkeit des Patienten zu fördern und seinen Verbleib in der eigenen Häuslichkeit so lange wie möglich zu erhalten. Es sollte auf eine regelmäßige und vor allem ausreichende Flüssigkeitszufuhr geachtet werden, wobei dies bei Patienten, die alleine leben, aufgrund der knappen Einsatzzeiten nur schwer zu bewerkstelligen sein dürfte. Auch hier gilt es, den richtigen Zeitpunkt für eine Überleitung in die stationäre Pflege zu finden und den Patienten dann angemessen darauf vorzubereiten und zu begleiten.

Literatur

Becker-Pfaff J, Engel S (2010) Fallbuch Psychiatrie: 65 Fälle aktiv bearbeiten, 2. Aufl. Thieme, Stuttgart

Fischer-Börold C, Zettl S (2006) Demenz: Formen von Demenz – Vorbeugung – Tipps für Angehörige – Leben in Würde. Schlütersche Verlagsgesellschaft, Hannover, S 54 ff

Grond E (2005) Pflege Demenzkranker. Schlütersche Verlagsgesellschaft, Hannover

Hegedusch E, Hegedusch L (2010) Tiergestützte Therapie bei Demenz: Die gesundheitsförderliche Wirkung von Tieren auf demenziell erkrankte Menschen. Schlütersche Verlagsgesellschaft, Hannover

Holnburger M (2004) Pflegestandards in der Psychiatrie, 3. Aufl. Elsevier, München

Maurer K, Ihl R, Fröhlich L (2013) Alzheimer: Grundlagen, Diagnostik, Therapie. Springer, Berlin

Thiel H, Jensen M, Traxler S (2004) Klinikleitfaden Psychiatrische Pflege. Elsevier, München

Serviceteil

H. Ulatowski, *Pflegeplanung in der Psychiatrie*,
DOI 10.1007/978-3-662-48546-0, © Springer-Verlag Berlin Heidelberg 2016

Stichwortverzeichnis

Printed in the United States
By Bookmasters